中國近代中醫藥期刊彙編
第一輯

25

中西醫學報

上海辭書出版社

目録

（第十五期）

宣統三年六月中西醫學研究會出版

中西醫學報

總發行所上海新馬路昌壽里五十八號無錫丁廙

目錄　六月份

●價目●
本報全年十二冊本埠八角四分外埠九
角六分

日本醫學士吉益東洞肖像

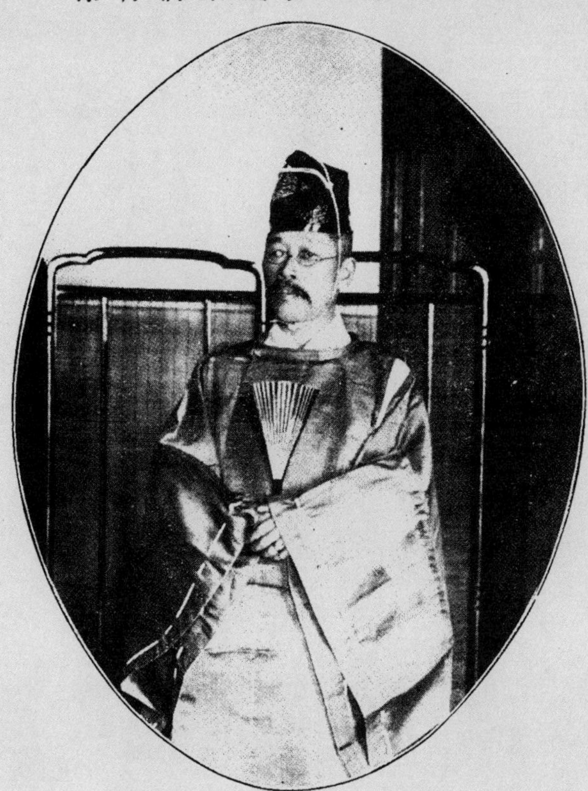

敬告漢醫學家

張稷孫

吾國醫學。始自黃帝。歷嬗宋明。聖學相承。由來尚矣。自海禁既開。西醫輩出。一則以陰陽氣化爲根據。一則以萬有學爲基礎。彼此學術截然不同。雖起醫聖於千百年以上而欲牽强符合之。吾恐亦將窮其術也。雖然某之言謂宗教的醫學、與科學的醫學截然兩途。非謂中西學術無相同之點也。吾同志當不誤會吾言。

顧中西學術。既不相侔。而有志之士。猶以中西會通之說。日號於衆者。何也。曰、吾國醫學程度幼穉。不必爲吾國諱。獨此存國粹之心。團結甚堅。苟一旦盡異其說。則羣起反對。鳴鼓而攻。西醫學說。居今日之世。未有不失敗者。故與其急進。僨事。不如引之以漸此吾海內有志之士之深意也。夫吾國衛生之法。素未講求。疾戾相侵。人所恒有。居今日學術昌明之時代。猶復安於舊習。不事改良。是猶捨坦途而趨荆棘。某甚爲吾同志不取也。吾同志盍省諸。

改良維何。曰、破中西門戶之見。去穿鑿附會之談。國粹。歐化。分道而馳。不必並行不悖始云改良也。內難兩經、傷寒、金匱爲吾國醫聖之典籍。不妨安之理化、博物、解剖、生理。

爲西國醫學之基礎。不妨習之。讀內難等書。間有骨骼數目藏府部位與西學不同者。存之。蓋五行生尅妙緒環生。欲訂正之。非重砌爐灶不能也。讀理化等書。間有化分化合之理未明者。聽之。蓋冥行暗索。甚難了解。欲明白之。非實行試驗不可也。兩者並行。各不相謀。斯眞吾之所謂改良矣。

治病亦然。某病以漢藥治之。確有經驗。可能奏效者。不妨以漢藥治之。不必雜以西藥。某病以漢法治之無効。則以西法治之。不必參以漢法。蓋吾國藥物元素未明。恐兩藥同時起化合作用。藏府反受其病也。西學治法與吾國不同。若兩者同時兼用。用藥反無把握也。某之所謂中西學術分道而馳者以此。

其次請與吾同志商確習西醫之階級。西國習醫。非在中學畢業。已具普通學識者。無入學試驗之資格。所謂普通學識者。理化博物生理算術等是也。不諳算術。不足以語理化。不諳理化。不足以語博物生理。習生理矣。無解剖學以立其基。無衞生學以盾其後。則無以致其用。故中學生理。句括解剖衞生而兼有之者也。然此皆極淺近之學理。非眞正醫學上之解剖生理衞生也。若欲研究高尙之學理。非入專門醫學堂不可矣。至若醫學上各科之關係。莫不息息相通。若悉言之。則言者厭紙。閱者費腦。爲吾同志計。莫如切於實用而易學者言之。解剖生理。爲習醫者必歷之階級。近今坊間譯本。以人體解剖學爲最。然卷帙浩繁。研讀需時。不如先以新內經生理學粹等習之。次之藥物學。然欲習藥物。必先明博物化學。博物尙可緩。而化學於醫學各科有極大之關係。故必須讀之。坊間譯本以實驗化學敎科書爲佳。藥物學以普通藥物學敎科書爲最易解。若再以藥物學綱要參照之。則更美備矣。次之病理診斷。病理學以丁氏病理學講義爲最。陳氏病理通論次之。然皆學理深奧。卷帙太多。作爲參攷用可也。診斷學大成亦如之。不如讀初等診斷學敎科書較爲適用。餘若物理、算術、組織。皆可緩之。此基礎醫學之大凡也。基礎既立。於是進以內外科。婦人科。小兒科。皮膚及花柳病科。衛生學等。內科學以內科全書內科學綱要爲最適用。外科學皮膚病學。現無善本。姑以德國醫學叢書中之皮安兩氏外科學。加氏皮膚病學。習之。然病原病狀。言之不詳。蓋處方書之體例如此也。故習此兩科者。宜參以醫家寶典。總之。外症果能防腐消毒。兩得其宜。雖勿藥亦能獲愈也。婦人科現無譯本。小兒科則有新纂兒科學。花柳病則有花柳病療法。衛生學則有衛生學講義。處方學則有西藥實驗談。此數書。皆爲吾同志必讀之本。不可不購備者也。餘如細菌學、產科、眼科、耳鼻咽喉齒科。聽之可矣。然看護學不可不讀。爲醫生而不知看護法。未嘗有也。法醫學在外邦固爲醫生必讀之書。吾國行政設備。尙未完全。忤吏萬能。決不務吾儕之醫生。亦可不讀。此吾同志習西醫之大凡也。

雖然以上所言。吾同志得毋疑吾蔑視吾同志之程度乎。不知學術貴乎適用。苟能依此研究。雖不。能。爲。完。全。之。醫。生。然。出。以。問。世。綽有。餘。姸。矣。且專門醫學。非進學堂不可。試舉其例。譬如解剖學無人體模型能了解乎。不能也。生理學無理化試驗能了解乎。不能也。徽菌學組織學。無顯微鏡的檢察。實驗的標本。能了解乎。不能也。餘可類推矣。吾同志盍味吾言。聯袂而起。從事實行乎。則某將五體投地。焚香以迎矣。

論中國醫學不能革新之原因

四明張織孫

泰。東。西。之。立。國。莫。不。以。醫。學。爲。基。礎。醫。學。者。學。問。之。最。廣。大。而。最。切。要。者。也。國。家。之。强。弱。繫。之。人。民。之。文。野。亦。繫。之。今。日。歐。美。日。本。國。家。之。所。以。日。趨。富。强。人。民。之。所。以。日。進。文。明。者。醫。學。之。功。居。其。半。焉。雖。然。西。醫。學。之。輸。入。吾。國。既。二。百。數。十。年。矣。國。政。之。改。革。亦既十餘年矣。新學諸子。鼓吹不可爲不力。新學譯籍出版不可爲不多。而衛生事業之不講如故也。人民思想之不進如故也。傳染病之流行且加甚焉。推原其故。雖由於行政諸公措置之失當。然吾醫界之泄沓相安。不謀學術之革新。亦其一也。推其所以不謀學術之革新之原因。事甚複雜。約而言之。有三端焉。

一曰惑於古書之病　草昧之世。人民渾噩。飢則食。渴則飲。日出而作。日入而息。餘非所知也。苟有人焉。起而獨出心裁。創立特異之學說。以爲人羣之鵠。後之人孰不敬之。然此不過草昧時代之知識思想云爾。不足爲吾人今日之正鵠。可斷言也。夫吾國人之大病。在於知因襲。而不知創作。試觀吾國醫書。汗牛充棟。其言論其學說。無有出五行生尅陰陽氣化之範圍者。此皆述而不作四字誤之也。夫古人自古人。我自我。其言論其學說。果足爲吾人之正鵠也。則歌之舞之。淬厲之。磨琢之。發輝而光大之。此吾儕之責也。不爾則汰之删之。攷覈之。訂正之。別裁而創作之。此亦吾儕之責也。顧吾人計不出此。而孜孜焉兀兀焉窮年累月。日守陳編而不悟。於古人之言論。非惟辨難之辭不敢形諸口。抑且懷疑之念。不敢萌諸心。以致聖益聖。愚益愚。釀成今日醫學黑闇之現象。嗚呼。豈不惆哉。夫古人自古人。我自我。取捨抉擇。權自我操。豈有形戮在其後耶。然吾同志莫敢出此。將奈之何。

二曰恐於世俗之病　知有已而不知有人此吾國人之特性也當西醫之初入吾國也國之人咸相戒曰夷狄之法不宜中華父以是戒其子兄以是戒其弟轉展相戒以致西醫學說不能灌輸於吾人之腦而致今日吾國醫界沈沈無革新之現象者吾先聖不能辭其咎也古語云在門墻則揮之在夷狄則進之言在門墻者不必是在夷狄者不必非也西醫學說其初入吾華國之人未嘗問津焉烏知其爲不宜耶此吾國人龐然自大之性爲何如哉自後造說曰紛不可究詰曰、西國治法多野蠻也曰、西國藥物多霸烈也曰、服西藥再病不治也曰、治西法易治易發也甚或誤西國器械爲孩之骨質誣西國藥物謂人之眼珠此等野蠻無人理之議論吾生雖晚吾猶得親聞之然猶曰、鄉愚無知猶可言也至若所謂士君子者吾亦嘗聞其議論矣曰纏綿久疾中醫所長危急暴病西醫所長也曰、中醫尙理想爲哲學的西醫重實驗爲科學的也曰、中醫長於治內西醫長於治外也曰、中醫表裏兼施寒熱互用西醫頭疼治頭脚疼治脚也凡茲議論倡於昔而盛於今其一片愛國之熱忱吾甚敬之然惜其所言皆不適於今日也蓋今日凡百之學理然當以實理證之纏綿久疾莫如肺癆吾國人以瘋癆鼓膈爲不治之症然西醫治之間亦有愈者而昇往西醫受診之人又皆爲中醫束手病已不治之症則西醫之治病不更較難乎且人身藏府具有却病之機能恢復期至雖勿藥亦能獲效草根樹皮輕淡浮泛未必有增病之力纏綿久疾爲中醫所長之說殆指此歟然證諸實理則不然矣至理想之事遽謂哲學此又非是西儒以科學的眼光觀察事物而窮其理謂之哲學非謂毫無憑藉之理想而悉爲哲學也洵如吾國人之言則今日吾國之星相卜筮家言皆可納入哲學之範圍矣不亦重誣哲學之眞理乎夫理想爲事實之母學者謂西醫無理想豈西國學說皆不假以理想乎是必不然矣或謂西學無五行生尅之理想則吾欲無言內科無形迹可言外科則肉眼能見之此中醫長於治內西醫長於治外之說所由來也然若傳染病若神經病若消化器病若呼吸器病非在內科學之範圍乎而此次北地之鼠疫未聞有一漢醫則足其間也（即有之亦爲有權勢之人濫厠其間必無撲滅鼠疫之學術吾可斷言）北京之瘋癲院吉林之神經病院亦未聞有一漢醫厠足其間也至若消化器病呼吸器病往往有中醫不治之症而至西醫院受診者不旬日不一月而霍然奏功矣西醫不治之症而漢醫能霍然奏功者未之聞也頭疼治頭腳疼治腳爲最無價值之言吾何待辯然不辯則意又不安故畧及之今夫人有患頭疼者治以腳可乎否乎人有患內藏病者治

以皮膚可乎。否乎。此雖至愚者。亦必曰不可矣。且西國治法。皆確鑿可據。如胃弱者。雖治以補胃劑。而其藥之效用。則在使其血液滋長。俾胃之圖肌藉以鞏固。腦弱者。雖治以補腦劑。而其藥之效用。則在令其入血濡腦。俾腦得藉以發育。此西醫用藥之大凡也。蓋吾人食物入口。其可以變化者。必吸收於血液中。人也者。無論何處。必賴血液以榮養之。榮養失調。人斯病矣。故不論其爲腦也胃也。苟有病。則必借徑於血液以治之。雖藏府潰爛之病。間有用殺蟲藥者。然亦必藉新鮮血液以交換之。白血球以抵抗之。則其病可治否。則一處潰爛。不旋踵而毒及全身矣。其爲害尚可問哉。此西醫治病之大凡也。凡稍涉生理書藥理書者。宜無不知之矣。中醫所謂下病上取。上病下取。中病旁取之說。有確證乎。吾不能無疑也。夫西醫學說若是其精研也。西醫治法若是其縝密也。國之人以其爲夷狄之法也。不特不覃思之研究之。而反詆毀之排斥之不遺餘力。將奈之何。

三曰無客觀之病　凡百學問。必有客觀主觀兩界。客觀者。謂所研究之事物也。主觀者。謂研究事物者之心理也。二者衆則學問出焉。吾國學者。無客觀之思想。故立論多偏袒於一面。西醫學說。因其爲夷狄也。爲蠻邦也。故皆不屑措意。無他。無客觀思想有以致之也近年以來亦有人稍稍謀會通矣謀改良矣然其立論仍立於主觀之地位毫無價値之可言無他主觀思想之中人深一時未易言客觀也故欲謀醫學之改良當以主容兩觀兼而言之則其言論乃有價値否則如聾人之說夢如村嫗之角口嘵語而已矣謾罵而已矣於學術上毫無價値之可言也嗟乎物競天擇禍不旋踵吾甚為吾同志懼吾甚為吾同志惜而吾同志則猶若醉若夢冥然罔覺又將奈之何

綜此三端雖未盡吾國醫學不能革新之原因要之畧具於茲矣至若束縛名韁出沒利藪心為形役情為慾牽沾沾然為一身謀者吾不屑言矣夫區區小子於漢醫載籍未嘗涉其崖略西醫學說十未得其一二焉爾顧何敢鼓唇弄舌道吾先輩所不欲道而甘為衆矢之的雖然吾欲鼓吹吾國醫學之革新以謀學術之大同吾不能自已吾姑就吾見聞所及拉雜書之辨難出之以警吾同志共圖斯學之進步吾豈好辯哉吾不得已也

遯廬醫學論文叢稿序

吾國醫學之源其由來久矣自黃帝著內經嘗百草發明醫理迄今垂五千年其間碩

遜廬醫學論文叢稿序

學名家崛起者雖不乏人然其相去或數千年而一遇或曠絕數百年而一遇如鳳毛麟角不能數覯其故何耶蓋吾國醫學重理想而不重實驗其文又深奧難讀後之人文理荒陋者不得其門而入文理精通者又以此道爲技術之流視之漠然專心研究者蓋尠即使一二特達之士有志斯道而又域於古說不能獨出心裁判別其理之是非僅求得解古人之言而已嗚呼、學術如斯人才如斯而欲望醫學之進步不亦難乎自歐風遐扇文化東漸其學理之精經驗之奇殊足令人驚駭眙愕而不能自已者以吾國舊學比之不可以道里計矣若是則吾國談醫者宜如何舍己之短求彼之長急起直進勇往無前以謀學術之進步使國人得共享其幸福也胡今之談醫者不惟不崇拜之提倡之而反極力詆毀之排斥之詡詡然挾五行生尅之說以自鳴如射鮒吹沫日環遊於盃沼石島中莫辨其幾千萬里而鳥知橫海之鯨鼓鬐而游即二溟未足當其一涉者乎噫、所知如斯所見如斯而欲望吾國醫學之進步誠難矣哉篠懷歎吾國醫學之黑闇因摒棄家務不憚千百里之跋涉游學江蘇冀有所獲以與吾國人共享其幸福奈資性椎魯僨蹇無功竟無尺寸之益以効當世同學張君織孫別字遜廬四明績學士也肄業於蘇州福音醫院有年其人天資穎悟於西醫學說頗有心得而猶孜孜斯道，黽勉朝夕，無少倦容。凡閱各國醫書以及醫報，遇有疑問，輒筆錄之。或加按語，或加論斷，每列一題，輒繁徵博引，洋洋灑灑，累數千言而不休。復郵馳往還，質諸同志，以求其是。經營數年，裒然成帙，名曰遯廬醫學論文叢稿。嗚呼勤矣。他日者張君積其所學，出而問世，其裨益社會為何如耶。葆懷因佩張君之勤，更敬張君之志，用綴數言，藉誌景仰，烏足以序張君之文哉。宣統二年三月餘姚陳葆懷曉卿序於蘇州福音醫院之自修室。

說汗

畢寅谷譯述

a 汗之性質　吾人皮膚表面，有無數之腺，謂之汗腺。常分泌一種排泄液，即汗是也。汗中所含水分，九七・五乃至九九・五%。全身分泌液及組織液中之百分比例，實無有及其多者。而固形成分，則僅〇・五乃至二・五%。其中占二分之一或四分之三者，為無機鹽類。而無機鹽類中之最多者為食鹽，此外含有少量之燐酸鹽。汗之有機成分，最多者為尿素，次則尿酸鹽類、克列亞畋命、芳香性阿幾喜酸類、耶的兒硫酸及其他含窒素產物。凡含於尿中者，汗中亦莫不有之，但其量較少耳。

b 汗之分泌量　汗量分泌之多。實人想像所不及。卽在天氣寒冷、與身體安靜之時。一日之分泌量。亦不下五百格蘭。其水分成水蒸氣而散。爲人目所不及覺。（按將拳緊握多時不使蒸散卽在冬天亦見掌心有汗）食鹽及他無機與有機之固形成分。則爲皮垢之一部分。殘留於皮膚。如當氣候略形溫暖。身體稍爲運動之際。則一日分泌之汗。其量直達千格蘭以上。至於暑天或勞働劇甚時。則其量直達三千格蘭。或有更出其上者。　又對於病者施發汗療法之時。可於一點或三十分鐘間。使汗之分泌達一千格蘭。

c 發汗之生理　第一、在由皮膚蒸散水分、放散體溫。故發汗。爲調節。體溫之重要機關。而受體溫調節中樞之支配者也。特當外氣溫度比體溫較高之際。則體溫由汗腺之機能而放散。不致於生理的度限有所超過。　第二、汗之分泌。在由體內排去新陳代謝產物。及他固形成分。而間接補助腎臟之機能。蓋當外界溫度低下。身體安靜發汗較少時。而一日排泄之食鹽及窒素量。均約〇·三格蘭。如發汗暑多。則此等固形成分之排泄量。每達一格蘭。至當高溫及勞働之時。則一日中排泄之食鹽量約三格蘭。窒素量亦如之。若夫因一定之疾病。而腎臟機能沈衰。例如腎臟炎。霍亂症等。利尿甚。少。或。絕。無。時。由汗分泌之鹽類及窒素。其量更多。此蓋。由。汗。腺。之。對。於。腎。臟。具有。代償之。機。能。故。也。

d 汗之分泌與神經　汗由汗腺細胞所分泌。而此細胞之機能。實由神經所支配。是以汗之分泌。非若尿之或增或減全與血壓及血流爲比例。即當皮。膚。血。管。收。縮。色澤蒼白時。而因汗。分。泌。神。經。之。刺。戟。來。多量。之。發。汗。者。有。之。例如慙愧、苦悶、心痛、驚恐等時。冷汗如流。又當腦貧血、及死戰之際。於循。環。系。統。亦毫。無。關。係。竟由蒼白厥冷之皮膚而發汗淋漓焉。

e 汗分泌之主中樞　汗分泌神經中樞之在脊髓者。散布於頸髓背髓腰髓各節。而主宰此中樞者。實在延髓。故汗分泌中樞。與溫調節中樞有密。接之。關。係。而受。其。命。令。指揮者也。夫汗之分泌神經。經交感神經而入腦脊髓中。其最終末梢。則分布於皮膚汗腺。故汗之分泌。由中樞。神。經。系。之。刺。戟。而直。接。亢。奮。者。也。然直。接。刺。戟。其。末。梢。神。經。及。汗。腺。細。胞。汗之分泌。亦來亢進。雖然。身。體。各。部。之。中。樞。鮮。不。受。腦。之。主。宰。者。汗。之。分。泌。神。經。亦何。獨。不。然。故。腦。之。機。能。亢。進。時。汗。分。泌。中。樞。亦。亢。進。而發。汗。增。加。例如熱心做事。或慙。愧。恐。怖。等。時。之。發。汗。莫。不。由。腦。機。能。亢。奮。所。致。　又血液溫度。如或亢進。汗分泌主宰中樞被刺戟汗腺之機能。亦從而亢進。今試取動物而試驗之。僅溫其輸入腦髓之血液(卽頸動脈血液)而全身亦來發汗。是因溫調節中樞、及汗分泌主宰中樞被溫血直接刺戟之所致也。故無論外圍空氣溫度上昇。或着衣過厚。體溫難於放散。或飲用溫熱飲料。輸送多量之溫於體內等。致全身血溫上昇。則汗分泌主宰中樞亢奮。增加汗之分泌而體溫之放散因之增進。得保持常度。而不致超過焉。

夫血溫昇騰。不但刺戟汗分泌中樞。來發汗之增加。其對於末梢。亦呈此作用。卽被溫之皮膚。不但血流旺盛。而汗分泌神經之末梢。與汗腺細胞之機能。亦來亢奮。今試就兩脚而試驗焉。使之一溫一冷之後。刺戟汗分泌主宰中樞而觀之。則見被溫之脚發汗。冷者不然。由是可知直接作用於末梢。亦影響於汗之分泌也。

說深呼吸爲衛生之要領

韓溥 圯良

余讀新醫學講義第十期。內有永免咳嗽法。首言空氣療法。可以防肺癆。繼敍深呼吸之利益。而深呼吸之法。則尤以鼻呼吸爲適當。鼻毛能隔除種種之細菌。不若口粘膜之易被侵襲也。深呼吸之氣。又當充實丹田。吸氣時使胸部壓迫腹部。並須收緊肛門。

如忍便然。同時用力於足尖。而屈其拇指。呼氣時。則伸放之云云。余三復斯言。不禁有感憶髫齡時性躭醫籍。並喜瀏覽方書釋典。其間暗合深呼吸之衛生法者。可得而言也。曰升降曰動靜曰常轉如是妙法輪。皆譬喩呼吸氣之法也。易繫辭傳曰。闔戶謂之坤。闢戶謂之乾。一闔一闢謂之變。往來不窮謂之通。慧命經註曰。闔戶即是吸機。吸機往下。故曰坤。闢戶即是呼機。呼機往上。故曰乾。變者乾坤兩卦之消息也。猶如御車然。乾坤爲轂。變爲軸。車不能自運。惟賴兩頭之軸。兩頭之軸。又賴兩頭之轂。兩頭之轂。又賴闔闢之吹噓。由是往來不窮。變而遂通。故深呼吸者。爲呼吸運動之妙法也。能使肺部擴張。而增加其肺尖之能力。全體細胞組織。均得以之暢茂條達。非徒呼炭吸養變血液爲鮮紅而已。仙經云。有呼吸則生。斷呼吸則死。呼吸之功用大矣哉。又曰功夫不間斷。息息歸此。此字指丹田穴也。又曰提縮谷道。即所謂收緊肛門。如忍便然也。又曰彌大地無不是藥。此藥也者。殆指新鮮之空氣也夫。如內經生氣通天論、所謂服天氣而通神明失之則內閉九竅。施肩吾曰。氣是添年藥。心爲使氣神。但知行氣主。便可得仙人。袁天剛胎息訣云。一陰一陽生育萬物。在人爲呼吸之氣。康節邵子曰。天根月窟閑來往。三十六宮都是春。註來往。呼吸也。在仙經所言呼吸之道。不知凡幾。以口鼻之呼吸。謂之後天。以後天之呼吸。培養丹田。爲之築基。尚有先天之呼吸。及種種之作用。則非余所能知矣。茲讀丁仲祜先生、永免咳嗽法。詳言深呼吸之利益。覺其與仙經丹田呼吸之說。頗相吻合。限於篇幅。不克贅述以證之。故知衛生却病之道。不習深呼吸者。實未足爲完善者也。但不明深呼吸之法則。將恐徧大地無不是病病也云何則種種有害之瓦斯及細菌是也。故在多人簇聚之所。及不清潔之區。皆不可以爲深呼吸、海內外講求衛生及患咳嗽者。盍亦習深呼吸運動之法哉。莊子曰。吐故納新。熊經鳥伸、漢史武帝唏噓呼吸。俯仰屈伸。此皆深呼吸之運動也歟。故欲永免咳嗽。舍深呼吸又奚屬哉。

食物養生法（譯日本衛生新報）

杜亞泉

榮養療法。通俗稱食物養生法。乃對於神經衰弱者及陷於貧血之狀態者之特種療法也。羸瘦者用之有使之肥滿之効。故亦稱肥滿療法。其法有種種。而最爲醫學家所賞用者。爲左之四法。其中之第一法。則尤爲廣用者也。

第一　費密卻爾氏法

此法於初時之四日中。用牛乳療養。第一日每隔二小時飲牛乳一百格蘭謨（克或瓦）逐日增加。至第四日之一日中。共用牛乳三立得。至第五日漸用他種食品。先用白麵包馬鈴薯糊。次用燒肉。并試用諸種麵包野菜。次用乳油。此數日間。令患者安靜居於室中行西洋按摩術一日二次。每次約一時。次通感傳電氣。其初一日二次。每次十五分時。漸次增加至每次一時。

第二　勃爾加得氏法

第一日　午前七時半　用牛乳　半立得
又　十時　牛乳　三分之一立得
午後半時　湯（加雞蛋）一盆　燒肉　五〇格蘭謨　馬鈴薯適中之量
又三時半　牛乳　半立得
又五時半　牛乳　半立得
又八時　牛乳　半立得　冷肉五〇格蘭謨　白麵包加乳油適宜

第二日　至第四日。照第一日之食量。加再燒麵包五個。
第五日　午前七時半　用牛乳　半立得　再燒麵包　二個
又八時半　珈琲（加乳脂）一盞　白麵包（加牛酪）適宜
又十時　牛乳　半立得　再燒麵包　二個
又十二時　牛乳　半立得
午後一時　牛湯（加雞蛋）一盆　粪杏實七五格蘭謨　牛肉（附馬鈴薯）一〇〇格蘭謨
又三時半　牛乳　半立得　再燒麵包　二個
又五時半　牛乳　三分之一立得　再燒麵包　二個
又八時　牛乳　半立得　牛肉六〇格蘭謨　白麵包（加牛酪）適宜
又九時半　牛乳　半立得　再燒麵包　二個
第六日　同前
第七日　照第六日食量。於午前八時半加八〇格蘭謨之肉。

第八日　照第七日食量。於午後一時。加牛肉五〇格蘭謨。粢杏實五〇格蘭謨，即牛肉一五〇格蘭謨。粢杏實一二五格蘭謨。

第九日　照第八日食量。於午後一時再加牛肉五〇格蘭謨。即爲二〇〇格蘭謨。又八午後八時之牛肉增爲八〇格蘭謨。

第十日　至第十一日同第九日。

第十二日　午前七時半　牛乳　半立得　再燒麵包　兩個

又八時半　珈琲(加乳脂)　一盞　白麵包(加牛酪)少量　燒馬鈴薯　少量

又十時　牛乳　四分之一立得　再燒麵包三個

又十二時　牛乳　半立得

午後一時　牛湯(加雞蛋)　一盞　牛肉二〇〇格蘭謨　馬鈴薯

野菜　少許　粢杏實一二五格蘭謨　甘味粉製品

少許

又三時半　牛乳　半立得　再燒麵包　二個

又五時半　牛乳　三分之一立得　再燒麵包二個

又八時　牛乳　半立得　牛肉　八〇格蘭謨　白麵包（加牛酪）　少量

又九時半　牛乳　三分之一立得　再燒麵包二個

至第十二日已爲最大限度。自此以後，每日用相同之食品。持續至四星期可也。

第三　依西福特氏法

牛肉二百五十格蘭謨。牛乳一立得，乳脂二百五十立方生的適當。麵包四百格蘭謨。糖五十格蘭謨。野菜及肉羹汁少量。牛酪百五十格蘭謨。蓖藥五十格蘭謨，爲一日之食量。適宜分食。

第四　別司溫格氏法

第一星期至第二星期中

午前七時　可可（牛乳煮）　一二五格蘭謨

又　九時　牛湯　三〇格蘭謨　麵包（加牛酪）　一〇〇格蘭謨
又　十時　酒　一盞　卵黃　一個
午後一時　牛湯　一〇〇格蘭謨　燒肉　五〇〇格蘭謨　馬鈴薯　一〇格蘭謨　野菜　七格蘭謨　米飯　二〇格蘭謨
又　四時　牛乳　五〇〇格蘭謨
又　六時　牛湯加卵黃　二五〇格蘭謨
又　八時　牛肉二〇格蘭謨　麵包　二〇格蘭謨　牛酪　五格蘭謨
又九時半　牛乳　二五〇格蘭謨

第三星期至第六星期

午前七時　同前星期
又　九時　牛湯　五〇格蘭謨　牛肉五〇格蘭謨　麵包五〇格蘭謨　牛酪　一五格蘭謨
又十一時　酒一盞　卵黃　一個
午後一時　牛湯　二五〇格蘭謨　燒物　八〇格蘭謨　馬鈴薯　五〇格

蘭謨　野菜　三五格蘭謨　蜜餞水果　五格蘭謨

又　四時　可可　二〇〇格蘭謨

又　六時　燒肉　一〇〇格蘭謨　麵包　五〇格蘭謨　乳油　一五格蘭謨

又八　時　牛湯　二五〇格蘭謨　卵黃　一個　牛酪　五格蘭謨

又九時半　牛乳　二五〇格蘭謨

以上四法。盛行於歐美。於體瘦之精神衰弱者。有特殊之效。惟不慣西洋食之人。不能直取上法以應用者。莫如於普通食物之中。多食肉類。廢茶而以牛乳代之。每隔二時。用五勺至一合。其效果亦佳。

菜蔬療病之力（譯三月分美國體育雜誌）

甘永龍

托爾斯泰死矣。有傳其軼事者云。乏的朗 M. de Vetillion 者。法國富人中之博愛家也。嘗竭數十年之心力。費十百萬之資財。以增進法國勞動社會之幸福。某年。上俄造托爾斯泰之廬而訪焉。談次。托氏力陳工界中人。苟得一椽以為居。而其居室之外。復得有小園地一方。則不特日進可以較增。卽其愉快及健康之福。亦必較平時爲有加。所最可見者。彼旣有此園地。卽不必復以辛苦之資奉諸醫士矣。乏的朗曰。何也。托氏起立。出乏的朗至窗側觀之。則窗外一菜園。固托氏所手自栽植者也。托氏指謂其友曰。此卽我之藥籠也。此中各藥俱全。人病所需。無待外求。所應知者。惟某病當用某藥耳。苟能知此。則醫士之足跡。不復涉於門庭矣。

托氏之言良信。彼蒼之愛人無所不至。苟人類能出以審愼。則菜蔬之療疾。實百無一爽。夫人之患病。其原因不外乎血液或纖維中之重要成分。失之過度。或失之缺乏耳。而其所以致此。則昧於衞生之道故也。於是而血液中極稱重要之有機鹽。或至於虧缺矣。於是而消化汁之發生。或至於太少或太多矣。於是而膂力或至弛緩。腦線或至虛弱。頭腦遂因以遲鈍。無復敏銳之感覺。靈捷之記性矣。凡此種種。以及其他各症。苟用菜蔬以已之。則眞常服之良劑。而菜蔬之中。尤以綠色者爲主。

今日通運之法。至爲便捷。是以綠色之菜蔬。幾乎到處可得。而亦終年常有。惟本地所產。較諸他處運來者究屬有勝。蓋運來之菜必須經捆紮裝載置簍列攤等事也。茲就菜蔬之具有療病功能者。擇要列舉於下焉。

菜蔬療病之力

生菜類。每年發生甚早。性能治病者也。萊菔亦生菜之一。世斷不料其能生長人身之纖維質。而豈知其乃眞正之纖維質製造家也。人當辛勞一日之後。其肌肉之纖維質、頗爲所銷耗、試於進膳時。先取萊菔食之。而後再進其他體質較凝之膳品、則於人身有莫大之益、蓋一日所失之纖維質、萊菔能增補其大半也。且又富於燐質及鐵質燐質最有益於用腦過度之人。鐵質則足以補衰弱之腦系也。夫人當冬令每好多食厚味。以至血中積有垢穢。惟生菜類足以蕩滌之。萊菔亦具有此公性云、

就滋味而言。菜蔬中如萵苣之新鮮清脆、殆亦不可謂弱矣。然而其療病之功能。正復不下於其滋味。其蕩滌血垢調理腸胃之功菜蔬中殆莫與頡頏者。而又善解血熱。人當多食濃厚沸熱各品之後。血中溫度或過高。茍進萵苣則足以清涼之。蓋萵苣性雖輕淡。然確能消食而滑腸。食之足以恢復全體之常度。有時或竟能使血液復正當之溫度也

萵苣性能安神。當就寢之前。略進若干。足以定心神。致酣睡。此則以其體中略含有麻醉之質。然又不足爲人害。大抵植物之中其足以療夜不成寐之疾者。爲類甚多。凡生菜之類。食者如須和以酸味。與其用醋。不如用檸檬汁。蓋醋之爲物。於胃口有損無益。

倘食者係清瘦之人。併檸檬汁亦不可用。祇須以橄欖油代之。然使其身體肥胖肌肉過多。則儘可多用酸味。不必如瘦者之禁盡也。

黃瓜一物。世有謂其不消化者。豈知不然、苟能細細咀嚼。食之又弗過多。則不特極能消化。抑且極有滋補者也。其性如萊菔然。能增補人身之纖維質。又具有調理臟腑之功、作者近嘗往觀某段鐵路、此路正在重建中。其工人皆隸意大利籍。當午膳之時旣至。各工人紛紛進食。其以大麵包一方。大黃瓜一條果腹者。約居四分之三。工頭謂予曰。此卽彼輩逐日所食者也。彼輩之能工作。亦必胥此是賴也、自此工開始以來。我未嘗見彼輩中有肉食者。然亦未嘗見彼輩中有患病者也。由是以觀。則黃瓜之效可知矣。

黃瓜之汁。塗於肌膚。有潔白光潤之功。故人或稱之爲美容品。其實黃瓜汁之爲美容品、來源甚古。試考之希臘羅馬之典籍。稱述之者蓋甚多。據稱此汁於人身之毛管。有興奮及蕩滌之力云。

嫩葱小蒜。具有補血之功。以其含有鐵鹽故也。且二者並爲健胃之劑。人或飲食失宜。而生胃病。則葱蒜足以已之。發小熱冒小風。均可多食葱蒜、蓋葱蒜能致輕瀉。將藉此以蕩滌血中之毒質也。蒜以小者爲佳。至於葱則自小至老。所經各時代。無弗有益於人體也。

距今不數年前。人猶有以番茄爲毒性之物者。據稱食之足以致種種之病。自心痛以至於癰疽。此物無弗能致也。然至今日則已公認爲菜蔬中之極有味。而亦極有益於衛生之物矣。惟泛言之則爲菜蔬。而嚴別之則實果品耳。此物非特不至發生癰疽。且能防止癰疽。及與癰疽類似之症。蓋以其含有淡酸及瀉汁。足以淸除血毒也。又其性能振興消化機關。而其良效之及於腎臟者。尤屬顯著。美國勃法洛城 Buffalo 醫士摩爾氏名桑特婁者。Dr. Chandler Moore 於果蔬療病之理。研究極有心得者也。其論番茄曰。是物也。功施於肝腎二臟。能使血分壯健。而其效之及於皮膚者。尤屬顯著。皮色之不淸者。番茄能淸之。皮色之既淸者。番茄又能保之。人有以肝臟弛緩而生黃疸病者。祇須於每日晨餐時。進生番茄一碟。惟須淡食。各種和料。槪不可用。不久黃色自退。而兩頰亦淸皙如常矣。又使以番茄切片。擦諸面頰。則久年之雀斑。及日炙之黑痕等。均不難就除。此亦世人所罕知者也。

紅蘿蔔之足以健身。足以美容。世多知之矣。此亦以其汁水之力。及於消化排泄兩機關者。至美且大而由兩機關以及於血內者。亦至美且大故也。惟此物宜生食。則汁水愈多而功用自愈偉。患胃酸病者。每餐能多用紅蘿蔔生食之。則就痊甚易。而紅蘿蔔以嫩者爲愈佳。距巴黎不遠。有醫寓焉。以紅蘿蔔治療各症。其女經理特羅叅夫人。Madame Del' Oisson 昔日之名優。以膚色嬌豔著稱於世者也。夫人自謂其肌膚之美。皆得力於紅蘿蔔。無論其所言是否可信。而醫寓之門。則無日不爲巴黎少婦所輳集。據稱該醫寓之羅蔔劑。不特能修飾面貌。淸潤肌膚。卽血分虧損。腦線虛弱。治之亦有卓效云。總之紅蘿蔔一物。當其幼嫩之時。隨摘隨洗。切之爲片。又取全麥之麵包切之爲片。二者共食之。則其於肥甘自奉不勞心力之人。所裨殊非淺鮮也。

旱芹性能安神。亦名物也。倫敦有報曰外科刀者。英國之醫界機關也。其於旱芹一物。論著甚多。極稱其有治養腦線之功。設於臨寢時進食若干。則夜睡必酣。於心力過用之後。多啖此物。足以營養腦結。然總以生啖爲美。若一經烹煮。則其所具之有機鹽。將亡失過半。而無復以上所言之功效也。德國人有恆言。旱芹之功三。明目、潔膚、和性。是亦猶英人所謂身體康强。容顏美麗。心氣和平。三者常連類而至。不能分離者也。

法國諺云。芫荽爲掃胃之帚。蓋謂芫荽之力。足以消積食。除口臭也。例如於食葱之後，再食芫荽。則葱之氣味可以大減。或竟盡除。是由芫荽之綠葉。富於一種油。其功能解腥除穢也。此物並能微微奮興胃液。眞菜蔬中有益無損之可口物也。

椰菜當幼嫩之時。最有致輕瀉之功。是以用爲春季之食物。尤極相宜。蓋以其能清除血分中之積垢。卽以冬季多食厚味而發生者也。生熟椰菜二者並皆可食。惟浸以酸水之酸椰菜。則萬不可用。一則以其多半腐壞。再則以椰菜之寫留路司。（卽植物纖維）甚屬堅硬。若再受醋之作用。則竟不能消化矣。總之蔬菜苟可生食者。甯以勿煑爲妙。良由其所含之鹽質或別種貴重成分。一經烹煑。將盡散於水中也。惟烘薯不在此例。緣薯皮有保衛之功。能令其漿粉等不外逸。然使一用煑鑊。則含質亦盡失矣。職是而烹煑菜薯等之水。最好留充羹湯。勿遽傾棄。此等水中所含之植物滋養分。約居百分之二十或三十也。又煑時能用水略少。與本物同時共啖。則尤善矣。

菠菜致輕瀉。其功較椰菜尤顯。且富於鐵鹽。故既能清理。又能興奮。患大便祕結者。服之良效。

龍鬚菜卽蘆荻等。其功用及於腎者最奇。不特能增進腎臟之作用。更能療治腎臟之疾病。如膽囊凝結之石。逸入於腎中。服此菜足以消散之。且以其含有養血之原質。故其力足以已腦筋衰弱之病也。

薯富於漿粉服之能使人肥而以甘薯爲尤甚。蓋甘薯於漿粉之外。又含有糖質也。故身體瘠瘦之人服之尤宜。或謂薯之爲物入腹之後最易消化。變爲體質。子何以漏舉之豈知薯既有此同化之性則其使人易肥不益信哉

水芹足以止壞血症。其功甚偉。恣食此品惟不可加一切和料。則皮色上所現雀斑黑點疱瘡等當立卽隱滅變爲淸白如故。徵德醫學士稱此物曰河藥。凡患惡血症如傷寒天花癧毒等初愈者。儘可暢食此物有益無損。

紅菜頭(卽紅蘿蔔之類)與薯相同足使人肥。美國之防風亦然。然其性更能淸血也。

長壽訣

人生由壯而老。其故安在。此格致家所推究而欲知者也。夫人之日漸於老。固一定不易之理。而漸老則筋絡骨脈之組織亦漸變。但其變之爲老年之因耶果耶。則格致家猶不能斷定也。且老也者。乃全體轉堅硬也。諸若柔軟之機體。幾同槁木。而凡機體中之血液。亦逐漸乾涸。純以含鈲質之絲絡相代。攝行其職役。是以有人謂老之云者皆

長壽訣

係乎其一生之勞動操作。因而銷磨殆盡耳。若時計之鋼條。若機器之輪件。晝夜不息。必有銷鑠之日。彼夫人之日漸於老。卽其消耗之地甚廣。生機之工力。遠不如前之精强。遂於其養生之功付諸闕如耳。雖然。人爲萬物之靈。非若一種死物之稍受磨折卽消摧。且無術補救之可比也。嘗按巴黎大學之教授美基尼格夫所論致老之故。爲最新之理想。其言曰人體之中。時有戰爭之役。各種生機輪若腦筋血脈等。常受夫蝕機輪之侵損。抵禦殆無已時。惟其保養有方。尙足以勉力支持。但其大腸中。蘊有無數微機時發毒質以摧弱生機輪之抵禦力。救之之道。在乎以法攻滅大腸中之微機而減少其流毒。其法維何。乃於大腸中進以無害之微機。以除彼之有害。者是卽變酸之牛乳中所含之乳酸微機也。美君於是創去酪酸乳之飲。其法固甚簡單。特彼固不以此爲却老之方惟謂其可以阻止殺人之毒質時時生發或藉以延壽云爾。

免咳良方

丁福保

救護肺病之法莫良於清潔之空氣凡疑有肺病（即身體瘦弱面現蒼白色稍勞則兩頰火升而現紅色呼吸短促飲食減少間或咳嗽胸中覺悶等）及已有肺病之人（即咳嗽痰多咯血每至下午發熱全身無力盜汗氣喘胸痛消化不良等）均宜終日棲息於田園中夜則盡開臥室之窗使室內之空氣清潔惟榻前宜以屏風圍之不使冷風直接於身體以免感冒之患有時風力過於猛烈窗或不能盡開然亦不可盡閉或開窗之半或四之一宜斟酌風力之大小而增減之天氣嚴寒而風力不猛烈時屋內所有之窗宜盡數開放夜間臥室之窗亦然雖寒暑針之水銀柱降至零度下牀上宜覆之以重衾宜溫之以熱水瓶而窗之盡開者仍如故此種布置謂之空氣療法凡疑有肺病及已有肺病之人固宜切實行之而無病及他種疾病之人亦宜朝夕行之然則凡爲人類無論晝夜無論冬夏永宜生活於新鮮之空氣中者也

吾人雖生活於新鮮之空氣中苟不用力呼吸之僅能得其益之半也蓋尋常吸入之空氣不能入於肺之深部其呼氣也亦僅能將肺之上半部濁氣呼出此種不用力之呼吸謂之淺呼吸用力吸入之空氣能直達於肺之深部其用力呼出之亦能將肺深

部之濁氣呼出此種用力之呼吸謂之深呼吸莊子曰吹噓呼吸吐故納新漢書王吉傳曰吸新吐故以練臧（臧九臟也）此即近世之深呼吸法也凡患咳血之人宜用空氣療法而不可用深呼吸法學者宜注意及之各國死於肺病者居全死亡數之八分之一而吾國則倍之（即死者四百人中有一百人死於肺病也據上海英工部局最近之報告）每歲因肺病所喪失之貲財及生命其損失之鉅雖巧歷不能算也吾國肺病之所以如此多者厥有數故居民緊閉窗牖不放清空氣透入屋內呼吸不用力肺臟薄弱病人隨處吐痰使結核菌傳佈於各處醫師愚闇無肺病之普通智識凡此種種吾國之肺病所以倍於各國也今欲補救肺病舍深呼吸法其誰屬哉余譯述肺癆病救護法及肺病一夕談論空氣療法及深呼吸法頗詳備學者宜參考之用空氣療法與深呼吸之人其本無咳嗽者可永免咳嗽之患素有咳嗽者亦能速愈有老舵工朝夕棲止船尾其空氣之新鮮無與倫比其搖船也即為深呼吸故肺臟健全不患咳嗽者幾七十年老舵工云凡舟子患肺癆者甚鮮吾人可以取法矣福保少患咳嗽每月必傷風一二次自練習深呼吸之後約二月則咳嗽大減又二月而咳嗽斷根至今不患咳嗽者已十年矣今以此法貽之梨棗衛生家可覽觀焉

肺結核療法序言

庚戌冬。自省垣年假歸。因蔡君子艮。得讀中西醫學報。中載山陰謝洪賚君著免痨神方一篇、議論宏暢、學理深微、其主要之點。爲免痨不在服藥。而在得新鮮空氣、一語。故以空氣日光滋養休息喜樂爲治痨之五大原素。善哉斯言。惟肺痨之原因。在乎痨菌宅居體內。若僅恃空氣之力。實不足掃蕩其基礎。如柏林結核療治所報告之成績。單用衛生食餌的療法。較之於併用賚佩爾苦林。其治愈數。實少乃百分之三十一、八。與百分之七十五之比也。然則藥餌亦安可偏廢哉。用特草賚佩爾苦林一篇。以興起吾同胞。始於去冬。旋以事廢。蔡君子艮。熱心醫學之士也。知不佞有斯之作。屢以函促其成。茲於課暇。終其篇。因誌數言。以暴不佞之惰。而謝蔡君煦潤之惠云。

辛亥季春。許德暉序於杭州浙江兩級師範學堂理化科學舍。

肺結核療法

(甲)舊資佩爾苦林 Altes tuberculin koch

緣起 千八百九十年第十回萬國醫學會古弗氏報告自結核菌可製一種之物質以此物質注入動物體內則動物病勢爲之頓挫該物質之名曰資佩爾苦林

古弗氏之根本的試驗

古弗氏之言曰以結核菌種於康健之動物及種於已罹結核之動物其結果大殊其結核菌種於康健之動物也接種瘡面至翌日即癒然經二星期後則接種部忽生結節旋此結節成潰瘍而至斃死若結核菌(無論生者死者)種於已罹結核之動物接種部亦生瘡面然不起結節皮膚硬結成壞疽狀而脫落其殘留之潰瘍面能速治癒相隣之淋巴腺亦不腫脹也次以死滅之結核菌論之若將此菌種於康健之動物只起局部之乾酪變性而已然若種於結核動物則少時即死又連續將其稀釋液注入則結核病狀不惟不進至爲頓挫矣

以上古弗氏之試驗實爲現今免疫法之先導血清療法全由此而來乃細菌學上純粹培養法第二革新也

賚佩爾苦林製法

以百分之百布頓百分之四乃至五之倔利設林混合之加於肉汁中以結核菌種入經六乃至八星期之時間在沸騰重湯上蒸發之容積減至十分之一將此濃溶液中之死菌濾去即得透明淡褐色之液體是即賚佩爾苦林也其中含有百分之四十乃至百分之五十倔利設林

賚佩爾苦林効用之試驗

已種有結核之兎經過四乃至五星期後若注射賚佩爾苦林〇、一五立方糎則經過六乃至三十時間動物必斃如剖檢其脾肝等處則除結核變性外兼呈點狀或麻實大之溢血樣斑點是乃結核病竈周圍其毛細管擴張之現象也康健人體如注射賚佩爾苦林〇、二五立方糎則呈強度之反應故人體反應較兎爲銳敏然注射之量減至〇、一五立方糎則反應不呈反之若爲結核人體則注射〇、〇〇一立方糎之少量後經過四五時間即呈反應始十數時間其反應之度最高然後漸次降下當反應著明時體溫升至三十九度或四十度呈關節痛倦困咳嗽惡心嘔吐腦病等症此一般症狀凡持續數時間其他局所之症狀在外表者如狼瘡其局部發赤腫脹起滲出作用遂結痂皮從周圍健組織而脫落在體內如肺結核其濁音部擴大拉斯舍兒增加咳嗽咯痰均增多從而痰中結核菌數排出日夥然此反應時間經一日乃至二日即行消滅矣若第二回注射同量則其反應無第一回時之猛烈如此反覆以少量注射則患者自能輕快或竟至全治

由上而觀賫佩爾苦林之効用全在起局部的反應使結核組織死滅自康健組織而脫離其部以瘢痕組織補充之

賫佩爾苦林之使用法

(一)稀釋法

其法通常以二百倍石炭酸水製成濃淡三種稀釋液如下

第一液（即十倍稀釋液）

賚佩爾苦林原液一、〇立方糎加石炭酸水九、〇立方糎者

第二液（即百倍稀釋液）

第一液一、〇立方糎加石炭酸水九、〇立方糎者

第三液（即千倍稀釋液）

第二液一、〇立方糎加石炭酸水九、〇立方糎者

以上各種稀釋液中含有賚佩爾苦林量如下

第三液〇、一立方糎中　賚佩爾苦林十分之一立方粍

第三液一、〇立方糎中　賚佩爾苦林一立方粍

第二液〇、一立方糎中　賚佩爾苦林一立方粍

第二液一、〇立方糎中　賚佩爾苦林十立方粍

第一液〇、一立方糎中　賚佩爾苦林十立方粍

第一液〇、五立方糎中　賚佩爾苦林五十立方粍

（二）注射法

先將舖刺華氏注射器以二百倍石炭酸水（先以二十倍石炭酸水）洗滌消毒注射部分在背部肩胛骨間部亦必以漬有酒精之脫脂棉洗拭消毒

（三）增量法

最先用第三液〇、一立方糎每隔日增〇、一立方糎至一、〇立方糎或第二液〇、一立方糎次自第二液〇、二立方糎每隔日增〇、一立方糎至一、〇立方糎而第一液增量每隔日爲〇、二立方糎其極量爲〇、五立方糎以上增量法就一般而言實用時仍須以病狀爲權衡

資佩爾苦林使用上之注意

（一）資佩爾苦林唯對於純粹結核病有効力故咯痰中有連鎖球菌（肺結核爲桿狀菌）混入（所謂混合傳染）其効驗甚少

（二）發熱者及咯血者禁用

（三）使用法上量數之次序不可顚倒

賚佩爾苦林與衛生食餌的療法關係

獨逸國結核療養所由種種試驗知賚佩爾苦林療法與衛生食餌的療法併用則効力大而且久今示其成績如下

		患者人數	治療數	百分比例
第一期患者	衛生食餌的療法	一九五	六二	三一、八
	賚佩爾苦林併用	二〇	一五	七五、〇
第二期患者	衛生食餌的療法	二〇六	四	一、九
	賚佩爾苦林併用	二四	五	二〇、六
第三期患者	衛生食餌的療法	二〇一	〇	〇
	賚佩爾苦林併用	一一	〇	〇

餘論

由賚佩爾苦林而起之反應不可使其太烈如有患者用十分之一瓱少量卽呈著明

之反應則其使用量僅可用百分之一瓱或五百分之一瓱又增量時常少毋多又反應未全消失時不可行第二回注射

賫佩爾苦林注射時達其極量後持續行之至一定時日則休止注射三四星期再由少量漸漸增加是名間歇注射法其効殊大

(乙)新賫佩爾苦林 Neues tuberculin koch

緣起　千八百九十七年古弗氏報告由强毒結核菌可製一種物質所謂新賫佩爾苦林其號為「T. R.」

古弗氏之免疫說

免疫之道有二一為毒素免疫一為菌體免疫毒素免疫者以細菌生產之毒素注射於人體或動物體所生之結果也如實扶垤里亞破傷風等常用之即以此等細菌培養於液體培養基中則此基中含有强力之毒素以此毒素注入動物體內而行免疫則動物體中生一種中和該毒素之物質此物質名抗毒素菌體免疫者虎列拉窒扶

斯等常用之卽以此等細菌培養於液體培養基中則基中不生毒素而毒素轉含於菌體中今以此菌體毒素注入動物體內而行免疫則動物體內所生物質與菌體毒素不相中和而能使生活之菌崩壞死滅此物質名曰殺菌素或曰抗菌素

製資佩爾苦林係長時加溫故菌體內毒素之一部浸出於倔利設林中然其主成分實乃結核菌產生之毒素故注射資佩爾苦林之免疫乃毒素免疫也自此免疫發生之抗毒素有中和毒素（卽資佩爾苦林）之作用而對於結核菌體不起作用凡結核治愈之人其體內所存結核菌欲使崩壞死滅不可不使發生抗菌素或殺菌素故菌體免疫不可緩也（資佩爾苦林中亦含有菌體毒）

行菌體免疫於虎列拉窒扶斯爲最易卽以此等菌體以加溫法（在攝氏六十度熱三十分時）藥劑 Chlorofonu 製之然後注入人體或動物體中則易爲動物體或人體所吸收若結核菌則大不然已以加溫法及藥劑製成之結核菌注入人體或動物體之皮下不能吸收僅化膿及結節而已若注入靜脈之中則至諸臟腑而起愛讀薄利因其作用直與生活結核菌相同能起結節乾酪變性也故欲免斯弊先當以强性亞爾加里（Allsili）使結核菌體溶解以達菌體免疫之目的然此亞爾加里有變化

菌體內毒素之性遂不果用後發明一種新法以機械的磨碎菌體而得其菌體內之毒素此實古弗氏新賚佩爾苦林製出所由來也

新賚佩爾苦林製法

用强毒結核菌培養物在眞空乾燥裝置內乾燥之傾入瑪瑙乳鉢研細之混和以蒸溜水以强力之遠心器離去其未研碎部分如是所得者上層爲透明乳白色下層爲泥狀之沈澱其上層乳白色液體古弗氏名之爲『O』號賚佩爾苦林即『To』其性與舊賚佩爾苦林相近其下下層沈澱物更乾燥而研碎之加蒸溜水以遠心器處理之如是所得之上層液體爲透明無色命曰『TR』即所謂新賚佩爾苦林是也

新賚佩爾苦林効用之試驗

新賚佩爾苦林比舊賚佩爾苦林反應症少而免疫力大是其長也今以康健之兎注射大量之新賚佩爾苦林續種以結核菌决可不發結核症是乃動物對於結核菌有免疫性之明證也人體既爲新賚佩爾苦林免疫之後對於舊賚佩爾苦林及大量之

『T』均不呈反應作用

結核之免注射新資佩爾苦林後其內臟結核病竈顯退行變性而被吸收如在脾臟則至萎縮然欲免疫充足在大量注射後二三週間也凡兎結核接種後至六週乃至九週斃死者注射新資佩爾苦林須在接種後一週或二週內行之如在人體起始注射亦須在初期入後漸漸加量注射之量達固形成分○、五乃至一○、瓩則免疫之効大顯結核症因之輕快或至治癒

新資佩爾苦林之反應甚弱在患部僅增加水泡音而已若注射之量漸加濁音減少水泡音亦漸消失而痰量漸漸減少而至於無在一般症狀則體重增加高熱低降是也

新資佩爾苦林之使用法

(一)稀釋法

其方法常以百分之二十倔利設林稀釋之

第一液(即十倍稀釋液)

原液〇、三立方糎吸收於披配脫中(已消毒者)混以百分之二十倔利設林水二、七立方糎故本液〇、一內含固形成分十分之一瓱一、〇內含固形成分一瓱

第二液(卽百倍稀釋液)

第一稀釋液〇、一立方糎混以百分之二十倔利設林水〇、九立方糎故本液〇、一內含固形成分百分之一瓱一、〇內含固形成分十分之一瓱

第三液(卽千倍稀釋液)

第一稀釋液〇、一立方糎混以百分之二十倔利設林水九、九立方糎故本液〇、二內含固形成分五百分之一瓱

以上稀釋液若生混濁及沉澱則不可使用又貯藏之所須在寒冷之暗室其効力可保至二星期

(二)注射法

同舊賚佩爾苦林(見前文)

(三)增量法

新賫佩爾苦林其一、〇立方糎中約含固成形分十瓩之結核菌用時常以其固形成分五百分之一瓩爲起始量若用此少量尙呈反應則不可不再減少其量也注射後體溫之昇騰不過攝氏半度以上者可漸增其量若體溫上昇必俟其降下後再行增量漸增之量至固形成分五瓩須行間歇注射大約一星期二回或一回及至一回之注射量達固形成分二十瓩（卽原液二、〇）時則注射休止或一月注射二三回亦可

餘論

新賫佩爾苦林其製造之時須將生活結核菌乾燥研碎故極危險其相當裝置價格甚昂因之新賫佩爾苦林價亦不賤日本北里博士所監督之養生園賫佩爾苦林製造所其所發賣之新賫佩爾苦林一、〇〇〇（含乾燥結核菌固形成分十瓩）須日金三元

（丙）最新賫佩爾苦林

最新賚佩爾苦林者乃「To」與「TR」之混合劑也在治療上最近於理想的蓋「To」實與舊賚佩爾苦林同一性質故今以「To」與「TR」舉行免疫時實有毒素免疫與菌體免疫之兩功用惟「To」爲舊賚佩爾苦林其反應甚大故最新賚佩爾苦林亦比新賚佩爾苦林其反應甚大故使用之際須注意而熟練之其効力與舊賚佩爾苦林及新賚佩爾苦林相同

(丁)賚佩爾苦林之眞値

一、古弗氏賚佩爾苦林(新舊)者乃結核之特異劑也

二、舊賚佩爾苦林在人體及動物之結核診斷確定上非常有用

三、賚佩爾苦林唯與結核症爲有効若續發感染症則無効故賚佩爾苦林之應用有一定之制限

四、初期之結核症(卽純粹之結核症)用賚佩爾苦林必得佳良之影響

五、有續發感染之結核用賚佩爾苦林其病機或趨快方或竟停止

社友來稿彙錄

醫學士吉益東洞君小傳

魚洲

君日本金澤人。五世祖東洞。以醫與家。官至法眼。(日本德川氏執政時最高醫官)其於刀圭之學。卓有獨見。稱日本漢法古方中興大家。二世南涯。三世北洲。及皇考西州。奕世守業。以仕官家聲隆隆。冠於京西。君幼受家學。夙識漢法空疎、不切實用。以謂難經傷寒。非所以救拯人命。欲徵實求效。以補養生康寧。必也其西醫之學乎。乃游長崎。受業於和蘭名醫鄱鮀殷數年。學成。君不自以爲足。更入東京大學醫學部。從德國諸大醫聽講練習。又數歲。明治十五年。卽(光緒七年)優等畢業。得醫學士學位。其後歷任官立醫學校及都市諸醫院長官者十有餘年。旣而有所思。辭官。在大坂創立醫學義塾。授徒數千人。至今門下醫生或登仕或行醫者八百餘人。君又別興醫院於東西諸市。療病者無慮數萬人。蓋其實歷老練之識力。在醫學士中。已推爲大家矣。後因僑滬諸友。望其莅滬懸壺。一則療治寓滬日人病患。一則宣布斯道於中國。勸駕不止。君遂決來海上。開設醫院。迄今又十年矣。中外男婦叩門求治者日數十人。尤爲華人所敬信。君爲人豪爽活潑。而其接病客也。懃懇眞摯。惻惻如保兒孫。大與尋常醫流相異。君之來滬。首創日本醫師會。爲其會長者前後三年。及其會基本已固，乃讓後進醫家而辭職，今專監督虹口醫院英界分院。君除醫業外。盡心於世益不憚劬勞，曩者多捐資以助幼稚園之成立。今又殫力於高等女學校之設置。更憂申江之繁華。風教日趨下流。乃留意宗教。糾合同志。自籌經費建築東本願寺分院。以圖教化弘布而人心向教。又以公選爲僑滬日本民團副議長。辦理庶務。焚燭繼晷，人稱其精力罕倫，余與先生有舊。畧識平生。今聞其入中西醫學研究會，將與中華諸大醫。交臂講學，互資補益，深知於斯道之擴張，必有大效。因畧述君之履歷，以呈中西醫學研究會云。

王漾酣君傳

許承堯

歙縣有振奇士。能醫。曰王漾酣。諱謨。號揖齋。世居北鄉之富堨。又號蘆溪醫隱。祖履中。父心如，皆能醫。至君益著。遠近之求醫者皆歸之。稱新安王氏醫學。吾族有孤子病殆。已治棺衾，羣醫皆策必死。其父母泣求若。君坦然一劑起之。若行其素。無矜色。其治效類是。不勝紀。當別具醫案也。承堯嘗從容問醫學。君曰。吾言醫。獨經驗而已。病狀萬變。

其繁賾幽奧。不可以言語罄盡。姝姝執前言。治萬變之病。無往不窮。吾精思冥探以意消息。推勘比較十常得六七。乃知吾中國醫學最精者。獨經驗而已。故讀古書難。君既閱歷久。憤下醫妄誕。欲發憤有所鍼矯。格於俗習。不得達。則常憤然語人曰。古之醫皆精思自得之。故其言各不相類。今閭閻之駔儈。百業不一就。則試攘臂以自藥其貧。皆曰醫也醫也。以是醫事乃重爲薦紳先生所詬病。莫肯致力。一二士夫。有志窮討。顧又盲眩於載籍浩博。而不知其涯。則不得不廢然反。而醫之道愈蕪矣。嘗讀徐洄溪人參論。則大喜之。曰豪傑自樹立。當如是。其志事可知也。君幼慧。光緒丙戌。隸名於庠。鄉試兩躓。乃棄制舉文。研心經史及周秦諸子。歷代政書。而醫獨精。蓋君以謂道貴實踐。既區區雕鏤俳優之文。所可虛飾。而能拯疾苦。即實踐之一端。故不憚竭精力於是也。君居鄉和易。興水利。籌保甲。所以愛其鄉者甚至。面後生則循循詔以古先哲語錄。鄉里薰其德。生於咸豐己未。歿於光緒甲辰。年四十六。配楊氏。子七。次僉杰。能推其學。有聲。女二。金杰以承堯與君有舊。屬作傳不敢辭。

許承堯曰。嗚呼。驚名忘實。久而忘其倫。君子之所呵也。不甘頹然委隨。乃託於醫以自快其志。曲矣。充其言。雖謂經世與植己之道盡是可也。即言醫。能獨闢堂序。以闡厥施。

庸非其杰乎。

請議開辦醫學別科學校案去年已登過醫報惟未將辦法附登茲補錄

屠友梅

一宗旨　仿日本醫學別科之制。將外國醫籍。譯成漢文。而用漢語教授。以速成醫學人材爲宗旨。

二學派　世界醫學最高之國。德爲第一。日本次之。因日本醫學直接德國之故。日本從前醫學本漢醫派明治維新始改西醫。成效大著。適合吾國之模範。況同洲同種其人之性情習尙。與吾國人無一不同。而且德國最新醫籍日人悉譯爲和文雖日別科不主用外國文。然和文學習甚易。至多半年。無有不能讀其書者。較之英德文。其難易有天淵之別。且並不乖別科宗旨。故能通和文。卽可由此而知世界最高之醫學。　按和文一科。當列入預科期內。

三學期　預科一年。本科三年。共四年卒業。

四職員　監督一人。（遴選醫學精通。年尊望重者。）監學一人。　外國教員三人。（內科一人。兼小兒科。外科一人。兼皮膚及耳鼻咽喉與產科。藥科一人。）繙譯二人。（以留學日本醫科卒業者充之）庶務一人。會稽一人。抄寫二人。僕役三人。

五校所　宜在通商口岸。不特學人往來便利。而且外國醫士醫院薈萃於斯。易得觀摩之益。江蘇省之醫校。宜設在上海爲是。

六經費　甲　常年費　乙　開辦費

常年費

房金每月五十元　全年六百元

監督脩金每月一百二十元　全年一千四百四十元

監學脩金每月一百元　全年一千二百元

外國教習三人（每人每月脩金二百元共計六百元）　全年七千二百元

繙譯二人（每人每月脩金一百元共計二百元）　全年二千四百元

庶務一人每月脩金二十元　全年二百四十元

會稽一人每月脩金二十元　全年二百四十元

抄寫二人（每人每月脩金十元共計二十元）　全年二百四十元

僕役三人（每人每月工資四元共計十二元）　全年一百零八元

火食（每人每月以四元計上下共十四人全年寒暑二假以十個月計）　全年五百六十元

油火茶水一切雜費每月十五元全年以十個月算　共一百五十元

預備消耗費　全年二千元

右常年費每年一萬六千三百七十八元

開辦費

理化醫科器械藥品　四千元

諸雜費　二千元

右開辦費六千元

按第一年預科學期所教者不過理化算學生理東文等。無須延外國教員。及譯員。則常年費預算一萬六千三百七十八元。在第一年可減去三分之一。至於本科內之藥物學可至本科之第二年增設則本科之第一年可減去藥物學教員脩金二千四百元。況有付出卽有收入第一年收學生五十名。每人每年學費洋三十元（膳宿在外）

則可得一千五百元。第二年增至百名。可得三千元。第四年添設醫院。爲學生實地練習。然收入之藥資。大致可以相抵。公家補助。平均每年萬金足矣。

按此辦法已於去年附於請議書中

長鎗說

朱鴻壽

器名鎗者。即古之丈八矛也。其法遵楊家。然未稽楊之爲何時人也。通鑑載宋寧宗時。有紅襖賊李全。善運鐵鎗。後失敗。其妻楊氏謂鄭衍德等曰。二十年梨花鎗。天下無敵手。今鎗中有梨、花、擺、頭之名。豈其人歟。豈以其藝之高而不以人廢歟。若稽實則有望於博洽君子耳。世人尊鎗爲藝中之王。蓋亦以長技無踰於此。余甚慕焉。訪有河南李克意善其技。余師之。得其法。後每遇世之能鎗者。說則同而用則異。即所傳之論亦互有差訛。無從憑考。惟河南鎗與別方不同。所用木桿。體長而重。非得其奧。莫能運用。而制勝之方。其要亦惟以中平爲主。雖有棚、拿、勾、捉、等法。深思臨敵。便捷可望常勝者。無過大封、大劈。爲最上。何也。詢曾臨敵者云。鬬殺之際。人心慌亂。惟以其鎗擊地而已。此非平日演習之過。乃慌忙之際。常情固如是耳。今大封。大劈。有類於擊地之常情。而借地之勢。反易於起箚。且箚。入有力。是便於吃鎗還鎗也。故曰最上封劈。之後。即以還鎗爲最急。如敵人箚。我圈裏、我即拿。封、至地鎗頭顛起。借力一鎗箚、去、敵人格開復又箚、來。我又照前箚、去內外皆同。無暇用別著、故曰最急。進退鬬殺。即以鳳。點頭。爲最疾。如敵人敗走。我將鎗頭點地、或閃左。或閃右。趕進將近箚、敵一鎗。如被敵人格開趕來。我將鎗頭拖拉點。地退走離遠。即有救手。看敵人何以進來。我則何以應之。故曰最疾。誘則以閃賺爲最勝、所以閃賺者。如敵人一鎗箚、來。我用拳、開進步、竟持中平而入。敵人見我鎗至彼、彼必一拏、我即審彼拿力將半。便將鎗一閃。穿彼圈外。箚彼一鎗。彼必不能救。裏外皆同。故曰最勝。其他各傳有三十六箚、名雖不同。用亦多異。總之似不能及此七著之妙。餘著習熟。聽便應用可也。今欲入拳棄用。故去其繁。惟載散箚拔萃一篇。繪數恣勢圖。直述用法。筆中不能曲盡形容。然鎗法亦不過二手。特以陰陽。一仰一覆。運用而已。雖有左閃右閃等法。大抵皆以四平爲主。所謂藝中之王者即此也。然常習用之時。又當以圈外重致其功。何也。蓋圈裏敗鎗易救。而圈外敗鎗難救也。如死棚、對翻身棚。退。是圈裏敗鎗之法。可謂爲死中反活。如圈外鎗惟勾。鎗一著耳。雖云無中生有。然猶不能如二棚。退之便也。夫圈裏敗法。盡敗於左前手不及持鎗。惶後手往後一拉。栅。起敵鎗。前手卽得持鎗箚、敵、勢力皆順。如圈外敗鎗於右。雖用勾。鎗還要移出於右。前手急搶持鎗方得用勾也。故師秘語云。勝在圈外。敗亦在圈外、余故當重致其功於此。紀效新書云河南鎗法拿。捉。好而無進步夫二。合。鳳。點。頭。非進步乎。又之單手箚、人名爲孤注。謂短兵格開而入。是爲棄鎗矣。不知法中云一寸長一寸强乎。乃單手箚。人。你我皆長鎗也。如對短兵持鎗一刺卽入彼身。有何事單手。苟皆長鎗格開進步。探身箚、彼彼猶退走。又或不能傷彼。蓋彼退步反疾於我之進步也。豈得不用單手箚乎。鎗之奧處。非口傳心授。難以稱神。余藝不過一得之愚。更有俟於當世豪傑之士。

急性關節僂麻質斯之療法實驗談

葉祖章　仲華

周家浜陸姓婦。年近五十。患急性多發性關節僂麻質斯。(歷節痛風)已歷多年。每於四五月及七八月間。必發數次。茲於四月初旬前來就醫。發病已八九日矣。見其四肢關節紅腫。而兩膝關節。及兩手腕關節。紅腫尤劇。所患關節。於自働的及他働性運動。甚爲劇痛。兩目及上下眼瞼亦紅腫。熱候在華氏表一百零一度。食思缺乏。煩渴特甚。遂用阿斯必林四、〇。以壓數拉篤分包六包。一日三回。每回一包。兩日分服。翌兩日覆診。見其紅腫大退已去十分之七八。劇痛亦止。漸得運動自如。復用前藥。投以二日量。而病全愈。(按往往連服十餘日始効)袁家浜郭姓農人。年近耳順。患一大臼齒痛。拔之出血頗多。後二日。忽起腰腹痛。隨移行於多發性關節僂痳質斯。閱五日來醫。見其行步大為障害。兩膝關節。及左肩胛關節、肘關節、患疼痛。運動時尤劇。遂用阿斯必林四、〇。乳糖二、〇分六包。一日三回。兩日分服。用樟腦精一〇、〇。為外擦痛處之藥。翌兩日而疼痛頓止。

章按急性關節僂痳質斯。(卽漢醫所謂歷節痛風)亦屬傳染病中之一種。慢性者間亦有之。其病素大抵由扁桃腺為侵入門。隨入於全身血流。及淋巴腺。循流而達於關節者也。此病素之足以發生多關節炎者。實因關節滲出物中。有釀膿性鏈鎖狀球菌。及葡萄狀球菌故也。故關節起變狀。侵多數之關節者為多。限局於一關節者為少。是以本病有急性多發性關節炎之名也。投以阿斯必林。奏效確實而急速。且不傷胃。入於腸中。始分解為撒里矢爾酸及醋酸。故不起不良之副作用。較近時之撒里矢爾酸那篤僧謨為優。凡一切關節痛。神經痛。及熱性疾患。均可用之。漢醫治此症。往往搜羅十餘味疏風活血宣絡之品以進之。服數劑不見有何功效。患者易醫。而後醫復如是。章亦漢醫也。屢治此症。竟有服數十劑而病未大已者。人身本有之生理。爲藥力摧殘。費時耗財。爲可嘆也、噫、漢醫不明病原之何因。以風寒暑濕。包括一切。以陰陽五行。爲口頭禪。其他如病理學。生理學。組織學。解剖學。藥物學。細菌學等。一切緊要、科學。置之不問。而欲求其愈病也。其可得乎。於此而有。人焉。說明其原因。用對症之療法以治之。而頑固者流。猶必反對而中傷之。如是吾國而欲改良醫學。冀新醫學之普及。蓋有難言者矣。

種痘規則

李錫康　嘯秋

一嬰孩發痘。本爲一極大病證。關係生命。惟種牛痘法。最爲妥捷。可保安全。務期推廣牛痘。化除天痘危險。消滅人痘。以絕傳染禍患。俾多數嬰孩。同登壽域。

二設立牛痘局向屬官辦性質。當推邑尊爲監督。由監督照會地方上紳董。襄理其事。延醫施種。

三城區應設總局。並於各鄉鎮設立分局。期於便民赴局就種。所設局所。宜寬暢潔淨。多通空氣。

四局中延請醫師一人。另用庶務一人。局工二人。所需醫金薪工。及給痘童糕資、貧嬰調養費等、一切經費、各照地方情形籌辦。惟局董不支薪水。概盡義務。所有嬰孩到局種痘。無論貧富不取酬金。

五延請醫師。尤當愼重。以曾在某局施種多年。手術妥速者。或在某局學習已畢業者爲合格、

六施種日期。四時皆可。四時之中。而尤以二三月春氣發泄之時爲適宜。嚴寒酷暑之間。最好避之。

七嬰孩受種牛痘後。至七八日再赴局覆看。受醫師檢查。發痘善感者。可成免疫質而無沾染天痘人痘之患。當由醫師給與種痘證書。若有不善感者。當給補種劵、訂期再種。至消毒完盡。亦須給證書以資憑信。倘於覆看時。醫師欲採取痘漿。不得拒絕。

八每届施種期滿。爲成績之期。總局內施種嬰孩數目。並嬰孩名姓年歲住址。及發痘善感不善感。逐一塡明。具造表册。至於各鄉鎭分局。須前一月將表册送到總局。一併呈報本縣。並請申詳巡警道憲。以備查考。

九各縣牛痘官局。應組織聯合會。互相維持。每年春秋兩季種畢後。開會研究一次。俾

集思廣益。以圖精進。並造醫師人名册。附載現在之學生名姓。凡有志來局學習。須品行端正。文字清通者。爲合格。至學習完全。當經考驗後。給予證書。推廣施種。

十凡痘醫自行設寓施種。應向總局知會。給發應用號單補種券。種痘證書。其印刷費。當由痘醫認還。並無別項派捐等情。如其學術完全。有以輔官局之不及者。尤爲地方所歡迎。每年計種人數。亦照局章具造表册。前一月送局。以憑彙報。如有不由師授之痘醫。學術未全。遇有貽害嬰孩實據者。當令其到局研究。由醫師授簡要種術。再行開種。庶臻完善。以免遺憾。

以上各條。固宜隨時斟酌改良。要知嬰孩種痘。當以生命爲重。務必期於完善。

救急方法彙錄

時際虞

吞。鴉。片。 鴉片內含莫兒比涅。偶吸則有甯神之能。誤服則有傷生之變。故人有求死而服鴉片膏者。速將精錡嘔散二分。熱水一大碗。調和灌入。令其倒吐。再以溫水數碗頻頻灌進。以助其嘔。務要吐盡黑水。已見清水爲止。又使患者不可安寐。扶持行走。內飲咖啡茶或濃細茶。外用冷水洗面及前後心。倘病者不能服藥。應用大水節。前裝軟長管自喉入胃抽取毒水。如鄉僻晚間倉猝難覓。則可用白礬三錢。月石三錢。溫水數大碗。亦有奇效。蓋因此二藥亦有助嘔滌毒之功也。大約六點鐘後。則毒干腦經。恐施救無及矣。

中砒毒　砒乃雜質夥矣。其性猛。其毒烈。故吸其氣者亦足以致死。誤服之者。實可以爛腸。解毒之法。先以吐藥吐之。次服鐵養水或鎂養解之。或用肥皂滌蕩之亦可。然後用蛋白或牛乳或白糖以潤胃。但流行甚速。遲則不及。

自刎傷　凡人用利刃自殺。血流不止者。急須將脉管綁紮。傷處縫結。外貼象皮膏。內服生血劑。然必須觀其割開之處。輕重淺深而施治之。蓋因傷氣管可不致於死。若傷食管及大脉管。則無可救治矣。

救縊死　將自縊之人抱住。解開其繩。使之平臥。而察其心之跳否。脉之動否。急用接氣法以通其呼吸。然後以冷水澆面。溫水浸足。熱物擦胸。以冀其漸漸蘇醒。大抵血未傷。腦心尚跳者爲可救。若氣絕流血。呼吸不通者。則無法矣。

疫線。適與山東苦工之歸途一一符合。疫盛之地。必爲鐵路所經之區。雙城府距哈爾濱非遠。而雙城府第一次發見染疫之人。乃在哈爾濱兩月之後。雙城府於兩月中。共死四千餘人。而牛莊秦王島等處。疫症甚少。實因山東苦工歸途。並未經過該處之故。此與從前印度等處患疫時。同一情形也。

現在鄙人有未明之數事。請諸君垂教焉。據哈爾濱人民言此種疫症。乃常有之事。不過傳染數十人。卽已消滅。此次何以如此之烈。是否氣候之寒。居室之隘。與此疫有所關係。

然亦有居處淸潔之高樑大厦。而染疫者。其故殊不易明。哈爾濱有我國商人所開之大磁器舖一家。地甚淸潔。乃至全體人役。同死於疫。致一切財產。無人經管。其一徵也。鄙人以爲疫之發生。或有其他起原。是否不關於淸潔乎。

此次染疫之人。其中以年在二十歲以上四十歲以下者爲最多。傅家甸疫死五十人中。祇有女子十人。而雙城死者千五百人。女子乃有三分之一。蓋雙城多全家疫斃者也。

從前醫生對於腺百斯篤之豫防。恒用種漿之法。然此次殊無甚效驗。吾人對之。希望甚小也。

奉天買收之鼠。計達一萬三千餘頭。解剖後無一染疫者。然哈爾濱則有馬一百匹豬三百隻。皆染疫而死。可見動物亦無抵抗此疫之力也。

鄙人此次所經驗。關於豫防之方法。有兩種可以供後之從事叅考者。一用汽車作隔離病院。一用火葬。汽車劃分病室。傳染殊難。火葬之行。實以天寒地凍。非此不克撲滅。幸我政府見及其大。力破習慣而為之。致收絕大之效果。亦可見我政府熱心防疫之實矣。

今日之會。為我國第一次之世界集會。將來醫學上之進步。希望無窮。願吾儕努力為之。以期早收成效。我國民智亦可日漸開通。而喚起青年醫學上之觀念也。

初七日早十點。開第二次會議。先由會長用英語報告接到上海各國醫生醫學會及哈爾濱俄國防疫會來電各一道。繼提議各處派來醫官（非各國政府所派者）。除特別會及議事會外。皆可列席旁聽。經衆贊成決議。次全紹清君用英語報告在哈爾濱滿洲里等處調查情形。略謂此次疫症。最初發起。實在滿洲里。對過相距十里之一小鎮市中。又謂旱獺染疫。則不能行動。野獲者大都無疫。有疫之旱獺。必係獲於穴中者云云。次英醫克里君。用英語演說此次之疫線。並爲詳細。略謂疫之傳播地。一爲鐵路沿線。二爲大道沿線。三爲輪船航路所達之地。至關於河流者。則無甚傳染。蓋由於結冰期內。不通航行也。次日醫克薩伊君。用德語演說南滿鐵路沿線染疫情形。次俄醫薩寶羅尼君。用法語演說。尤爲聽衆注意。畧謂滿蒙各地。自一千八百九十八年至今。常時發見此疫。肺百斯篤之發生期。約在西歷十月及十一月間。腺百斯篤之發生期。恒在春夏兩季。現在吾人同一意見。公認旱獺爲傳染之源。則吾人宜注意於獺病之起原及經過變化。俾成一專門學科。至於人與人之傳染。不外三種。一直接傳染。如談話之類。二粘液傳染。三痰之傳染云云。次美醫司德朗君。用英語演說。謂其經驗所得。人之染疫。實先傳染於肺。於是德醫馬梯尼君。日醫北里君。俄醫薩寶羅尼君。同起而反對。馬梯尼君謂予已試驗盈千之動物。實係先傳染於腺。而非傳染於肺云云。此一懸問。遂待實驗。馬梯尼君又謂從前埃及常有此疫。肺百斯篤之後。則有腺百斯篤之發生。此則不可不防云云。是日下午四點。又開議事會。無甚演說。惟從事研究微生物云

初八日早十點。開第三次會議。是日專門從事於微生物之研究。演說者爲俄醫薩寶

羅尼君。（法語）日醫西巴牙馬君。（德語）美醫司德朗君。（英語）德醫馬梯尼君。（德語）義醫格羅梯君（德語）共計五人。均極精警。於肺百斯篤病菌。與腺百斯篤病菌之辨別。尤特別注意云。

薩寶羅尼君演說。謂予在哈爾濱悉心調查此次肺百斯篤病菌。較之從前印度發現之腺百斯篤病菌其毒尤烈。以予經驗所得。以肺百斯篤病菌置之牛肉湯中。雖至數日。湯色仍然清潔。不易覺察。若易以腺百斯篤病菌、數日後。湯中卽發現一種白雲之色矣。更以肺百斯篤病菌注射於豚鼠之身體。三日卽病發而死。若易以腺百斯篤病菌。則須六日方死。此兩種病菌不同之明徵也。

初九日上午十點、開第四次會議。從事於各種微生物之研究。日醫北里君云。調查奉天獲鼠三萬餘頭。解剖後無一含有百斯篤病菌者。俄醫薩寶羅尼君云、哈爾濱有鼠一頭。貿染肺百斯篤。會長伍連德君云。哈爾濱之猪馬騾等動物。死於肺百斯篤者。實有四五百頭。英醫司督閣云。新民府曾有一人染肺百斯篤病、而所乘之騾、亦染肺百斯篤。更有一人因看護騾病。亦染肺百斯篤。然則動物亦無抵抗肺百斯篤之力。不過不能如人之易於傳染云云。遂閉會。

醫事新聞

廣東審判廳仍用腐敗件作耶　南越報云。現僉提法司與高等檢察廳長文霈議。以審判設立。所有關於一切檢驗死傷等事。自應酌派人員專司，現初試開辦。擬每廳委派檢驗吏班畢業人員二名。向來州縣遺用之件作一名。俾相助爲理。而以各該廳長爲傳驗官，刻經由司妥核辦法。分別札委云。

按檢驗之事。東西各國設有專科。名曰法醫學。其專責屬之深通法醫學之醫生。而我國所謂唐醫。不知有此也。官場檢驗死傷。均委之冥頑不靈之件作。該件作所憑。亦不過此蕪雜謬誤之洗冤錄耳。洗冤錄創自數百年。其不合於近世之解剖學醫化學何待問。生命最重。裁判何事。乃以兒戲出之。可慨孰甚。雖然。在前數十年猶可說也。今則西風東漸，科學日即昌明。且朝廷亦聲言預備立憲。飭各省設立審判廳矣。今廣東提法司乃擬每廳既委派檢驗吏。又復雜以向日州縣遺用之件作。何也。此檢驗吏。諒亦稍通法醫學者。則其宗旨意見必不同舊日之件作可知。使有一死傷案於此。檢驗吏以爲是件作或以爲非。件作以爲是。檢驗吏或以爲非。則一國三公。吾誰適從耶。新舊之不相融。久已勢成氷炭矣。烏能相助爲理哉。卽以件作驗傷而論。若在中國之小民。無權無勇。不識不知。則指鹿指馬。悉聽在上者之命。隱忍而受耳。苟或稍涉外人。如戊申粤東之佛山輪船命案者出。吾恐件作固不能相助爲理。且恐見辱於外人也。吾國所謂新政。大都非驢非馬。卒之小民受害。此段其小焉者耳。噫。　又此段新聞不過見日報所載。有關醫事範圍。偶批評之。聊當忠告。先意檢驗吏亦稍通法醫學者。乃後檢書櫥。見醫學衞生報載奏設檢驗吏已咨行到粤一則內云嗣後曾設有審判廳省分。應於上級廳內付設檢驗學習所一區。調取各屬識字件作。並招收二十歲以上聰穎子弟若干名。責令檢察長督同入所肄業。各給洗冤錄一部。派員講解。此外生理解剖等學。亦應擇其普通淺近關係檢驗者付入講解。並陳列各骨殖模型標本。定期一年半畢業。發給文憑。分派各州縣專司相驗等事。舊日件作名目。卽改爲檢驗吏。優給工食云(下畧)乃知前段批評語中。太高視該檢驗吏也。以洗冤錄爲課本。而解剖生理。不過擇普通淺近者畧爲講解。此中國之所謂新政建設之法醫學也。舊日件作。專恃蕪雜謬誤之洗冤錄爲準繩。固可鄙。今日之檢驗吏。仍不脫此洗冤錄也。不過添多些淺近普通生理解剖耳。以五

十步笑百步則何如。(蓮伯)

江蘇官立醫院出現　蘇垣素無醫院。程中丞爲愼重衛生起見。特飭巡警道在泗井巷籌設官立醫院一所。定期四月初十開診。每次診金百文至五角不等。並設有上中下三等病院。便人住宿求治。又爲利便居民。在宜多賓巷設一分院。現均廣告公佈云。

四會疫癘横行　四會縣近年時歲荒歉。盜賊横行。更加疫癘爲害。吾民眞無安居。近時當春暮天氣陰晦。街道淤積。穢氣薰蒸。居民素不講究衛生。自三月以來。核疫發現。始由城外。繼漸傳染東北西南四城門。死亡相繼。大都壯年小孩爲多。對時出核卽斃。致城廂居民紛紛集資建醮。倚賴梁阮兩聖佛巡遊各處。而冀能驅邪逐疫云。殊可憐也。

按四會以建醮禳災。巡游逐疫。此卽論語所謂鄉人儺之意。神話時代。各國亦曾歷此階級。不獨中國爲然也。但歐西自十七世紀細菌發見以還。嚮之迷離惝恍者。至是已若晨曦初曙。逐漸見其光明。其後各國學者費幾多心力研究。而病原菌於是發見。始知惡疫流行。前人所謂鬼神作祟等說。皆謬誤。其實乃在於幺微細菌也。病菌傳播。其毒害既深。而蕃殖又速。而其潛在之淵藪。卽在塵芥之中。及病人皮膚落屑。及一切排泄液。卽衣服用具。無一不可爲潛伏之巢窟。預防之法旣難。故衞生制度不得不求完備。寖至今日。其制度日以縝密。集全國之財力以爲之。羣學者之心力以輔之。國家衞生學之一料。且舉以爲行政之要部。故癘疫於東西文明各國。不得云絕無。而比例吾國則奚啻霄壤矣。西人蓋深知疫毒在細菌。一有傳染病之流行。則上下一心。羣策羣力。實行公共及個人衞生以防禦之也。而還顧吾國則仍不能脫去神話時代舉動。不特常人爲然。卽自命爲岐黃家者。知有病原菌殆亦寥寥若晨星也。往歲吾寓香港。見一印度人禱佛。心異之。乃詢之他人。始知其因於病也。噫。自命爲中華大國之人。其見識乃同印度。可慨也。雖然。東西各國醫理藥物日見闡明。細菌逐漸撲滅。此豈常人之力耶。無亦醫學界之功耳。故今日四會城人之舉動。吾知醫界稍有新智識者必鄙笑之。然余敢爲同志正告曰。且慢笑也。此等神話時代舉動。我國人猶未脫離之者。其果彼輩之羞耶。抑吾醫學界不能闡明病原醫理。啓迪國人之羞耶。試平心想想。(蓮伯)

粵督飭設調查防疫會　時當夏令。各屬疫症叢生。查其受病原因。甚爲複雜。必須調查清晰。始易着手醫治。現粵督對於此事。甚是注意。擬在省垣設調查防疫會。以富有經驗之醫生數人。長駐該會研究。又派出稽查八員。分往廣肇惠潮各屬。派委二員。專查本城河南一帶。近日發見以何症爲多。限日稟報查核。以便選方製藥施贈。幷面諭王警道加意消弭。免蹈東省覆轍云。

中央醫院之組織就緒　前民政部右丞汪榮寶等、倡議組織之中央醫院。刻已組織就緒。聞所派總辦爲伍連德。副辦爲屈永秋。不日卽可發表云。

新藥發明　民立報載倫敦電。法京醫學博士典柏脫。新發明療肺藥。以薄荷配合碘加以射光。聞歐洲大陸試用此方頗靈驗云。

肇屬之防疫　肇屬時疫流行。以高要縣水坑村廣利墟陳吳陸三大姓爲尤甚。日昨肇府賴守恐日久蔓延各處。特會同高要吳令具稟張督。擬聘省垣某醫院醫生數名。前往救治。幷一面仿照上海辦法。組織防疫檢查會。以重民命云。

按百斯篤之流行。以實行公共及個人衛生預防爲最上策。其次則注射血淸。及對症療法耳。去年上海之百斯篤不至蔓延者。端賴中西人士預先防範。通力合作。故得收此良結果。今該府賴守有見於此。欲仿上海去年之防疫辦法。洵爲難能可貴。苟能實事求是。則斯民受益良多也。雖然。余尤拜服該守之眼光。如省中光華公醫等西學醫生不之聘。而偏聘某醫院之唐醫士也。深合我國庸夫愚婦之心理。且隱存保存國粹之微意焉。特識哉。但未審任檢疫之人員。是否仍用唐醫耳。(蓮伯)

病院之盛況　浙江病院自開診以來。未及一月。造門就醫者已將千數。各種奇病怪狀。一經診察治療。無不立愈。神功之妙。莫可言喻。邇來外府州縣以各縣鄉間遠道而來者頗多。聞各科所擔任者。皆係專門研究有年。臨診之際。莫不詳細詢問。非同率爾從事者比。加之藥價低廉。調劑精確。尤爲一般社會所信從。現因地方狹窄。已擇地繪圖。建築房舍。可以預期發達云。

浦東醫會義診開幕　上海浦東溝鎮。自去年塘工局董朱謝兩君。創設義診所。並由同人組織醫會。輪流到局施診。全活頗多。今又擇於六月十五日起。會中義務醫員按期輪診。周獻臣內外科。朱子琴內科。趙雲達針科。趙錦甫針科。金保如內科。逢一。汪紹周內幼科。沈杏苑內外科。謝掄才內科。逢三。顧小雲外科。汪伯英內科。石曉山針傷科。石頌平針傷科。曹志英外科。逢五。韓蘭生外針科。汪紹周內幼科。唐志鈞眼喉外科。唐頌清眼喉外科。黃劭夫牛痘。逢七。劉蕭亭內科。王吉甫內外科。徐朗亭外科。盛茂祥內科。盛瑞邦喉科。逢九。

中西醫學研究會會員題名錄

伍廷芳字秩庸廣東新會人　欽命頭品頂戴　賜紫禁城騎馬前出使美墨秘古國大臣修訂法律大臣海牙公斷院裁判員外務部右侍郎署法部右侍郎愼食衛生會會長

吉益東洞日本金澤人世醫也幼承家傳漢學而不爲所囿長就荷蘭名醫學學成復入東京大學醫學部肄業畢業後得醫學士學位歷任官立醫學校及都市諸醫院長官繼在大坂創立醫學義塾別設醫院於東西諸市今僑寓海上懸壺行道熱心公益一視同仁其友人宇都宮傳其行畧登諸本報焉

嚴壽民號叔平一字心農年四十二歲江蘇金匱人由中書科中書改習武備爲湖北頭班生歷充湖北陸軍第八鎮參謀官甘肅督練公所提調官伊犂馬隊統帶官憤世逃名熱心醫界且願其夫人及女公子習看護術產科學以爲普救同胞地步其志可欽如此

梁吉孫字鳳初上海縣附貢生花翎五品銜浙江試用鹽大使原籍常州武進縣世居

孟河世醫也家學淵源夙著聲望

丁自申字佑之年二十四歲江蘇通州人六品頂戴候選縣丞通州醫學研究會會員精內外科兼種牛痘宣統元年奉　憲政編查館飭州由醫學查驗給憑註册轉詳准其應診引種在案現任泰興黃橋鎭官立施診施種局醫員頗著成蹟

夏少棠號雨初年三十七歲安徽全椒籍同知銜習內外科尤擅痘科現爲蕪湖南陵官醫牛痘局醫員

汪迪庸字鼎功年三十三歲安徽黟縣附生研究中西醫學有年尤精婦人科戊申年曾爲官醫院醫官大得一時社會信用

孫美川字濟如號月波年五十八歲安徽黟縣人寢饋醫學近四十年精內科富於閱歷爲人療病無不痊者遠近多稱之

余興旺字友之年三十一歲安徽黟縣人自幼卽治岐黃兼擅內外科

汪鼎字經畬年四十歲安徽黟縣附生現任四都關麓小學堂生理衞生教員中西醫學無不研求

晁佐臣浙江餘姚人年三十一歲精中醫專治內科近復研究西醫以會通中西爲已

任

張傑鏞號子安別字慕渠年三十六歲嘉定縣廩生上海第一師範優等畢業生現任南滙正蒙兩等小學正教員幷舉本鄉鄉董研究中西醫學頗精

張紫封字蔭侯年十七歲江蘇崇明人現肄業於震東學堂課餘之暇竭力研究醫學不倦

翁詒孫字陛臣年四十一歲江蘇奉賢縣附貢生候選訓導精中醫擅內科遐邇咸仰之著有本草簡易十卷藥性賦編五卷湯方詩括十卷脈學彙攷六卷待刊

李裕增字莆田年三十九歲正白漢軍旗籍候選通判京師勸工陳列所試驗科科長工藝試驗所化學科科長精化學算學而醫學藥學亦有根柢

孫棠字雲錦江蘇泰興人年四十四歲州同銜內外科醫士行道以來頗著聲望

趙丕煥字伯章年三十歲江蘇常熟人精通醫術近任常昭醫學研究會會員及琴南醫社醫士

姜潤泉富陽縣籍杭州府學佾生研究醫學不遺餘力

趙佩文年三十九歲廣東新甯縣監生世業醫近復兼治西醫蓋亦有志改良醫術者

趙晴川鎮江丹徒人年四十歲世醫精內外各科熱心濟世有口皆碑

章炳南江蘇溧水人年二十歲爲名醫趙子餘先生高足精內外科

余邦忠字子勤年二十八歲江西南昌奉新人前肄業漢口博學書院通英文北洋高等警察畢業員花翎五品銜兩浙候補鹽大使寢饋中西醫術力學不倦

孫寶琛字滌生又號秋俠年二十二歲江蘇通州人丙午年留學日本經緯中學校丁未又入長崎浦上醫學校回國後因事未往旋入蘇省陸軍速成學校於宣統庚戌春卒業送部覆試受副軍校職在省差遣

陳奐璠前曾留學日本後入蘇省陸軍速成學校畢業送部覆試受職副軍校在省候差又精醫學

方劭京號式根湖南巴陵人年四十九歲提舉銜候選中書科中書涉獵醫書有年

沈慶曾字茨孫年二十七歲浙江德清縣附貢生花翎三品銜兵部武選司正郎精通醫術專治喉科外科現充烏青鎮官立送診施藥所董事

丁悚字慕琴浙江嘉善人年十七歲現在中西圖畫函授學堂肄業有志醫學

郭雲衢字明洲浙江溫州玉環人復旦高等正科畢業生精英文工古文詞

介紹西醫

各府州縣如欲聘請西醫開辦醫院或襄理地方自治或爲學校醫或開辦醫學講習會或製造各種靈驗藥品請將詳細情形寄示本會鄙人必竭力介紹以期有益於醫界惠函乞寄上海新馬路昌壽里丁寓

無錫丁福保謹啟

謹謝特別贈書

楊君源蓀熱心教育兼擅醫術因見敝會有藏書之舉昨特以體功學二册英國水師章程十二册見贈同人拜領後感激無似爰誌數言以謝

謹謝特別捐欵

昨承許君潤生捐洋二元羅君子昌捐洋四元巢君敬生捐洋壹元敝會拜收之下感激無似合誌於此藉伸謝忱

謹謝特別贈書

陳君指津王君翰伯日昨均蒙以藏書見贈計陳君貽產合璧支那硨磲潮詩集萬樂漁詩集三册王君精版杜工部詩集一全部同人珍如拱璧急白數語以謝

一

函授新醫學講義第九期目錄

函授新醫學講義第十期目錄

函授新醫學講義第十一期目錄

TRADE MARK "HAZELINE' 商標

商標 夏士蓮雪花

SNOW"

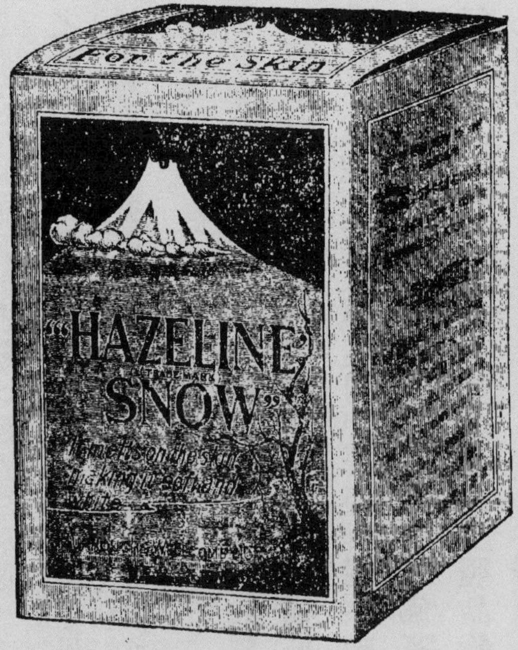

皮膚衰老於冬、人皆知之、故當朔風凜洌、寒氣逼人之際、加意保護、免爲摧殘、皮膚自能堅實異常、盡其防禦之力、而於夏令、人多疏忽、皮膚亦鬆浮柔輭、暑氣濁塵、均由毛孔侵入、壅塞汗管、以致遍體熱痱、滿面瘡癤、痛癢難堪、然此尚顯而易見者、其隱受損害、人多不覺、顏色之老、實基於此、夏士蓮雪花、人皆知爲冬令佳品、而夏令妙用、則人所罕知、故用者較少、不知此品之本質、爲滋養皮膚要素、夏令皮膚寬鬆、吸受較易、於此時若施用、雖炎熱如爐、塵沙若煙、而顏色嬌好、不減春光之娬媚、謂予不信、曷嘗試之、

將此贈書券裁下郵寄上海四川路四十四號寶威大藥行當有精美仿書內詳此品并最有用各種良藥寄呈郵資不取索書者請將地址姓名詳示爲要

7

(第十六期)

宣統三年七月中西醫學研究會出版

中西醫學報

總發行所上海新馬路昌壽里五十八號無錫丁廛

目錄 七月份

●價目●
本報全年十二冊本埠八角四分外埠九角六分

上方便醫院論治疫防疫書

梁培基

方便醫院諸善長先生大人鑒近者核疫流行死亡相繼貴院留醫此症免病者在人煙稠密與健康者混雜互相傳染功莫大焉閱各報知貴院又發起防疫研究所尤為當務之急仰見諸善董辦事熱誠力求進益與守舊敷衍了事人云亦云者大不同良深欽佩但查刋列章程係專為急救時疫起見於防疫一層似未注意古人云上醫治未病況疫病之急速多有救治不及者竊以為研究防疫尤要於研究治疫也故今春奉天開萬國鼠疫研究會合諸國醫學博士費去十萬之金錢經過四週之時日所研究者亦首重慎防傳染貴院之研究所既係專為研究治疫而設似宜改為治疫研究所庶於名實相符也

惟是研究治疫當先注重疫病之診斷疫與非疫之診斷未確治疫良方亦未可據也

蓋以主治醫師一面之詞即定為疫則恐有誇大邀功自欺欺人之輩指鹿為馬見有發熱即指為疫以某藥治之而愈即曰某藥治疫有神效不知其所治愈者實非疫病則貽誤滋深請畧述一二事以為證焉

有某醫（此人現在省行醫故諱其名）於曩年香港疫症流行時曾上書香港政府東華醫院歷序其治疫神效刊佈醫論自稱能救治八九香港紳等命其充傳染病院（香港人呼爲玻璃廠）醫生月餘所醫治者皆不起因而告退語人曰香港之疫與別處不同此無他其疇昔所謂治愈之疫乃其自定之爲疫曰吾以治疫之方治之而愈疫無疑也香港傳染病院所治之疫乃經傳染病研究所（香港名曰微生物署）醫官以顯微鏡知識察驗見其確爲疫病即送往傳染病院故某醫治之無一愈此一事也又本年正月東督錫清帥通飭道府州縣有云輕信庸醫邀功之語於眞染疫者之消毒隔離概從忽略將傳染無所底止民間昧於遠慮全賴地方官開其錮蔽若侈然以治疫自炫其長不啻以民命爲兒戲稍有天良詎肯出此如昌圖懷德賓州等處每日均報有治愈人數昨經委查所治愈者不過不常感冒（見正月十三日防疫官報）此又一事也觀此則主治醫師之言可盡信乎

至於貴醫院各醫師則皆富有經歷卓著成效可無容慮此但疫患由甲午至今幾二十年其間稱能治愈疫病者雖保其無此輩凡閱貴院所刊研究所章程內有各醫素有治疫之奇能不妨各抒所見等語是凡醫皆可發言若無斷疫實在之確據則以何

者定其言爲非是而拒之也恐大言欺人者自張其說以非疫爲疫曰吾以某方歷治愈某某人之疫世人以爲經醫院研究所得奉爲圭臬以訛傳訛彼一經驗良方此一經驗良方令人無所適從至雜亂投流弊豈堪設想

又奉天已事所有重視救治法輕視防疫法之醫院醫中之人役醫師多被傳染其甚者卒死醫師十七人出官廳勒令停閉雖粵中所流行之疫其毒發於核部據英國派往印度查考核疫之諸醫官佈告謂此疫祇由疫鼠虱傳染與東三省之疫毒發於肺部由呼吸直接傳染者不同但不能謂吾粵之疫其毒皆發於核而永無發於肺者按病理學核疫亦有波及於肺而兼肺疫香港當疫病流行時亦時見有肺疫使有肺疫不知防其危險比核疫爲尤甚

諸善董以粵名譽紳商具惻隱之心不惜犧牲黃金時日創此善舉以方便粵人僕亦粵人有所聞見默而不言自問無以對粵人更無以對諸君謹就管見所及有足爲研究所留醫院應即施行之件而無難辦到者畧述於下以備採擇焉

（二）宜用顯微鏡察驗以定是疫非疫也按疫之病原乃一種細菌必以六百倍以上之顯微鏡方可見其形而分別其爲某疫核疫之菌爲桿狀兩端畧大中小而透明乃

法與日兩國醫士所查出經各國所承認者也蓋凡疫斃者其血中必有此桿菌取其菌以侵入於無病者血中不必起此疫有若服毒藥被毒物咬傷者焉中某種毒卽起某種病無分老幼壯弱故用顯微鏡察驗以定病之是否爲疫卽如商埸中用銀錐察銀以定銀之眞僞有實據可見不能有異言也故現在各國衛生法令凡有細菌可見之病若祗用望聞問切之診察雖最有名譽之醫學博士亦不能斷其實爲何病意測不能勝實驗一定之理也

貴醫院當採用此法凡醫師診得爲疫卽用顯微鏡的知識檢定必見有疫菌方可指爲疫病確據若能自設一醫員專司其事固佳若欲節省經費則可稟請當道派醫官來院主持其事或將病者應檢之物送至官署檢驗亦可東西各國視此等事爲衛民要政設有專官今國家日言立憲此等醫員亦應設置也

（二）宜分隔別病患者以防傳染也疫之能傳染人所共知有病更宜謹愼若不論何病凡未醫者皆同居此院傳染更險爲文明法律所不許雖現在政府未至干涉然捫心自問亦甚不安

貴院以治疫名於時當此疫癘盛行應仿他國傳染病院之制不收別病專收疫症廣

行佈告否則宜與他病患者嚴分別之各爲一所彼此上下人役遮斷交通其留治疫之所宜仿照奉天臨時疫病院章程署分病室爲四種（甲）疑似室此乃經醫生診察有疫症之狀而未經用鏡檢視有無疫菌者（乙）輕病室此乃用鏡檢視確有疫菌然病狀尚輕可望治愈者（丙）重病室此乃用鏡檢視確有疫菌人呈有危重之病狀者

（丁）回復室此乃經醫診治得手漸待痊愈者

（二）宜編醫案以觀成績而資研究也古人曰醫不三世不服其藥以其經歷多年編醫案最有益於研究也現道路所刋刻種種經驗良方曰某藥治疫神效曰某藥誤服必死究其治愈者若干人其人之病狀若何誤服者死去若干人其死之狀態若何無有能言也故各國醫會之研究最有勢力者爲醫院醫案成績統計之學說貴院既行以鏡定症之制後宜立一診冊分交各醫師請將其主診之患者姓名年歲男女體質職業住址起病時日及四診所得各症狀治以何方食以何物一一塡寫繼將每日之變態記之如此則何藥爲良何藥當忌老幼男女何種人多一望而知實事求是似較有益於研究以上所陳僕意以爲研究治疫不能不行又不同辦理公共防疫須有巨欵一提議問卽可實行事簡而舉易又爲貴院所習熟故不忖菲陋冒昧言之是否有

上方便醫院論治疫防疫書　五

當統候卓裁諸善董胞與爲懷必有以造福於吾粵也

右係梁君慎餘與廣州方便醫院之書方便醫院爲粵中慈善界所組織而其主任之醫員則漢醫學家也我國從前醫界多各守師說互相謗忌罔知集思廣益閉門造車不能出而合轍近東西洋各國之醫術方精益求精其進步有一日千里之勢而我國之醫學則類皆故步自封不能悉心研究而稍有所發明幷反不如四千餘年前之岐黃時代足可慨也今方便醫院諸君一聞粵中有疫遂急創立此治疫研究所聚聽則明發起者可謂熱心矣梁君復不避嫌怨爲之借箸代籌則尤不失爲有心人也邇來我國境內之疫症屢次發現人民罹其慘酷大有風鶴之驚每當時疫流行狡猾之醫生乘此潮流恒出其鬼蜮伎倆每診一人不論其病狀如何必張大其辭曰是時症也病家聞之心驚胆戰而醫者乃百端勒索診金一若有舍我其誰之概如幸而愈也則居爲已功如不幸而斃則諉諸天命而其實所治愈者固非疫症且並非該醫之力也以愚所目擊如某醫號稱爲治疫名手者大約皆茫無頭緒究其實何者爲傳染病何者爲非傳染病彼仍懵然也試舉一例以證之已酉春二月我鄉鼠疫流行一二熱心志士乃集貲創設一某某善社糾合鄉中多數醫生討論救治之法又以重金聘省垣

所謂治疫能手之某名醫而某名醫後聲言以針灸療治能手到春回鄉中無知之輩幾如大旱之望雲霓踵門求治者（余目覩該醫生由省垣初來時病家竟有欄路要請以爲捷足先得者）日數十起而其實大半皆非疫症某名醫咸治之以一律之法因此而喪其生命者時有所聞余曾詳叩詰該醫生以鼠疫病理彼乃惟以陰陽五行等謬說相爲答覆而於正當之學理則無一語道及噫治症能手之某名醫竟如是如是計此次施醫贈藥該社約費去數千金而其究竟則毫無成蹟辦事諸人反爲之登報頌揚此亦可見我國民之智識及醫界之程度矣余因讀梁君書而不禁有所感特附記於此並告主方使醫院者幸採取梁君之言也可（蓮伯）

中西會通

素靈摘要序

陳邦賢

內經卽古三墳之書也書之古無有古於內經者昔秦始皇焚書而獨對於醫書則不著燒燬之令故內經得以尚存隋志有黃帝素問九卷靈樞九卷唐王冰以爲卽漢志所載之黃帝內經十八卷越人得其一二演爲難經倉公傳其舊學仲景撰其遺論晉皇甫謐刺而爲甲乙揚上善纂而爲太素後世竊取原文而爲原旨集註約註知要類

中西會通眾經摘要序

纂等若干種自馬元臺註釋以後幾如聚訟攻擊牴牾卒莫衷一是名則以經註經實則不過摭拾古人之唾餘而已要之內經一書其義艱深其詞古奧聱牙佶屈豈淺嘗之輩所能窺見者耶又豈庸庸者流所能卒讀者耶

要之善則善矣然非善讀者不能知其善如內經心主神明脾藏意志腎主奇巧肝主謀慮膽主決斷膻中主喜樂又某病應太白星某病應熒惑星某歲金運熱化某歲木運清化熱若是者之荒誕處固觸目皆是而矛盾處復不一而足讀者又豈可盡信之乎孟子曰盡信書則不如無書即今日內經之謂也

細讀內經之全文頗類秦漢等書夫文字之古莫如羲畫然羲畫無言語其次則爲尙書然尙書散失頗多即就禹貢一篇而論其簡略既已若是而況黃農之世所作醫學書乎當古之時不獨無今時之刻本且無筆無紙不過韋絕竹簡刻劃而成其成書甚不難故其傳書遂不多見列國時惟楚左史倚相得而讀之聰明穎悟豈無他人奈書不易得無怪讀者亦少也其時秦多良醫如和如緩豈有未讀靈素而即能以醫術鳴於世耶惟代遠年湮必多殘缺韋編三絕聖人之學易且然而況內經之成於竹簡者乎及至漢文景之世宇內承平大儒輩出是必有復取內經而修明之者由是以觀南齊

緒澄謂素問乃後世假託名於聖喆者宋程子謂素問出於戰國之末司馬溫公謂係周漢間醫者所作聶吉甫疑爲淮南王所作之數子者要皆非無因而創爲此說也伊古以來一般醫者咸奉內經爲萬世不祧之祖歷封不磨之論殆愛其文耶抑不知其謬耶抑雖明知其謬而不敢自出其意見爲之訂正耶蓋因中土醫書素靈最古漢張仲景尚宗之後世醫者不敢出其範圍於是一人唱於前千百人和於後衆口一詞迺迄今則宗者宗之而以爲謬誤者則任性闢之在舊醫學家幾崇奉之若準繩而在新醫學家則輕視之如敝屣嗚呼內經幾將亡於二十世紀矣

邦賢當舞象舞勺之時期卽研求醫學後歷年肄業各學校研究生理衛生諸書深知素靈謬誤處甚多然觀其有合於新醫學上如解剖生理衛生病理診斷治療等者亦復不少久思將素靈一書舉其與新說相脗合者逐條解釋溝通會合溶冶一爐其謬誤者則訂正之客歲夏季值中西醫學研究會舉行會課題爲素靈與新說相合者逐條以新說解釋之邦賢遂就平日記憶所及編爲數頁當蒙丁仲祜先生贊賞並編勉邦賢將內經原文細閱一過詳加注釋邦賢用是不揣譾陋分解剖生理衛生病理診斷治療六章摘其可以會通者以新說詳加解釋其訂誤篇則俟諸異日閱數月而

編輯。告成。名之曰中西會通索靈摘要。雖不敢稱之爲中西會通專書。然自問於國粹之保存。似不無稍有所裨助焉。

論尊古黜今之非

賈鎰 瑞甫

圜球之上。醫學開化。莫先於中國。降及今茲。醫學退化。亦莫甚於中國。其故何歟。中國尊古太重。黜今太過。凡事皆然。而醫尤著。其尊古也。不問其善與否。但見其爲古人。即曲意推求其善。以爲古不可廢。其黜今也。不問其不善與否。但見其爲今人。即曲意推求其不善。以爲今不可從。顧吾謂中國黜今。則可。尊古則未可。何以故。中國目醫爲小道。業此者。絕少通儒。其見黜也。固宜。至若神農本經。黃帝內經。上古之書也。醫者奉二經爲不祧之祖。越四千年於茲矣。間有錯謬之處。莫敢非之。意若曰。秦始皇三十四年。詔焚天下藏書。獨留醫藥卜筮種樹諸書。二經當尊。是明徵也。不知孔子刪詩書訂禮樂。贊周易。脩春秋。獨不及二經。豈非以上古之書。不若中古之書。足以信今而傳後耶。不特此也。孟子曰。盡信書。則不如無書。吾於武成。取二三策。夫尚書爲孔子所編定。猶有不足盡信。况二經耶。無如中國尊古之風。積重難返。動輒謂古今人不相及。吾聞洞天僧有言曰茫茫兩間職職萬有之眞事眞理實非一期之發達所能窮殫個人之心腦所能構成且古人齎志以沒[illegible]其未竟之事業於天下後世正望眼巴巴以待來者之補其不逮[illegible]確論也中國醫學所以無進化者坐不知其道耳吾敢直斷之曰中國之尊古派名爲神農黃帝之功臣者實爲神農黃帝之罪人也尙其戒之

記特萊斯敦衛生賽會

旅柏林記者特函

特萊斯敦者日耳曼聯邦中薩格森王國之京城也人口約有五十萬左右地方居易北河畔四周環山故其地風景至佳有小瑞士之稱其地離柏林有三點鐘火車之程今歲西九月初旬城中開萬國衛生賽會中國亦與會焉且其會與余所學之科甚有關係同學之德國人多勸往觀之故乘德國大學放耶穌生後第七日之假約同國九人皆往觀覽焉

此次中國遣來之二委員爲章宗祥林文慶中國會場地甚佳（非如去年比京賽會場在厠所邊者）房室宏大較之他國雖不能比擬而室內布置各物尙甚精麗室之一隅專設滿洲大豆數十瓶有青者有黃者十餘黃豆瓶中用青豆布成一德文大

字譯言大豆也排列甚爲巧妙。

壁上懸有昌平明陵曲阜孔廟及喇嘛廟等之照片甚多亦頗悅目。

案內又陳列中國藥材數百種品類雖多然不足與歐西文明國所用之藥材比倫是皆有待於吾國醫學家化學家協同改良者也。

案內又陳設絲綢各物皆極華麗見者皆交口譽之。

此次賽會名爲衛生賽會我國與賽之物雖皆極精麗而於衛生絕少關係者甚多故此次頗有文不對題之譏然此亦不可多責也蓋此次賽會與平常普通賽會性質不同其所賽者實有關於醫學化學物理學衛生學諸門之學問也此種學問本推德國人爲第一吾國今日此種學問能與他人競高下乎外交失敗則有中央政府可責內政不修盜賊充塞則有地方官吏可責學問不長進其責將歸諸誰乎吾謂當責之留學生不好學也吾國留學生前後由東西洋歸國者何啻數萬人習科學者亦車載斗量其中無做官謀利思想而有高尚之志欲留名於所習科學上者有幾人乎。

不論所賽之物爲何專論會場局面則此次中國較之荷蘭意大利兩國尚覺優勝也。

此外人種部之東亞細亞部爲德人所設者「指引書」中所言亦甚爲確實其言曰

東亞細亞者指中國日本高麗三國也此三國之文明互相關連而其淵源則在於中國中國舊時文明其影響之及於日本高麗者亦猶往時希臘羅馬文明之於現今歐洲各國也依其發達展布最盛者而言則西自裏海高加索山以東以抵黑龍江入海處北至大漠以北其間各色人種如突厥（中央亞細亞之土耳其人）蒙古東胡（世人亦稱通古斯）無不受中國文明陶化中國之歷史可謂盛矣而醫學一門乃獨停頓而無進步其故實難推測然大約因中國宗教不善之故也

中國之外其尤應爲吾人注意者即日本也日本於其本國之外另加臺灣部加臺灣部則亦已矣而又加用蠟做成之中國女子小脚男子偃床吸鴉片諸模型指爲支那人不衛生以彰中國人之醜此外又陳布臺灣中國遺民學校校中學生無不拖辮及地或盤辮頭頂種種醜形怪狀使見者張口大笑以快彼志此即日本人酬謝東方希臘羅馬之禮報答吾國往時唐人教授彼輩一切之功也

此次與賽各國之最佳者德國也一則地在德境彼爲主人種種便利自當優於各國二則此等學問亦推德人爲首其各部分之董事者皆德國各大學之教授即日本之經理人亦以東京大學教授充之中國此次貽文不對題之譏固亦不可多責試遍閱

記特萊斯敦衛生賽會

中國留學生有他國大學敎授之資格否乎噫

創傷療法序

手術之書唯言術式者僅可資屍體解剖之用而已醫之治外科者僅能諳記術式透觀病性亦尙不足爲能手必也學殖之外心機相應手腕靈熟始可稱爲良醫昔岳飛論兵曰運用之妙在乎一心外科之術亦然而手術之運用能奏其效不誤其所期者尤賴手術前後之準備施設準備施設不完而治療得全者唯可謂之天幸而已學友丁仲祜先生者南洋之大醫也潛心斯學孜孜不倦其著書之盛爲從來醫家所未有今又參酌東西大家之說譯述創傷療法一書詳論外科手術之設備方法余瀏覽一過按諸學理徵諸實蹟分釋析解叮嚀精細可謂備矣今中國有此良書可備醫界臨

創傷療法序　二

術之顧問夫豈僅嘉惠後進學生而已哉想海內刀圭家諸公必能一洗故習廓開眼界熟讀斯書而施諸實地一如鄂王所云而不墮於趙括之談則他日中國手術之進步較諸今日必有如先生所謂隔世之感焉然則此書之出豈得不爲黃帝子孫豫賀耶先生問序於余因書此以贈之

明治四十四年七月六日　日本醫學士吉益東洞識於上海寓次

臨床實驗記事

腺病療法

日本醫學士吉益東洞稿

余所監督院，設在海上以來。十年之間。所治腺病患者。其二歲以上。十歲以下者，共計二百八十二人。其中男兒百十八。女兒百六十四。而死亡之數。占百中之十二。夫腺病之本態，究爲何物。學者之間未有定說。或曰是結核菌之傳染也。或曰是結核性小兒病。患爲淺表性。而現出者也。或曰是原發性。小兒結核也。而更有一派學者。痛排結核論，而別立。非結核性腺病論者。要之腺病一症。尙屬未解之問題。然以余觀之。腺病本非由結核菌之遺傳而成者，乃毒素性之結核也。請嘗論之。夫胎盤之爲物。其質緻密。非胎盤自爲結核所侵入。母體中之結核菌。無從傳諸胎兒也。蓋胎盤原有一種稍似濾過器之作用。除流動體外。不許一物通過入內，而結核菌本是固形體。則無從透過，而到達胎兒也。但菌體所分泌之毒素。在溶液之狀。故尙可以通過胎盤。譬如質扶的里。如破傷風。皆由病菌所產毒素而成。故余今類推此理。以謂腺病。是毒素性結核也。蓋結核菌雖爲胎盤所遮阻，不能侵入而獨細菌所產毒素。則侵入移傳胎兒。而得腺病質也。然小兒如是。而所受腺病之原因。應爲何狀而現出。成一種疾病乎。又何時而始現出乎。是固不易豫言也。何也。蓋此等小兒。自母體中傳得毒素。又別傳得防禦物質。即抗毒素、此抗毒素之分量。與其性質。各自不同。即該毒素成病之時期。與情態、固亦不能一致、但此等小兒之於結核、常有過敏之感受性。其皮膚粘膜淋巴腺等。甚易生結核。又其各門戶。亦易使結核菌侵入。余師威爾表氏。嘗就病理云。各種組織中。惟皮膚粘膜淋巴系。尤爲易發病患。此語於本病、亦見其不謬。概而言之。腺病之本態、縱令未易輕斷。而腺病質之人。於結核毒、有乎強之感受性。則可無容疑。是以治本病患者。若其患者爲哺乳兒。須先檢査其母爲結核患者與否。若疑其爲結核患者。則可隔離母子。以兒付乳母養之。其不能得乳母者。宜行人工乳養。（以牛乳代人乳者）大凡患者之口腔鼻耳。并肛門生殖器之週邊。須清潔。不留垢污。但亦不可洗拭太過。寢房宜擇南面或東面開窗者。房內必乾燥清淨、則空氣能流通。又須防過盛風之侵入。乳齒發生後。至永久齒發生期之間。正是腺病易發之時。尤宜留意其住居食餌幷皮膚衛生。殊宜注意。其中營養物。即爲本病藥材之首。不可不記。

療治腺病。在日本以海水浴爲最有效之法。但上海一埠。未便行之。祗當行藥劑療法而已。其藥劑宜用魚肝油。兼用沃度劑鐵劑。并砒素劑。其次用結麗阿曹篤劑可也。魚肝油一品。從來稱爲腺病之特效藥。蓋營養物之吸收佳良者也。其用量。一日用一食匙至三食匙。而服純魚肝油尤善。若不能服純者。則加亞的兒數滴而用之。或服後用薄荷亦可。其餘混用可鎔鐵。并健胃藥亦佳。

從來余於本病所用處方。列記於左。

處方　沃度鐵舍利別　五、〇

複方大黄丁幾　五、〇

規那丁幾　五、〇

單舍利別　二〇、〇

溜水　三〇、〇

以上一日三回每回用一茶匙

年齡稍長者

處方　還元鐵　四、〇

鹽酸規尼涅　四、〇

實芰答利斯越幾斯　三、〇
甘草羔　適宜
以上分作一百二十丸。川桂皮被覆。一日三回。每回用三粒。

其餘百布頓。百布頓鐵滿卷鐵。百布頓沃度鐵。沃實必瀉。沃度非拉丁。沃度非拉透質等。亦為醫家所習用。又有用砒素者。然用之必須細心精思而無誤。萬不可草率。腺病有獨有之腺腫。此腺腫務須保存。而加療治。至腺腫漸增。胸廓耳言語神經系統等有障礙。始加手術的療法可也。依余之實驗。腺腫再發。屢屢有之。又在皮膚粘膜之限局性疾患。治之宜行緩和療法。即宜用有殺菌力。且薄有收斂力之藥洗滌之。即如硼酸是也。

以上所言。為治療腺病方法之大畧。今以余實驗上所確信約言之曰。治腺病。惟用局所療法。決無全治之效。必兼行全身療治。始為適當。此病雖在內部。含有至大之危險。而亦不必為不治之症。若能久執一定方法。治之不致中道而懈廢。則百人中必有八十五人能免結核之暴屠。而長享健強多祉之生涯也。

肺癆病淺說

福保

釋名　肺癆病一作肺結核因肺內有一種結核菌結成小塊硬如果核故名又名內傷癆瘵此外尙有癆咳、癆瘵、虛癆、傳屍癆等種種名目

原因　結核菌者其狀如桿爲極小之植物我國舊名稱曰癆蟲用六百倍以上之顯微鏡視之始能見其眞形能侵入人體之各臟器中（如腸結核腎臟結核膀胱結核關節結核淋巴腺結核結核性肋膜炎結核性腦膜炎等）而於肺臟尤易侵入此肺癆病之原因也

傳染　肺癆病之傳染最易而最多據西人最近之調查報告謂吾國之人死於他病者居四分之三而不足死於肺癆者居四分之一而有餘嘗見十家之中患此病者常有數人甚或一家之人盡死於此病可謂慘矣其傳染也大都由於咯痰蓋病肺癆者必咳嗽而痰多其所吐之痰涎中必含有結核菌無數同居之人與之談笑當其言語時或咳嗽時有噴出之涎沫觸之皆能傳染又病人吐痰於地至乾燥則變爲塵埃隨空氣飛散四處者吾人從口鼻吸入肺中則肺癆病必由此而發生焉又病人所用之物件大抵皆有結核菌必用藥水消毒後他人方可動用若未行消毒而他人遽用

之。亦有傳染之處。況病室。侍奉之家人。血脉。相通。體溫。相同者。尤易感染。故肺癆病之。傳染最廣。實為吾人之大敵也。

病狀。　肺癆為慢性疾病。然亦有甚速者。慢性肺癆。至數年。或十數年。或數十年而死。其速者。或二三月。或二三週而猝然死亡。大凡患肺癆者之普通病狀。其脉搏稍速。而無特異之狀。午發熱。羸瘦。衰弱。等增進。時則脉數增多。而細弱。其精神常見憂鬱之狀。常有心悸亢進。思考力與勇氣減弱。或貧血。咳嗽。胸痛。不眠。盜汗。食氣。不振。食後。胃部。覺膨脹。而壓重起。嘔氣。嘈雜。吞酸。惡心。嘔吐。每誤認為慢性胃病。亦有反是而食慾佳良。胃部絕無病狀者。又或筋肉羸瘦。身體倦怠。略有動作。便覺疲勞。下午兩顴現紅色。發消耗熱時。於痰中見血(亦有不見血者)其初。略白色之痰液。久之。則略黏液膿狀之痰。中有甚多之結核菌。時或咯血。時起胸痛。運動則呼吸促迫。發熱。盜汗日益加劇。四肢浮腫。衰弱而死。(以上之病狀每人未必咸備)

治法。　肺癆之治法。有精神療法。有氣候療法。有空氣療法。有日光療法。有沐浴療法。有食養療法。有藥物療法。有特殊療法。夫精神療法者。宜放棄俗累。自尋樂趣。常保其身心中固有之愉快。有因咳嗽咯血而生恐怖心。切宜戒之。氣候療法者。因寒冷之。

氣候於患肺癆者最不相宜當移居於氣候溫暖之地則獲益匪淺鮮也空氣療法者朝夕呼吸新鮮之空氣用以爲治肺病之良藥也日間宜將窗戶盡開或終日棲息於田園中晚間宜洞開臥房之窗戶使空氣流通或遇大風即窗不能盡開然亦不當悉閉每日早晨及午刻須叅行深呼吸法十餘次於傍晚時亦然（惟咯血時不可用深呼吸法）深呼吸者挺身直立於屋外緊閉其口用鼻呼出肺內之濁氣而吸入新鮮空氣之謂也其效能擴張肺之容積能淸潔血液能爽健精神能剿滅肺中之結核菌惟患咯血時僅可用空氣療法不可作深呼吸法學者宜注意焉日光療法者以日光爲殺滅結核菌之良藥且能增進皮膚之色素宜選日光普照之地爲患肺癆者之住所如往屋外烈日中亦須用洋織等遮其頭沐浴療法者以海水浴爲最佳否則用冷水浴其全身或用冷水擦拭食養療法者食物宜用易於消化之品如雞蛋牛乳及新鮮之野菜或魚肉獸肉之不多含脂肪者則滋養而有益每次食量宜少而次數宜多每一日可食五六次每次宜多用齒牙之力以嚼細之以補助消化力之不足每日宜飲牛乳三次食半熟之雞蛋八枚或十枚午膳晚膳前各宜飲最佳之葡萄酒一小杯催進其食慾藥物療法者或用殺菌劑及健胃劑強壯劑或用對症療法是也如發熱

則退其熱。盜汗則止其汗。咳嗽則鎮其咳。不眠則使之眠。對其症狀而施治者。謂之對症療法。特殊療法者。注射最新賚佩爾苦林 Neutuberkulin-Bazillenemulsion 是也。

豫防法　平日宜講求衛生。居處尤當力求清潔。此保安法之最要者。衆人聚居之處。如學校、客棧、茶肆、酒樓等。宜多設陶器之痰盂。盂內置二十倍之石炭酸水。以便人吐痰。禁止吐痰於地。至醫院病堂等各地方。則尤須禁病人之隨意吐痰。如有患肺病而留醫者。不可任與他病人同居一室。即病人亦宜時時留意。咳嗽則以紙掩其口。防痰沫之飛散。此紙尤宜隨時焚之。切勿遺棄。凡患肺癆者所用過之器具。不問何種。其可以水煮消毒者。須用水煮沸。以殺其菌。否則用火燒之。以絕其害。又或將所用物件以石炭酸水撒抹。或曝於烈日中。總之肺癆病人所用之物。必嚴密消毒而後可用。其所居室內一切用物。宜拭以溼布。不可以雞毛帚拂拭。使塵埃飛揚。病人已居之室。後有欲入此室者。必先注意消毒。庶免傳染。如患肺癆者爲素所親愛之人。與之晤對。萬勿接近。彼此相坐之距離。須在三尺以外。恐其談笑時與咳嗽時。有涎沫之噴出。於無意時而吸入肺臟。即不免於傳染也。（詳論肺病之書有三種。曰肺癆病一夕談。曰肺癆病救護法。曰肺癆病豫防法。學者均宜研究之）

學校病一夕談

丁福保

學生弱冠以前在學校中。最易罹之疾病。謂之學校病。其病約有五種。即脊椎側彎、近視、營養障害神經衰弱氣管支加答兒（即傷風咳嗽）是也爲教師及學生者其留意焉至於傳染病之易發生者。固不可殫述然其原因所在。於從學全無關係。故略之。

一　脊椎側彎

原因　當哺乳時代、及幼稚時代、發育者。未加注意。致其姿勢。不正。以至發起本病者實居多數。其於學齡期以後而成本症者。原因大率如下。

（一）右上肢使用過多。作字時有頭部右屈之習慣而遂成本症。（二）作手藝裁縫時由頭上採取光線。或坐於高椅之側而成頭部左屈之習慣。本症亦隨之而起。（三）書桌過高。或姿勢不正。右肩上聳左肩下踏將紙簿類斜置而作字。遂漸成本症。如讀洋文（或習洋字）時多傾斜其體亦最宜注意此乃教師之責任也。（四）坐椅之構造不能完全。適宜亦爲其原因。（五）教師放棄責任於生徒之姿勢。全不注意。就中如於女子之普通體操，其筋肉之屈伸不正者，教師全不爲之矯正，遂至爲脊椎側彎之原因。

豫防法　採光之方向，首當注意。作字之時，光線宜使由左方而來，紙薄類當稍偏右方而置之。體位須十分正直。作手藝及裁縫時，光綫亦宜由左方採取，並須就機桌而爲之（光線有時亦可從前方採取）。坐椅之高低亦須適宜。又於普通體操之時，筋肉之屈伸不正者，務當充分矯正，不可稍忽。

治療法　不論原因如何，凡病狀尚在初期者，治療無不奏效。然如歷時稍久，則雖就治於醫，亦難全愈，唯能輕減而已。茲所述之治療法，唯對於前項之原因而起本症者，方可奏功。如有疾病上之原因，則無效也。

最要之法，爲行普通之體操。蓋普通體操，其全身筋肉皆爲整然之動作者也。此外之方法，行之頗難，故不贅。

教養者之責任至爲重大，在家爲父母，在校爲教師，苟監督懈怠，於其姿勢之正否不甚注意，往往發起本症。故有教養之責者，切宜慎之。

二　近視

原因　積極的之原因。爲採光不充分。讀印刷漫漶及細字之書籍等。其他如中學以上之男生徒。高等女學校之上級生。屋外之散步不足。亦爲近視之原因。消極的之原因。則爲春機發動期之眼筋疲勞。及腦之鬱血。等腦之鬱血。俯首作業者。最易發之。

豫防法　採光上之注意。爲近視眼豫防第一之急務。窗戶宜大而不宜小。機桌之高低。當與窗戶之高低相應。凡薄暮時及燈火不明之際。决不可讀書作字及爲手藝裁縫等事。又不論光線之如何。如用目過度。及久視近距離之物體。皆爲近視之原因。不可不注意也。

治療法　輕度之近視眼。望視遠距離之物體。或帶適度之眼鏡。即可痊愈。如爲中等度者。則當以豫防法中所述種種之條件爲標準。務使其不再增進近視之度。是爲至要。近視之强度者。則於遵守豫防法。不使眼筋過勞外。又須配帶眼鏡。不可怠忽。否則往往有致失明者。至可恐也。

如罹眼病。則於輕症時。即當速就治於醫。眼筋疲勞後之充血。可行冷罨法。（用請潔之冷水）

三　營養障害

原因　學校生徒起營養障害之原因皆爲運動不足精神過勞而消化不良所致學生發劇甚之營養障害多在學校試驗之前職此故也

豫防法　讀書之時間宜有限制使常從事運動健全消化器之機能而睡眠亦尤宜充足以回復腦力又當試驗之前宜選食最易消化之物品決不可飽食蓋飽食既傷胃又害腦也

治療法　當服用健胃劑運動於新鮮空氣中蓋運動不足精神過勞必至消化不良而營養之障害身體之衰弱由是而起而神經衰弱之基因亦種於此矣故活潑消化之機能實其急務也

健胃劑如下

苦味丁幾　三〇、〇

番木鼈丁幾　十滴

右一日三次滴於水中服之中學時代每次服九滴小學生徒每次六滴（不宜久服）

四　神經衰弱

原因　爲身體過勞苦學過度精神刺戟睡眠不足暴飲暴食病後過於用功試驗前之苦悶等此病於學校病中最爲可恐且罹者最多

症狀　晨起稍早即筋肉疼痛步行之際下肢恒覺疲勞頭部沈重常自覺發熱讀書往往不能明解不易生厭心遇事易怒又易鬱悶感情極易變換罹此症之生徒其研究學問至爲熱心然不能持久其能始終如一者極少往往中途而廢一事無成

豫防法　其生活當守嚴整之規則第一之要件即確定用功時間運動時間食事及食後之休息時間睡眠時間是也今由實驗上規定其時間如次但用功時間中已將手藝或裁縫等包於其內

用功時間　一日八時間

睡眠時間　一日八時間（專心學事者宜九時間）

其餘之八時間用於家事食事及運動等

感情發現時加以適當之制裁是爲至要然所謂制裁者如以道理及規則強行壓迫之則反無寸效惟自行提醒勿使感情趨於極端斯可矣

治療法　內服臭素劑按時冷水摩擦適度運動節減學課身體勿過勞適度熟睡等

爲療法中之主要者

學校病一夕談

西洋醫生對於神經衰弱症多以轉地療養爲唯一之療法使廢棄學業逍遙於山海之間然如是則於精神教育上實貽害不淺而未來之無窮希望皆付諸東流矣蓋終日以嬉游爲事廢棄學業不自知而流於放逸疾病不愈如故者無論矣即或療治而精神上之貽毒已不可救藥嗚呼此非醫者之咎而誰之咎歟故學生苟不幸而罹神經衰弱症則當應於其病之輕重而節減學課使實行嚴定之規則精神與身體均勿使其過勞又當內服臭素劑及活潑消化器之機能焉如爲重症之神經衰弱則以全廢學事行轉地療養法爲宜然如令其子身而行於異地則實非得策必當選擇富於忍耐力而情意懇切之人伴之同行是爲至要

抱病之學生固決無令其每日入學之理然患輕症神經衰弱之學生則斷無禁其來校者既不禁其來校則校中自應別有處置之法夫學校爲團體教授故多不注意個人然對於神經衰弱者本不須有特別之注意但能不傷其感情斯可矣而家庭中對於此患者更須十分注意並當略具生理學之知識而善爲調護勿臨之以強迫勿發成其執拗是爲切要又罹神經衰弱症者使居於寄宿舍中亦頗爲不宜蓋寄宿舍中

之。規。則。不能，為，個。人。而。變。通。也。

神經系之疾病，與普通身體上之。疾，病。大。異。其。處。置。甚。難。且。刺。戟。之。感。受。性。亦。甚。銳。敏。

本症之藥劑療法如左，

臭剝	一、〇
苦味丁幾	一、〇
單舍	八、〇
水	五〇、〇

一日三次。食前用。此係小學時代之分量。

便秘。為。發。熱。頭。痛。之原因。若二三日無大便。時。則。服。左。方。

臭剝	二、〇
硫苦	八、〇
苦味丁幾	一、〇
水	一〇〇、〇

一日三次。食後用。此為中學時代之分量。

如疊。痲痺則可。行西。洋按。摩。法。其當。服。之。藥。品。如。左。

臭剝　二、〇

番木鼈丁幾　〇、五

單舍　八、〇

水　一〇〇、〇

一日三次。食前服。此亦爲中學時代之分量。

頭痛，面紅者宜高其枕而用冰囊。顏色蒼白者則其。枕。宜。低。又施。按。摩。法。爲藥品如左。

安知必林　〇、五

乳糖　二、〇

右藥分爲三包。一日三次服。此爲十四五歲前後之分量。又或分爲二包。頭痛時服其一包。不痛則不服。或作一次服之。亦可。

兼有不眠症。者則當暗其燈。火四圍。閑靜。以微音。之。樂。或。時。計。置於。枕。畔。而。催。其。睡。眠。胃之。健。康。者。臨。臥。之。前可多。量。攝取如麵。麭。等。之。易消化物又或。以溫水浴。體浴後直即。就。寢。亦宜。其所服藥品如下。

索弗拿　〇、五

臨臥前服之。此爲十五六歲前後之用量。

並神經痛者。可施按摩法。用感傳電氣。行此法時。當從醫師之指揮。

五　氣管支加答兒

原因　校舍之不潔。塵埃之吸入。室內空氣之乾燥等。皆爲其原因。又女學校練習唱歌之際。達於春機發動期之女生徒。其聲音過勞。發起氣管支加答兒之症者。頗多

豫防法　節減唱歌之練習。清潔室內。時時撒水。又行呼吸器之健全法。注意於感冒等。

治療法　發熱者。可於胸部行冷罨法。所用之水。即普通之冷水亦可。高熱者。可用冰水。不發熱者。則行溫罨法。食物宜擇最易消化者。食之。又當用解熱劑。如患咳嗽。可服鎮咳劑。又行吸入法。吸入所用之藥品。爲重曹。食鹽。粗製明礬等。咳嗽劇甚者。吸入時當爲二尺以上之距離。而於呼吸困難者。尤然。鎮咳劑如下。

遠志浸　一〇〇、〇（遠志之量爲二〇、〇）

杏仁水　二、〇

單舍　八、〇

一日三次。此爲十四歲前後所服之量。

解熱劑如下。

阿斯必林　一、五

分爲三包。一日服三次。此爲十四五歲所用之分量。十歲前後者其分量如下。

阿斯必林　〇、六

分爲三包。一日三次分服。

凡藥之分量。小學時代（即七歲以上十四歲以下）服大人二之一。中學時代之少年。（十四歲以上）服大人三之二。解熱劑於阿斯必林之外。又有安知必林別臘蜜童等。惟別臘蜜童之價頗高。別臘蜜童大人一次之服量。普通爲〇、二。故小學時代。當以此量分三次服之。中學時代所服分量如下。

別臘蜜童　〇、三

加以白糖。分三次服之。

吸入藥之分量如下。(大人同此)

重曹　五、〇

食鹽　五、〇

水　一〇〇、〇

此藥分五次用之。即每次爲二〇〇、〇也。

食鹽(或重曹)　四、〇

水　二〇〇、〇

此爲一次之分量。

粗製明礬　一、〇

水　二〇〇、〇

此爲二日分之含嗽量。

以前皆用鹽剝水爲含嗽劑。近時則多以明礬水代之。又有加以薄荷油者。

粗製明礬　五、〇

水　一〇〇〇、〇（約五合）

薄荷油　五滴

一日含嗽五六次。可供五日之用。

咯痰纏絡咽喉之際。可用重曹水吸入。然無器械或無暇之時。則可以次之藥品含嗽之。

重曹　一〇、〇

水　五〇〇、〇

氣管支。與、肺相。密。接。故氣。管。支。加。答。兒往往。爲。肺。病。之。前。驅。又或。有。併。發。肺。病。者。而肺。病。多。發。於右肺。故臥。時。惟。偏。於。左。側。者。實屬。不。宜。肺病。最。初。之。時。治。之。尙易。然。全。身。體。發。熱。則痊。愈。頗。難。故爲。父。母。者。於子。女。患。咽。喉。及。氣。管。支。病。時。切。宜。注。意。又世。人。以。防。感。冒。之。故多用。頸。捲。或衣。服。過。暖。則甚。爲。有。害。然。冬。季。不。穿。襪。而。臥。亦。頗。不。宜。又秋。末。冬。初。之。間。腰部。以。下。務宜。溫。暖。此非。惟。足。爲。感。冒。之。豫。防。亦。豫。防。生。殖。器。病。之。一。端也。如前所述。本病易延及於肺。故乘發熱者。務宜就診於熟練之醫士。又病人就眠時。室中宜十分安靜、

職業病一夕談

丁福保

職業病者。乃任各種職業者易罹之疾病也。今爲區別其職業及疾病如次。

石工及營坐業者	易生肺結核（卽肺癆病）
踞木及製革職	易生氣管支加答兒
教師講演師	易生喉頭加答兒（喉頭發炎）
製鏡職	易生水銀中毒症
製造洋筆職	易生鉛中毒症
車夫等	易生心臟病
牧畜人	易生脾脫疽

職業病之中。以罹呼吸器病者爲最多。

一　肺結核

職業之種類　商店經營人。彫刻師。裁縫等之營坐業者。及石工。磨粉人等。

職業病一夕談　十四

原因　屋外運動不足新鮮空氣呼吸不充分及吸入有害物等石工等時時吸入石粉末以石粉末之刺戟而發起本病磨粉人亦同而患肺結核人所磨之粉其中多混有結核菌食之頗爲危險

豫防法　凡營坐業者每日宜於定時內散步屋外二三次每次約二十分時然陰雨大風寒冷之日務宜避之蓋如斯之人最易罹感冒也石工及磨粉人其作業時當以布片遮口而豫防之

治療法　本病雖就診於醫亦難望全治故治療決不可輕忽又罹本症之後其性情多執拗而易鬱怒豫防傳染於他人之處置決不可望之於患者故家人注意看護之實爲所必要其大概之療法已詳於肺癆病救護法、肺癆病一夕談彫刻師、石工、磨粉人等既患本症之後當停止其職業或改營他業於輕症時宜從速治療之發熱咳嗽者不論何業須即時停止而安臥療養若患本病之輕症則營坐業之人宜於天氣溫和之日充分行屋外之運動常呼吸新鮮之空氣又當延醫療之如病仍不減則非停止職業不可如行轉地療法則其地宜選擇一日中溫度無甚變動之處

二一　氣管支加答兒

職業之種類　鋸木職及製革職最易罹本病

原因　吸入木鋸屑或細毛氣管支受其刺戟之故

豫防法　勿吸入鋸屑或細毛最爲緊要宜以布片遮口而唯以鼻呼吸空氣

治療法　宜使吸入重曹水或食鹽水如發熱則使服撒曹安知必林等胸部行溫罨法

重曹　二、〇
水　二〇〇、〇
此爲一次吸入之量。一日凡三四次。

食鹽　二、〇
水　二〇〇、〇
亦爲一次吸入量。一日三四次。

撒曹　一、〇

朝夕各服一次。

安知必林　〇、五

朝夕各服一次或臨臥時服一次。

吐根浸(〇、五)　一八〇、〇

單舍　二〇、〇

分六次服。一日三次。二日服畢(食後服)服藥後。如嘔吐。可即停止。

遠志浸(三、〇)　一〇〇、〇

單舍　八、〇

安母尼亞茴香精　一、〇

一日三次分服。(食後服)

三　喉頭加答兒

職業之種類　教師、講演師。

原因　以發聲過多之故教師中任唱歌教授及以大聲演講者最易罹之又以音曲

爲業而喉頭過勞者。亦多患本症。

豫防法　節減音聲之使用而愼防感冒。

治療法　行吸入法最安全而有效。

明礬末　一、〇

水　二〇〇、〇

此爲一次之吸入料。一日三四次。

重曹　二、〇

水　二〇〇、〇

亦爲一次之吸入料。一日三四次。

喉頭乾燥者則以重曹與食鹽之等分量而吸入之。（其分量詳於學校病氣管支加答兒條）聲音嘶嗄者則於吸入之外可以脫脂綿醮百分之二之古加乙涅溶液塗布喉頭每日一次。其含嗽可用粗製明礬水（亦詳於學校病氣管支加答兒條）

四　水銀中毒

職業之種類　以製鏡爲業者

原因　製鏡時不知不覺之間將水銀嚥下遂致中毒

豫防法　水銀附著於手指最易混入口內故於其職業以外之作業必須洗濯其手指又口內之清潔亦爲必要

治療法　本症之急性者或起嚥下困難或發胃痛又有泄瀉混和血液之糞便者其療法以用麻醉劑爲必要故非就治於醫師不可然於醫師未來之前其生命頗爲危險故或飲牛乳(可飲至一二合)或食生雞卵白亦至爲緊要然決不可衆飲他種液體

職業的水銀中毒多係慢性而慢性之症狀則先發口內炎齒齦之皮膚化膿而潰爛出黃白色之臭汁其重症則口唇及頰無不浮腫以致不能咀嚼食物故於其初發之時當速用含嗽劑治療之

撒里矢爾酸　二、〇

水　二〇〇、〇

以右之藥品每日含嗽五六次

阿片丁幾　二、〇
水　二〇、〇
用法同前方。

此外。尚有塗布之藥品。然本症苟至潰瘍。以就診於西醫爲妥。故略之。

五　鉛中毒

職業之種類　製造。洋筆。者。及其他。以鉛。爲原料。製造。器物。之人。皆易罹。本症。

原因　鉛之粉、末。不知、不識、間嚥下。腹內。而起。慢性。之中毒。

豫防法　此亦。無特別。之豫防法。惟有調整。便通。使毒物。不蓄積。於體內。之一策。而此。便通之調整。不惟對於鉛中毒。宜然。於一切中毒症。之豫防、皆爲必要。

治療法　凡咽、喉。燥。渴。口涎。外流。舌面生。苦。嘔吐。劇烈。尿量。減少。脈數極。少。而口。內乾。渴。喉頭。燒灼。儼如。急性。喉頭。加答兒。者。是爲急性。之中毒。此時。當乞診。於醫。固不。待言。然。又。當。速服。次。之。藥品。藥味。雖甚。苦。然服。後。切。不。可。更。食他物。

硫苦　三〇、〇

熱湯　四〇〇、〇

右藥須十分攪拌。分二次服之。

慢性中毒之症狀。亦發口內炎。與水銀中毒同。當含嗽阿片。或撒里矢爾酸。又宜調整便通爲。

六　心臟病

職業之種類　車夫及其他從事於勞苦之職業者。皆易罹本症。

原因　身體之劇勞。爲其直接之原因。而從高處下墜。致身體受劇烈之震動者。亦多發起本症。

豫防法　惟有節減劇動之一法。且此病不論強壯者與貧血者。皆能罹之。

症狀　本病之症狀。呼吸困難。痰嗽時作。喘息不絕。與呼吸器病頗爲相似。如是則心悸亢進。身體水腫而尿量減少。又發關節痛。如僂麻質斯然。故患者多疑爲僂麻質斯。又或疑爲腸胃中有所疾病。然究爲本病與否。醫士以聽診器聽診其胸部。可立判也。

豫後　此病難望全愈。且與年齡及體格之強弱。頗有關係。而於攝生法之注意與否

其關係尤大

治療法　本病必須乞醫師之診察其療法故可從畧然其必要之處置法亦不可不略有所知茲述如下

第一、過度之勞動切不可犯　第二、興奮精神之事件務宜嚴避　第三、貧血之人當服如鐵飴煎之鐵劑然服鐵劑者切不可飲茶飲茶則有大害　第四、多血之人服葡萄酒及牛乳爲宜　第五、每日宜通大便亦爲所必要　第六、不可溫浴每月宜以微溫之水浴身二三次　第七、多血之人於葡萄酒以外不可飲酒又辛味之物及咖啡茶等亦均不宜用但咖啡之極淡者飲其少許亦可

七　脾脫疽 附馬鼻疽

職業　凡從事畜牧之人皆易罹脾脫疽症而接近於病馬之馬醫及馭者騎兵等易罹之症則馬鼻疽是也

原因　脾脫疽之病原爲一種成脾脫疽黴菌由皮膚之小創侵入者馬鼻疽亦由成馬鼻疽之黴菌而生皆由皮膚之小創侵入人體者也此症苟非接近於病馬之人決

無罹之者。

豫防法　皮膚之小創。切須注意。雖創口小如針尖者。亦當速以橡皮膏貼附之。

症狀及豫後　患脾脫疽者。體發高熱。而現青黑之水泡。其周圍之淋巴腺腫脹而起。劇痛。其結果不良。決無全愈之望。

患馬鼻疽者。雖不發青黑之水泡。然大概之症狀。與脾脫疽相同。其急性者。決無生望。慢性者。用外科療法。雖頗著效。然死者。恆居其半數。

社友來稿彙錄

醫學士青木藤五郎君小傳

李祥麟

君姓青木。名藤五郎。日本茨澤縣人。世業農。在本縣北條高等小學卒業後。至東京。入德語學校專修德語。爲入第一高等學校之預備。明治二十五年。應東京第一高等學校入學試驗。三十年。在東京第一高等學校卒業。卽入東京帝國大學醫科大學。三十五年。在醫科大學卒業。得醫學士學位。入該大學附屬病院。專門研究產科婦人科半年。旋入青山胤通博士內科部。專門研究內科一年。遂渡歐。至德國柏靈。就諸專門大家。聽臨床講義半年。航大西洋。渡美。抵紐約。應紐約省醫科開業試驗。及第。遂在紐約開業。兼充紐約省德國病院內科醫員。四十二年。漫游英法德澳俄諸國。循西比利亞鐵道。至中國上海。在有恒路十八號開業。吾國諸賢士及日人。慕其醫術。聯袂而來。求治者日百十人。幾於應接不暇。今春遷北四川路三號。求治者日益衆。聲譽日益著。賢士大夫聞其名。咸傾心結納。君一接之以誠。性情和藹。令人可親。其平居。愼重寡言。而教人則娓娓忘倦。自奉儉約。衣履素樸。而購置一切醫學器具。如顯微鏡等。費多金而不惜。其診病也。精細審慎。不辭勞瘁。凡咯痰、血液、糞便等。皆躬自檢查。不以爲煩。與病人相接。親切如家人父子。中國人來治者。忘其爲非中國人也。而其應手輒効。則受治者無遠近。咸稱道之。君固未嘗一自誇其効云。

世醫朱玉峯先生家傳

玉峯先生姓朱氏。諱某。原籍某省。先世有諱某者。爲明太醫院丞。崇禎時。避亂來無錫。遂卜居於南城。爲人治金鏃及骨傷。應手立愈。邑人稱爲朱接骨。後世以是爲業。至先生已十一世矣。父諱某。號心一。先生咸同年間。洪楊倡亂。蘇常淪陷。心一先生負囊隨出入兵間。所全活甚衆。先生秉家法。醫學尤入神。其時西方醫術。始入中國。人咸輕之。獨先生取其生理解剖。與家傳秘書相印證。所業益進。重大之症。他醫束手者。速則旬日。遲則月餘。無不動止如常而去。予所目見者。有張某。商於滬上。左足受創甚劇。治久未愈。乃就診於西醫。謂其骨肉朽腐。非截去不能治。張難之。聞先生名。回里請治焉。先生爲去其腐肉。出碎骨五六塊。敷藥。以布纏竹。布縛之。日易藥數次。月餘能杖行。三月。壯健如平時。以是名乃大著。雖窮鄉僻巷。老幼婦稚。靡不知先生名者。先生家甚貧。然慷慨好施予不索重酬路遠者常留宿於家供其飲食貧苦者診治尤爲盡心日力役之人所恃者手足設一旦殘廢何以謀生耶出診不乘舟輿雖二三十里恒徒步往來日吾不欲病家於醫藥外多所費也診者雖衆所得殊微以之施捨且不足故常設帳於家爲童子師以資食用先生於經史百家之書無不誦習言古今成敗得失動中窾要儒者不及也生於某年月日卒於某年月日享壽五十有幾葬於某山陀范羅人慈譽好施如先生子一名承德學繼父業且工繪事予之總角交也女一適同邑楊望周予祖母之姪也孫幾人年尚幼予幼失怙恃終鮮伯叔兄弟賴祖母撫育老者年將七十幼者纔逾十齡鄰里無賴常相凌踐親族畏事絕不顧問甚者且下石焉能出力與護結怨於人而不顧者惟先生一人先生與予家比鄰朝夕往返逾於親戚甲辰春予游學京師先生屢馳書教勉并爲料量家事使無內顧之憂今予粗有成先生之惠未及酬遽歸道山恨何如之今秋承德以書來屬爲先生家傳追念前所受於先生者旣深且厚遂忘其弇陋爲輇次而書之以先生之德行其傳必矣尚何待予之言哉而予顧不能已於言者聊志予之不忘云爾宣統二年秋九月

誥授奉政大夫五品頂戴加四級隨帶加二級前民政部七品醫官世愚姪丁永鑄頓

首拜撰

讀衛生學問答

陳奐璠

天界黔首一軀殼夏爭烈日冬嚴霜調攝偶薾曠厥職偏勝之氣乃爲張神農嘗藥三百味始攻外感治內傷軒岐繼起素靈作此道輝輝熾以昌俞扁滌腸探心技剖解實驗此濫觴周秦諸子擅絕學推廣內經稱所長（內經筆墨近諸子眞義失軒岐致後世疑爲僞皆以鄙臆斷古時醫集殆有靈素之名者疑周秦諸子中有人推廣故考據多不符若云盡出僞撰未敢必也）後漢長沙曁元化內外專家入室堂下逮唐宋醫道窮羣賢議論馬牛風脈輕本草充樑棟求明反晦何折衷亦有孤詣覃思者獨闢歧徑義旁通　國朝徐（靈胎）葉（天士）陳（脩園）吳（鞠通）出一掃唐宋元明空勳臣綽卿容川者發新理想通神工偉哉噫隱仲祜氏醫學直貫中西東讀破萬卷盡得聞闡發精微開羣蒙首著衛生學問答奇香字字理圓融逴躒古今軼中外務去粃糠不苟同著作等身正未艾壽人壽世祝華嵩

治療成績報告

沈詠霓

朱君錦廷患頭痛。腦部如劈。左目幾不能視。體溫升騰。頭部之熱如灼。初用半夏艾葉塞鼻。效驗毫無。疼痛如故。余與以阿斯必林二瓦分二包。囑其作二次分服。據云第一包於午後三時服下。味覺稍酸。服後半時。頭痛漸覺輕緩。體溫降如常度。翌日上午九時餘。再將第二包服下。至十二時頭痛頓止。沉痾若失。

家嚴面部右頰始覺麤糙。旋即發癢。三日後益甚。此殆係癬蟲爲患。即以石炭酸一瓦阿列布油二十瓦。調和。塗擦。更於洗顏時加硼酸於水中。二日而癢止。五日而全治。

陳君患感冒。惡寒發熱。頭痛。身體疲怠。食思頓呆。微發咳嗽。傍晚時延余診視。余即與以阿斯必林一瓦。囑其服之而安臥。後來言服藥閱半時餘。頭痛漸止。夜半汗發。熱度亦退。黎明起身。覺病已霍然愈矣。

日前小兒鳳翔。偶與比鄰患氣管支炎之兒童嬉戲。忽被感染。後身體發熱。胃不消化。熱勢稽留。三晝夜不解。咳嗽劇急。鼻流清涕。睡眠時手足屢起驚攣。於臨臥時投以阿斯必林半瓦。至翌日而熱解。諸恙漸減。惟咳嗽尚劇。痰不易出。後再投以袪痰鎮咳劑吐根浸(一瓦)二百瓦。杏仁水八瓦。甘草糕八瓦。溶和。一日服三次。二日分服。服甫半而咳嗽已減。藥方完而疾患頓除。

顧君蘭生病濕症。兩足指間糜爛。時發奇癢。余以石炭酸五瓦酒精一百瓦之混合劑，使之塗佈另與硼酸一包。使化開水。一日洗滌二回。後據云如法試治。一星期已就痊可。

沈君頴若患胃病已久。近數日更甚。不論空腹飽食。時時噯氣。食思不振。此係胃液不足之故。遂與以稀鹽酸二瓦百布聖三瓦單舍十六瓦。溜水二百瓦之混合液一瓶。囑其一日服三次二日分服。服畢後來覆診、見其噯氣已減輕。似覺有效。故仍與前方藥水一瓶。想不日亦可告痊也。

醫案日記偶錄

黃覺人

五月二十日。紀王鎮淩企亭幼女。年三歲。患腹痛下痢。痢雜紅白。形如魚腦。五六日後大腸脫肛。日夜疼痛。藥不下咽。余遂用慈石和麪，塗於前顱下。用苦參甘草濃煎洗淨以磨刀水用雞毛抹於肛上。一夜即止。痛苦盡失。復囑其以節飲食。愼起居爲最要，

六月二十八日。余姪孫新贇。年甫三歲。於初八日起。患水瀉，時重時輕。漸成滯下，其狀如涕。其色或青或白。或紅或黃。而青居多數。腹痛綿綿。晝夜不止。上午稍輕下午及夜

間則尤甚。面色黃白。山根年壽帶青。醫用清暑利溼之法。腹痛轉增。小溲色白而多。余謂久痢之後。其脾必虛。脾失運化。胃中積食難消。尿白而多。腎中虛寒。可見食滯寒懋。所以腹痛。因用眞人養臟湯以溫散之。半劑而痛稍減。後因某親薦某幼科至。力主蟲痛。用雷丸川楝根皮等殺蟲藥。於閏六月初七日傍晚煎服。迺於半夜後腹痛大作。達旦不休。連下三四次。而痛尤甚。勢將痛厥。舉家驚惶。驗其痢中無蟲。始知其誤。而腸胃中無端受此蹂躪。宜其益不克支也。余遂急用芍藥甘草湯以止其痛。服後覆被而臥。痢亦稍稀。然餘痛未除。更以養臟湯加減治之而愈。

六月二十七日。上海崔長黎夫人來診。面黃肌瘦。骨節腰背痛楚。咳嗽嘈雜。不寐食少。詢係操勞憂鬱所致。余謂此症乃貧血氣怯爲主。餘當緩治。因以當歸養血湯加減治之。十劑而咳嗽痛楚漸減。

火柴研究談（一名燐寸）

張紹修

火柴擦之即生火者。以其有燐質也。火柴之製法有二種。試述之如左。

一製常用之紅頭火柴。製法。先以木條蘸已鎔之硫磺。俟其乾後。再蘸燐與朴硝及膠相和之料、外敷紅粉卽成。此種火柴已有燐和入。故隨處可擦而生火。

一製安全火柴。卽常用之黑頭火柴。製法先以木條蘸硬石油待乾。再蘸鉀綠養三銻二硫三玻璃粉與膠相和之料。此種火柴未雜有燐質。必須擦於玻璃粉之紙皮上始能發火。

紅頭火柴之成分。含有燐質。故其毒較黑頭爲劇。人有一念輕生。服此因之斃命者。時有所聞。見恒苦無救急之善策。茲經悉心研究多時。始得二方如左：

陳的列並的油　二〇、〇　（愈陳愈妙）　薄荷油　二滴　卵黃　二枚

單舍利別　五〇、〇

右各種汴入瓶中。震盪混合後。每半時服一食匙。迨服至全量四分之一後。則每一時服一食匙。全量服盡而其毒素自能解除。倘服右方而或不能見效。則須改服左方。用法與上仝。

煆性痲倔涅曳謨（酸化鐵）　二〇、〇　鹽素水　一二〇、〇

余既於佛書中印度之療法、漢籍中支那之療法、証明心理療法之混入、茲再就西醫之療法考之、則有與東洋大異其趣者。卽東洋重精神、西洋重物質是也。西洋文明與東洋文明之異點、要亦在此。故西洋之醫法、全屬生理。東洋之醫法、半屬心理。就中以印度及埃及爲最甚。前述印度之醫法、只就佛教所觀察者。若由婆羅門觀察之、則謂爲屬於心理、不如謂爲全屬宗教。蓋佛教中混入宗教之醫法、或呪術之療法者、不過傳婆羅門之餘波也。如五明之分類、雖爲婆羅門之所設、然其源出於上古之神話、其傳說散見於佛書中。觀佛三昧經當太初大梵王現五面說五明、其東方之所說、名曰醫方明、卽左面之所說也。又南海寄歸傳此等醫明。傳自帝釋。醫法起於神話。醫術僧侶兼之、禮拜諸天而供養之、以祈平癒。埃及亦同、僧官兼醫業。醫法與宗教相混。然歐洲之醫術、則勿論近世、卽在希臘古代、已離宗教而發達。其上古之事雖不詳、而於ホーマー之詩中所見、已與宗教分途。但未全獨立於宗教之外耳。其時以アスクラピオス神爲醫王而崇拜之。有病者必送之於祭此神之處、使平臥於神前、從夢中所見、以定治法。若其法有效、則記其顚末而掛之於壁上以爲例。アスクラピオス者、アポロー神之子也。由此神話觀之、則醫術與宗教似相混同、然僧侶必不兼醫師。醫家漸

與宗教家有分業之傾向，而至ヒポクラテス。ヒポクラテス、就神前之壁面所掛病者之記事、而研究之、大有所發見、至爲醫家之祖，又有由哲學而唱醫術者、即ピタゴラス也。其門弟皆兼醫。其方法不詳

ヒポクラテス之醫法、不獨理論、且就實地而示療法、實今日醫術之開源也，而其所倡、以病氣有自然平治之力、醫者不過補助之而已，該氏又倡地水火風之四元說。由此四元、而生血液、粘液、黃胆液、黑胆液，疾病由此四液之變化而起。然此四元說、實爲哲學者エムペドークレス之所初倡。而以此理講病氣者、即ヒポクラテス也。是與印度以四大不調爲病因之說同，近世有分人之性質爲多血質、神經質、淋巴質、胆液質、之四種者、亦基於此四液說也。ヒポクラテス之後、於醫學之進步有大功者、プラトー及アリストートル之二大哲學者、是也。其後使醫學中興者、則ガーレン也。此等諸家之學說、無詳述之餘地、故略之。要之希臘古代之醫術、關聯於神話、雖與宗教不無混同，然與印度及埃及諸邦則異，有離宗教之傾向、漸次發達、而開今日生理療法之根源、是與東洋所不同也。然當時之療法、亦多含心理療法、不容疑也。ヒポクラテス倡自然療法之主義、以道理所難解者、則歸之於神秘。又哲學者以形而上之哲

理說明病理、非生理療法之本意也。蓋當時解剖之學未開、以空想臆斷、而下說明、勢所不免。及羅馬時代醫術大衰、僅有外科、若內科則祈於神、以供養而冀恢復。其後耶穌教與醫學全爲宗教所支配、多以僧侶而兼醫師、其時專行信仰療法、不待言也。至脫此宗教之壓抑而起近世醫學之勃興者、以希臘文學之再興、亞美利加之發見、新教之革命等、爲其主要之原因。此後醫術逐年脫信仰之區域、離心理療法之範圍、遂至余所謂純然之生理療法焉。

古代之醫術、有不得不一言者、即占星術、與錬金術也。占星術者、由羅列於天界之星、以卜知人之運命未來之吉凶之術也。雖疾病災難、亦由此術而鑑定之。蓋此術行於埃及最古、後入羅馬、一時大行。術者自四方來集、弊害因而加多。羅馬政府、雖嚴禁之、亦不能全絕其跡。錬金術、亦起於埃及、後傳於羅馬。信此術者、謂能延人命於無窮、與支那之仙術相似。其他歐洲中古暗世之間、有種種之迷信。至神託魔憑之說、咒術禁厭之法等、則世人之所信也。其狀態更與東洋諸邦無異。然近世人文大開、學術大進、迷信似無留痕之地、其實不然。蓋愚民仍依然有迷信者。如忌十三之數、以星期五爲不吉之日。夢判手筋占等、尚信用之。禁厭呪術、尚有行者、雖耶穌教及奉舊教之國、其迷信亦可笑也。唯比之東洋稍異其度耳。

以上所述、西洋之古代、於生理療法中、混入心理療法。及近世則醫家之療法、全離心理療法而獨立焉。惟愚民尙有迷信者、亦不過傳中世之遺習耳。是西洋與東洋治病之狀態所以異也。雖然、西洋之宗教、與醫術全分離、二者之間、雖無直接之關係。然不過觀其外面耳。若就裏面觀之、則知西洋之醫術、全本於生理療法。其宗教專司心理療法也。耶穌教自古以慈善爲宗旨、建病院、施醫藥、專以教誨病人爲務、無論何病院、其中必設教會。信徒中、有病者、則教師必就其家而教誨之。友人中有病者、皆祈請於神、而望其平復。是彼國一般之風習也。若病者病症不平癒、則一任之於神、所謂自然療法也。又有信賴於神而自安、不以病氣挂於心竇者、是非信仰療法歟。合而言之、即心理療法也。蓋心理療法、雖非耶穌教之本領、而實際上、對於病人則施心理療法、固無疑也。如此則醫術治病之效果、實由耶穌教之裏面以心理療法助之明矣。故余以爲西洋之醫術、以生理與心理之二種療法、相助並行、可斷言也。

宗教之外、有立學會研究精神之靈能者、如スヒリナアリズム是也。又有研究催眠術者。此等多涉於心理療法、而有實驗者也。又耶穌教之教會之一種、有專倡祈禱萬病而治者卽クリスチヤン、サイエンス是也。是近年起於美國、信者逐年增加、有非常之勢力、其療法亦心理療法也。

西洋以生理與心理之療法並行、而期治身心兩面之病氣。我邦名爲學西洋。乃獨取生理療法、而排心理療法。何也。我邦古來有神道、有佛教、而傳心理療法、以至今日、乃排斥之、獨取生理療法、余所大惑也。或曰、我邦相傳之心理療法、多陷於迷信、用之有害無益。余以爲非盡迷信、其有迷信者、除之可也。我邦古來之生理療法、雖有所缺而心理療法、則大有所長。若加以改良、與西洋傳來之生理療法、相輔而行、始全治病之目的。

第七　巫醫關係論

觀東洋諸邦印度之宗教、與醫術並行、其間有密切之關係。在支那當佛教之未入、似有醫術而無宗教。至儒教雖有似宗教之處、然非以治心病爲目的者。故不關於宗教之療法也。但當時之醫法中、多混心理的療法。然以余所考。論語之人而無恒、不可以作巫醫、可比於印度之醫術宗教。所以然者、觀朱子註巫所以交鬼神、醫所以寄生死、則可知矣。卽巫者行禁厭祈禱之法、專以由精神治病爲本務、不容疑也。而巫之所爲、由今觀之、雖過於迷信。然古代之宗教、無論何國、皆由迷信而成、決非只於支那爲然也。縱令迷信、然當醫術未進、人智未開之時代、於醫療上有效驗者、亦不可廢也。蓋巫法之行於支那最古、聖人之所許也。

昔聖人作周禮、大醫院中療病之正法、有四、摩針灸藥是也。官下之屬、有呪禁。若醫官以正法治病人不得速愈者、則或以呪禁禱禳而補助之。雖百得一驗、亦救天下之一蒼生。是聖人之餘澤、愛而不措者也。

我邦巫醫之二法、亦傳自上古、見於神代之古傳中、卽神代史之所記者如左。

大巳貴命與少彥名命、戮力一心、經營天下。復因顯見蒼生及畜產、則定其療病之方。又爲攘鳥獸虫魚之災異、則定其禁厭之法。是以百姓至今、咸蒙恩賴、云云。

余案此療病之方、卽醫之起源、禁厭之法、卽巫之起源也。或以此二者、爲醫術與宗教之起源亦可。此後巫醫之二方相混、而醫疾患、迨醫術及佛教自支那傳來、而巫醫之二道、乃漸相別。禁厭祈禱之法、爲佛教所司、觀續日本紀、由僧尼佛道、持神呪、救病徒、云云可知其所以然矣。

支那儒家、貶醫爲末學爲末技。則巫更無論矣。史記揭病有六不治。其一信巫不信醫、其一例也。又醫家每厭忌巫、如倉公之言病不肯服藥、一死也。信巫不信醫、二死也。然又有不斥巫者。醫事集談記陶弘景爲有名之醫、尙曰病亦有由鬼神來者、則宜祈禱以祛之。又扁鵲時有信巫不信醫者。陸賈新語曰。

昔扁鵲居宋國、得罪其君、出亡而往衛國、時有人病將死、扁鵲至其家、欲治之。病者之父向扁鵲曰、吾子病甚篤、欲迎靈巫而治之、非足下之所能治也。斥而不用。使巫求福請命。病者卒死。夫扁鵲、天下之良醫也。與巫爭用、而不能者、何也、只由知與不知耳。

我邦古代、亦行加持祈禱等、以醫疾病。於典藥寮、置呪禁博士、呪禁生。故嬉遊笑覽曰、疾病產育用藥、次行祈禱、南留別志謂源氏物語、病不用藥、大形祈禱、有田舍尙鬼之風、是不獨古代之弊、卽近世亦尙未免也。可謂和漢相同矣。故有學識者、專排去之、以信醫不信巫、而戒世人。理齋隨筆揭病者十愼、其中有不信巫女山伏一條。

余謂因巫不可信、加持祈禱不可賴、而以爲心理療法無用者、不可也。生生堂養生論、有二節如左。

信巫而不信醫、亦大不養生也。以祝辭祈禱、決無癒疾之理。譬之祈福於蛭子大黑、(爲富貴之神)而休焉遊焉。則無幸獲之理。若能精勤我業、又得蛭子大黑之加護、則富貴無疑。故病人既用醫者之藥、又得祈禱之加護、則未有不效者、事雖異而理則同也。

不知醫道之人、問候病家、動以巧者顏、誹謗醫者。或有稍見醫書者。或有信祈禱祝辭者、或有恐攻擊者、以其所見、迷惑病家致輕病者重、短病者長、生病者死。其爲害也比傷寒疫厲之病毒、尤爲猛烈。世間之醫者、尙有偶中。此等之類、決無偶中也。病家此知理而不迷、可謂大養生矣。

此論有未盡者。前者以加持祈禱而醫病、與一任於蛭子大黑而得富同視者、非也。後者雖無何等之益、而比前者、必有多少之影響。若病者信之、而得安慰、則治病有效、無疑也。唯其有效者、非由神佛之冥護、實精神作用之力耳。又不知醫道之人、迷惑病者、雖不合理、然若有解病者之惑之法、亦未爲不可。余之心理療法、卽解惑定疑之法也。謂祈禱禁厭之法能醫萬病者、雖爲迷信之甚、然不能無幾分之效驗、可斷言也。其法自古卽行於東西各處、至今尙未絕滅。東洋諸國、固不待言。卽西洋諸邦、尙行此種之

醫事新聞

鼠獺兎貂鼬羊之作祟

鼠即旱獺　陽歷六月二十七日。滿鐵公司於北滿洲地方。再行發見鼠疫。當時即電致哈爾賓俄國領事館。請其詳細調查。隔數日俄領事舘回電。謂後貝加爾湖地方有旱獺種族。近日此種族已繁衍至哈爾賓。據醫學最有名之博士薩伯落脫厄。日前捕獲旱獺二個解剖。用檢驗鏡細看其中確有黴菌云云。現日俄兩國領事對於此種傳染病頗形注意。

自滿洲里車站北俄國境內。近又有旱獺傳染病發現後。外務部即派伍醫官連德及曾醫官普隨帶帮醫二人。衛生夫役四名。於十六日啟程。前往該處攷查。一面又電飭黑龍江省地方官妥慎預防免致傳染入境。聞滿洲里華關薩帮辦。已經電請撥欵六千兩。作爲考查經費。並由外務部發給該醫官等川資五百元。

兎貂鼬羊　黑龍江地方。日前有兎貂鼬羊等獸。發生一種最劇之傳染病。由黑撫電致趙督。請派專員調查。現趙督命衛生局委員吳某。赴該省調查。并研究預防之法。以免蔓延。

醫學家注意

柏靈電萬國研究肺痨大會議定本年九月間在意京舉行。

化學家注意

華盛頓電萬國化學大會議定明年九月間在美京舉行。

盛澤醫學研究會之成效

盛澤醫學研究會於六月十五日起。開辦施診至八月十五日止。施診凡三閱月。貧病求診者。每日約有一二百號。其間以患泄瀉瘧痢者爲最多。蓋此等病症最易傳染故該會於閏月初一日下午二時。借東廟書廳宣講衛生。到會者數百人。是日會場管事員係王君驊生汪君桂申等。而會長王邕士君則因事未到。請會員汪省安君爲代表。報告開會宗旨。次會員黃拙安君。次醫學部長仲景棠君宣講。次來賓鄭君翰周姚君雄才等宣講。迨宣講畢。時已六句鐘矣。遂搖鈴散會。聞該會每逢月之初一日宣講一次。

中西醫學研究會會員題名錄

青木籐五郎日本茨澤縣人東京第一高等學校卒業生入東京帝國大學醫科大學肄業五年畢業後得醫學士學位入該大學附屬病院研究產科婦人科半年復入青山博士內科部研究內科一年遂往德京就諸專門大家聽臨床講義半年後至美國紐約省開業兼充紐約德國病院內科醫員後乃漫游英法德奧俄諸國而至我國上海海上人士仰其名而求診日不暇給友人李振軒傳其行略登諸本會醫報社友來函彙錄焉

張聯奎號斗南貴州鎮遠府附生年二十八歲貴州公立師範學堂學員進步學會理化研究科畢業生充農工商部工業試驗所化學實驗科科員隨辦京師出品協會化學工業藥品赴南洋勸業會賽會蒙欽差大臣審查長楊給予優等獎勵工古文辭兼通中西醫學

常步衢字雲卿行一河南開封府祥符縣附生本省高等學堂預料畢業優貢生指分直隸補用縣丞檢定兩等小學堂教員歷充河南師範學堂正誼中學知新中學祥

符師範傳習所尙志高等小學河南官立第一小學堂算學教員現充祥符縣議事會議員著有普通算術課本簡易算術曾蒙河南提學使審定又在南洋勸業會得賞助奬憑又著有高等小學算術課本初等小學算術課本用器畫課本業已付印近復研究新醫學孟晉無已其好學不厭有非常人所能及者

徐詒燕號翼孫年四十歲浙江海寧州附貢生現由地方公舉爲硤石鎭留嬰堂醫員兼本鎭醫學會評議員黽勉公益頗具熱誠

錢鏞字少棠年三十三歲紹興籍世業產科家學淵源人咸景仰現任紹興醫學會評議員

姚蓮生名樹發號叔文年二十七歲寶山縣人幼時左手病廢故去儒就醫受業重古何考祥先生門下研求內科頗多心得

盛麟書號茂祥年四十五歲江蘇上海縣人候選布理問夙擅中醫兼精婦科近更研求西學懸壺應診著手皆春

章其琢號成器年四十歲常熟籍精內外科經驗頗多治病無不立愈門下極一時之彥

周文謨號譽生年三十六歲常熟人早歲工文辭後從江陰鄧養初先生習醫學多心得處方細膩熨貼有王孟英流派

王文治號伯君年三十三歲浙江嘉善監生精外科爲溧水渡蕭守梅先生高足刀圭所及病無不瘳

浦觀禮號賓周年三十四歲浙江嘉善縣附生專擅牛痘科現在嘉善牛痘官局及本邑育嬰堂分局施種保全嬰赤不勝僂指

李佐淸號承源年四十四歲浙江嘉善人五品藍翎江蘇補用巡檢夙擅外科復受李錫康先生牛痘術現在育嬰堂分局及天凝莊鎭育嬰堂分局嘉興縣鳳陽橋鎭牛痘局施種牛痘有功嬰孺良非淺鮮

邱純字粹卿號遂村湖州府學附生年四十五歲埭溪鎭自治總董施渚學堂歷史地理義務教員辦理地方公益不辭勞瘁

西

任高鑒字燮鈞江蘇無錫人世業醫家學相承富有心得近復研究西學以期溝通中

朱善慶字慰喬年三十八歲浙江歸安縣附貢生浙江法政優等學員曾在上海梅溪

書院習辨通科七年自費出洋游歷二年萬國世界語學畢業福建官立汀漳龍師範學堂講員兼監學漳州技術專修學校教務長世界語文社社長寰球中國學會會員久任教育富於經驗好旅行嗜美術更以餘力研究醫理及衛生學頗有心得

施荷農字莘谿年二十二歲福建龍溪縣人官立汀漳龍師範學堂最優等畢業奏奬師範科貢生以訓導用南洋孟加錫中華學堂講員漳州世界語社員寰球中國學會會員創設龍溪啟東小學研究衛生有志醫學

汪鴻濤字紹卿譜名廷瀚年三十三歲安徽桐城縣人指分山東試用縣丞現供差直隸學務公所總務科文牘書記

黃運清字子揚年二十二歲江蘇通州人通州巡警所優等畢業醫科學校肄業生精通中西醫理尤擅內科

史庭蕙字化棠一字樹香年三十七歲河南南陽縣人原籍江蘇溧陽縣附生豫南簡易師範畢業南陽元廟觀私立兩等小學堂正教員陸軍第一鎮軍械處書記長吉林邊務官醫院書記現充吉林和龍縣警務公所衛生科科員於公共衛生事宜異常注意

程忠正安徽黟縣籍浙江師範學堂畢業生大通報編輯員研究中西醫理頗有心得

劉世元號乾九年三十九歲遼東人曾在北京英醫院肄業於西醫之學頗多經歷

汪大灝字夔東一字克柔行十年二十四歲安徽寧國府旌德縣附生寄寓六安州通英文研究理化及中西醫藥頗得奧妙同弟鎭川創設六安廣濟社發行玉靈無害戒煙丸廣銷各省頗著成績現將家傳萬病回春妙劑悉心研究以求盡善不日發行以濟世云

汪大瀛字鎭川行十一年二十三歲安徽寧國府旌德縣人五品銜江蘇即補巡檢現亦寄寓六安州與兄夔東合力研究中西醫藥以期濟世利民

王祖澎字鏡泉浙江仁和人杭州府學附生承祖父傳行醫十六年活人不可計算

鄭國香字少[illegible]號震東年三十四歲安徽廣德州籍祖籍河南光山縣寢饋岐黃舊籍有年近復兼究西學以滙通中西自任

羅子昌年二十八歲重慶格致大藥房內科醫生兼化學製藥工監督庚戌創辦合記嘀囒水廠蓋熱心濟世而又志在振興工業挽回利權者

葛元增號稚侯年三十三歲江蘇崑山縣人上海龍門師範畢業生現任安亭北區小

學堂校長嘉邑安亭自治議員熱心公益肄力醫學

黃飛鵬字仲書號體仁年四十七歲江蘇崑山縣人崑嘉兩邑商務總董崑邑安亭鄉自治鄉董熱心公事博通醫理精女科兼理眼幼二科著有黃氏摘要二卷

朱光第字麗庚年四十六歲江蘇南滙縣附貢生候選訓導五世儒醫羣仰爲醫林泰斗近與同志創辦醫學研究會以求滙通中西醫學頗邀社會歡迎

方剛字見吾年二十八歲江蘇南滙師範畢業生並上海震旦學院肄業生現由學界改入醫界受業朱麗庚先生門下於中西醫理頗有心得

黃恕號玉階字心如年四十二歲湖南常沙佾生分省試用府經歷熱心公益夙爲人所推重

陳紹虞字鳳怡年三十四歲江蘇川沙人南滙縣學附生前川沙高等小學校長精內科爲名醫華少花先生高足

淩雲湘字秀千江蘇南滙縣人候選布政司經歷精內外科現舉本鄉副議長

徐洪字海槎江蘇川沙廳人研究內外科孟晉不倦

金儒升江蘇海門人年二十七歲熱心提倡醫學尤精於內科一門

近世法醫學

新法之洗冤錄

學術愈進化。殺人之術亦愈多。檢查死屍之法。不得不益求精密。此各國之法醫學所以隨世運而日益進步也、是書爲日本田中祐原本。徐雲丁福保合譯。論男女之半陰體。論不能生育。論色情上之犯罪。論姙娠。論分娩及墮胎。論小兒之殺害。論各種器械之損傷。論生前及死後損傷之區別。論自殺及他殺。論身體各部之損傷。論溺死縊死絞死扼死等。論各種毒藥殺人之証據。論凍死餓死燒死電擊死等。論死體各種之現象。論各種檢查之法。無不至精極詳。有裨實用。較諸我國舊有之洗冤錄。殆有霄壤之別焉

每部價洋一元八角◉發售處上海棋盤街文明書局上海新馬路昌壽里譯書公會各省購書者書欵從郵局亦可匯寄

不姙症及治法

金匱周藩譯。婦人七出。無子居其一。然無子之罪、往往不在女子而在男子。本書論不姙症。先述女子不姙之原因。次述男子不姙之原因。次又述婦人不姙之臨床上所見關於夫之診查。尤致意焉。然後述不姙之療法。蓋除三分之一爲男子不姙外。婦人不姙之可得療治者。居十之八九。此書誠婦科之至寶也。

每部定價四角

新醫學六種

無錫丁福保編纂。是書共六種。一爲永免咳嗽法。二爲實驗良方一夕談。三爲小兒服藥一回之用量。四爲診斷書舉隅。五爲病理學材料實地練習法。六爲瀉血療法。搜羅宏富。以嶄新之學說。示確當之治療。爲醫學界放一異彩。　每部大洋五角

預防傳染病之大研究

傳染病流毒地方。至爲慘酷。一人罹之。數十人踵之。甚至千百人同歸於盡。地方治安。不因水火刀兵而爲之擾亂。此各省地方自治公所所不可不加意預防者也。特是欲防傳染病之流行。必知各種傳染病之性質。自治諸公。未必盡人知醫。而我國醫學。復以窳陋聞於世。其不能盡知傳染病之性質也可知。不知傳染病之性質。安能戰勝傳染病而永保地方之治安哉。是書爲無錫丁福保先生所譯。共分八章。一、緒言。二、傳染病之定義。三、傳染病之特色。四、病原性微生體之性質。五、傳染及流行。六、免疫。七、傳染病之預防。八、各種傳染病預防法。每章各有分目。凡關於傳染病之學理。無不纖悉畢載。瞭如指掌。欲知傳染病之性質。而預防傳染病。以保地方治安者。不可不讀此書也。　每部大洋五角

姙婦診察法

無錫丁福保譯述。是書爲診察婦人姙娠時一切之方法。內容分一問診二狀態。三骨盤之診察。四外陰部之診察法。及姙娠徵候摘要。并附治姙婦嘔吐法。是書說理精確。言之不厭其詳。爲最完全之診察姙婦之書。　每部大洋三角

近世催眠術

日本熊代彥太郎原著。丁福保華文祺合譯。日本催眠術書前後計二十餘種。惟是書爲最近出。其法亦最新最確實。凡疾病之適用於催眠術者。如歇私的里。强迫狂。恐怖症。色情異常。神經衰弱。遺尿。不眠。頭痛。睡眠病。神經痛。神經性心悸亢進。眼球痛。遺精。精液早漏。陰萎。交接不能等病。俱有極良之効果。又能應用於外科小手術及產科之陣痛。可見新法之催眠術。對於治療上有最高之價值矣。又有利用催眠術以助偵探。或使罪人供其罪狀。用以助審判之資者。其用法尤爲神妙。學者盍一研究之。　每部五角

函授新醫學講習社社員鑒

第十二期講義。現已出版。附圖稍多。本亦加厚。刻圖及印刷所費較鉅。本社經費因而虧短不少。凡入社諸君。除各費按月繳清者外。其未繳清者。務祈從速擲下。以便將講義寄上。

總發行所在上海新馬路昌壽里辭書公會●寄售處上海棋盤街文明書局●買書者書款從郵局亦可匯寄

枚叔集司馬長卿集司馬子長集合本	價洋三角	揚子雲集	價洋三角
班孟堅集王叔師集鄭康成集合本	價洋三角	蔡伯喈集　上下二冊	價洋五角
劉公幹集應德璉集阮元瑜集孔文舉集王仲宣集陳孔璋集徐偉長集合本			價洋六角
魏武帝集	價洋三角	魏文帝集	價洋三角
曹子建集　上下二冊	價洋七角	阮嗣宗集	價洋三角
嵇叔夜集	價洋四角	左太冲集潘安仁集合本	價洋四角
陸士衡集	價洋三角	陸士龍集	價洋四角
陶淵明集	價洋四角	謝康樂集	價洋三角
謝法曹集謝希逸集合本	價洋二角	鮑明遠集	價洋三角
顏延年集	價洋二角	謝宣城集	價洋三角
梁武帝集	價洋五角	梁簡文帝集	價洋四角
梁元帝集	價洋三角	梁昭明太子集	價洋三角
沈休文集	價洋五角	江文通集	價洋五角
任彥昇集陳後主集合本	價洋四角	隋煬帝集	價洋三角

身之肥瘦法

是書爲日本田村化三郎原著。無錫丁福保江陰徐雲合譯。分爲三編。第一編爲肥法。共四十一章。第二編爲瘦法共十五章。第三編爲結論共十二章。末附肥瘦法之問答數十則。說理精當。治法奇妙。試驗於實地。確能使肥者瘦。瘦者肥。非空言可比。吾國男女。叢然如豕者有之。骨立如柴者有之。非惟大損美觀。抑且易致疾病。甚非所以珍衛身體之道也。欲得瘦肥合度者。盍讀此書。　每部六角

新脈學一夕談
發熱之原理合編

無錫丁福保編譯。新脈學一夕談。分上下兩篇。上篇論脈之根原。下篇論脈之應用。發熱之原理分十三章。一、體溫發生之理由。二、體溫之放散。三、身體之溫度。四、體溫之調節。五、熱病之名義。六、熱病之原因。七、熱病之經過。八、熱病之種類。九、熱病之症候及診斷。十、熱病之轉歸。十一、熱病之治法。十二、常下體溫。十三、檢溫法。西人論脈論熱之學。於此可見一斑。

每部四角

神經衰弱之大研究

無錫華文祺丁福保合譯。共分七章。一、症候。二、原因。三、經過及轉歸。四、診斷。五、攝生法及豫防法。六、治療法。七、改良稟賦法。吾國人士狃於種種惡習慣。多陷於神經衰弱。強健者變爲頹廢。聰明者變爲愚鈍。精力既消。年命亦促。乞靈於藥石。而素靈以來。絕少特効之方。醫家棘手。救治爲難。偃蹇以死者。比比是也。是書原原本本。理法兼詳。譯筆淺淸。盡人能解。出而問世。神經衰弱者。庶有豸乎。醫家病家。宜各置一編也。　每部三角

診斷學一夕談

無錫丁福保述。此普通之診斷學也。凡關於望診打診聽診觸診之事件。無不撮要備錄。末附中國診斷學摘要。皆黃帝岐伯以來諸大家經驗之學說。簡而不煩。最便於初學。　每部四角

家庭侍疾法

無錫丁福保譯。吾國病者多死。其咎半在醫士。半在侍疾之人。吾國素無看護婦。侍疾者多爲病者之親族。仁愛有餘。而學識不足。每以佈置無方。護持失當。致病者陷於危篤。愛之適以害之。良可歎也。是書共分十七章。一、侍疾之職守。二、病室之設備。三、臥床之設備。四、病人之衣服。五、重要之輔助法。六、治療之輔助法。七、疾病之觀察及報告。八、種種傳染病之觀察及其料理。九、重要內科之症狀及其調理。十、產婦之調護。十一、小兒養育法之大意。十二、必要之救急處置。十三、制腐法及防腐法之解釋。十四、繃帶術要領。十五、當記憶之藥品及繃帶材料。十六、病人適宜之飲食物。十七、參致篇。每章復分細目。於侍疾之法。詳載無遺。譯者以淺顯之筆。揮寫而出之。誠家庭不可不備之良書也。每部八角

妊娠生理篇

是書爲日本醫學博士今淵恒壽所著。無錫華文祺丁福保合譯。凡婦人如何成孕。自成孕以至分娩。如何狀況。如何衛生。胎兒在母體中。如何發育。如何成長。醫者對於妊婦。如何診斷。如何檢查。對於胎兒。如何鑒別其爲男爲女。爲單胎。爲雙胎。又如何鑒別其爲生爲死。爲頭位。爲臀位。無不分門別類。一一具載。非特產科家不可不讀。即家庭之間。亦不可不讀也。每部七角

新傷寒論

無錫丁福保譯述、共分三篇。其第一篇。曰傷寒初步。爲醫學士宮本叔所著。論傷寒之病原、傳染、病狀、病室之注意、回復期之注意、食物之注意。及消毒法等。理淺詞顯。皆人人所易知之事。列於卷首。示引人入勝之意也。其第二篇。曰傷寒粹言。爲醫學士橋本節齋所著。述定義、原因、症候、診斷、豫後、解剖的變化、療法等。學理深邃。非淺人所能曉。皆醫學家專門之事也。其第三篇。曰傷寒類症鑑別法。爲日本寺尾國平所著。凡疾病之與傷寒易於混淆。一時難於辨別者。計二十五種。玆將二十五種之病狀。與傷寒病狀。一一比較其異同之點。醫生診斷時可以不爲疑似之病狀所誤也。統觀以上三篇。有淺顯者開其塗徑。有精奧者資其研究。有鑑別法助其診斷。吾於傷寒一症。嘆觀止矣。　洋裝精本每部五角

寶威大藥行製藥公司廣告

疾病者、爲人生無形勁敵、恒使人惴惴恐怖、與吾人性命相搏擊、欲抵禦之、當以良藥爲最利之器械、然天下良藥、無過寶威大藥行之所製、自古以來、人之於疾病、專心研究、欲得醫治之藥、逮至今日、而醫學成精美專科、故藥物精奇、終不外乎醫學之發達、寶威大藥行製造各藥、均依科學最近發明妙用、寰球藥品、殆無出其右焉、

近來東西各國、其藥品輸入中華、不勝枚舉、然皆未有如寶威大藥行之良藥、名傳遐邇、亦無能如本行良藥、素蒙世上著名醫士、羣所稱揚樂用者也、

本公司製造藥物、品極純正、權量準確、携帶靈便、雖經寒帶赤道、其性質不稍改變、尤爲特色、非他家所能及也、又本公司良藥、適口易服、或備家用、或水陸旅行、隨身携帶、均極利便、且每種藥品、均詳明服法用法、本公司所製品物、曾往近世最大博覽會陳賽、所得獎賞功牌、數逾二百二十餘事、均揄揚本公司所製良藥、有奇特之化學妙工、倫中外醫學界、

諸君、欲索華文仿書、請函致上海四川路四十四號本藥行、當即郵奉、郵費不取、（祈寫明因閱中西醫學報云云）

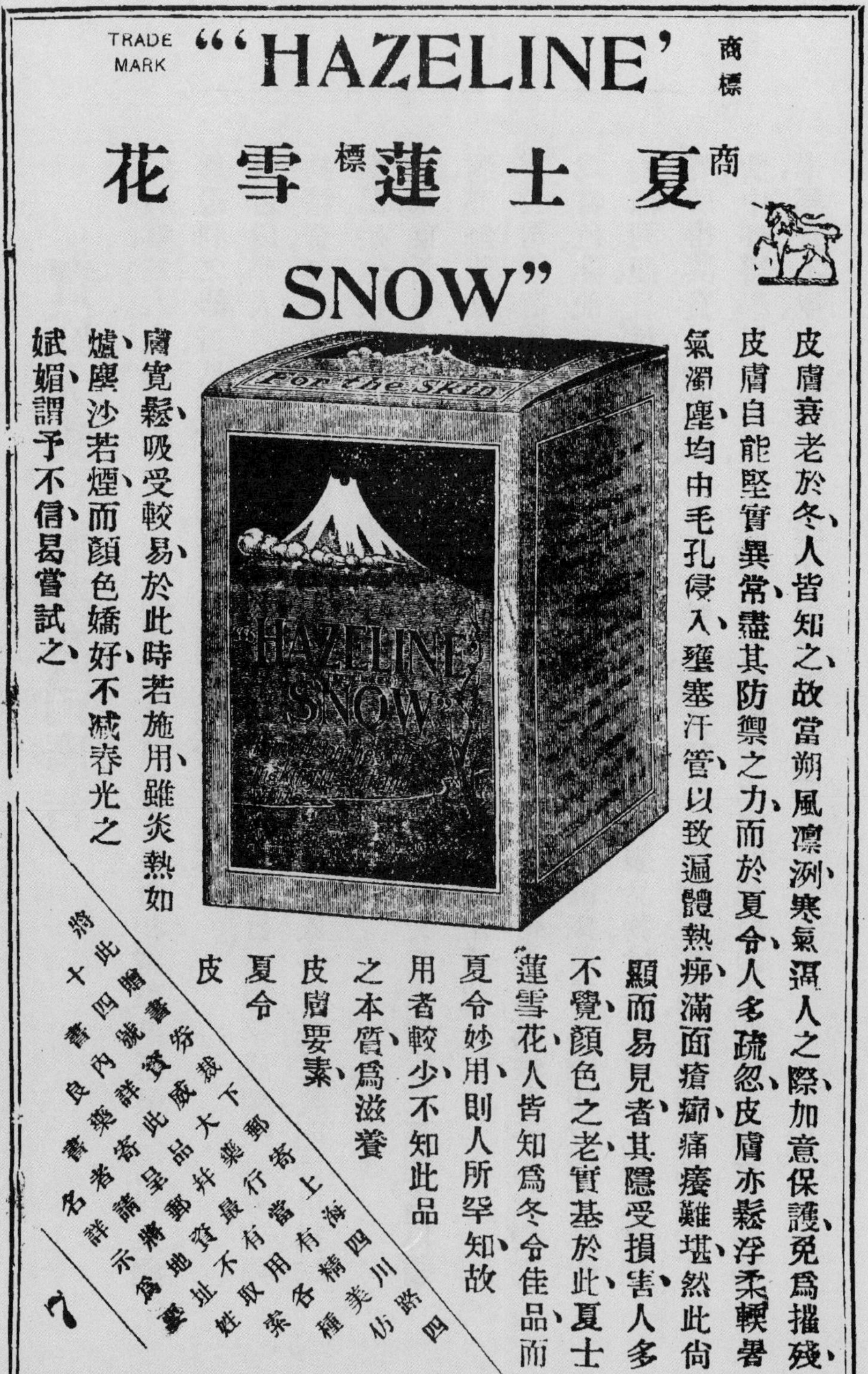
TRADE MARK
"'HAZELINE'
商標
商標
夏士蓮標雪花
SNOW"
For the Skin
"HAZELINE" SNOW"
皮膚衰老於冬、人皆知之、故當朔風凜冽、寒氣逼人之際、加意保護、免爲摧殘、皮膚自能堅實異常、盡其防禦之力、而於夏令、人多疏忽、皮膚亦鬆浮柔輭、暑氣濁塵、均由毛孔侵入、壅塞汗管、以致遍體熱痱、滿面瘡癤、痛癢難堪、然此尙顯而易見者、其隱受損害、人多不覺、顏色之老、實基於此、夏士蓮雪花、人皆知爲冬令佳品、而夏令妙用、則人所罕知、故用者較少、不知此品之本質爲滋養皮膚要素、夏令皮膚寬鬆、吸受較易、於此時若施用、雖炎熱如爐、塵沙若煙、而顏色嬌好、不減春光之嫵媚、謂予不信、曷嘗試之、
將此贈書券裁下郵寄上海四川路四十四號寶威大藥行當有精美仿書內詳此品幷最有用各種良藥寄呈郵資不取索書者請將地址姓名詳示爲要
7

（第十七期）

宣統三年八月中西醫學研究會出版

中西醫學報

總發行所上海新馬路昌壽里五十八號無錫丁庽

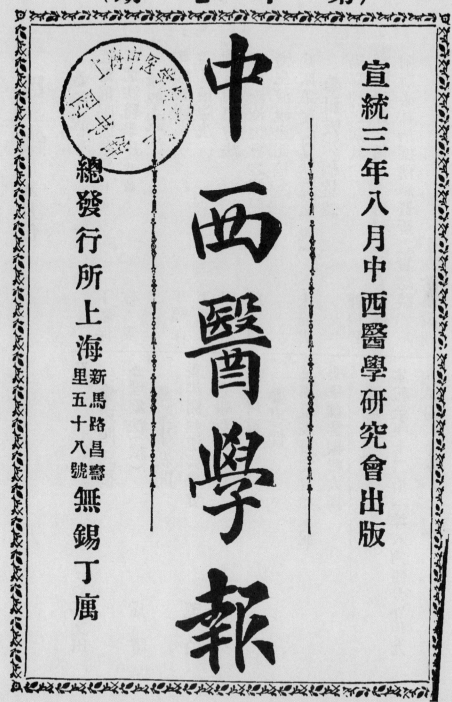

目錄　八月份

●價目●
本報全年十二册本埠八角四分外埠九角六分

近世催眠術

緒言

近世催眠術。爲日本熊代彥太郎原著。福保偕華君純甫譯述之。其條目有五。第一章、曰催眠診斷。第二章、曰催眠法之原理。第三章、曰催眠法之術式。第四章、曰覺醒法。第五章、曰催眠術要訣。考日本催眠之著。前後計二十餘種。惟是書爲最近出。理深而詞顯。稍有學問者。皆能了解其理。深明其法。譯刊既竣。乃爲之序。

催眠術。發源甚古。宗教家多用之。至枚斯枚爾氏始應用於醫療。其學說以動物磁氣爲主。謂施術者引起被術者之睡眠。以治疾病。厥後又有心理作用之說。而動物磁氣之說衰焉。

用催眠術療法。治愈疾病。在利用各人通有之暗示性。（暗示性即推感性）使之活動。故又名爲催眠的暗示療法。

催眠術之方法分二種。一爲心理之作用。一爲生理之作用。用心理之方法者。無藉生理上之刺激。而專用暗示。使被術者注意凝集。引起其催眠觀念。豫期感動等。達於催眠狀態者也。是法類以言語文字等暗示其催眠。得收完全之效果。用生理之方法者。在刺戟其視覺聽覺觸覺等。引起其生理作用。而達於催眠狀態者也。然考普通之施行催眠者。類合併以上二法。則催眠之目的易達。例如用凝視法。使之凝視一物。（以有光澤如金屬等者爲最佳）用聽音法。使之靜聽單調樂音。（如聽鐘表之振動聲等）用撫下法。使之撫摩各體。（如前額等）用壓迫法。使之壓迫顳顬及眼球部。用計算法。使之計算自一至十之單數等。類因偏重一部分之生理作用。俾凝集注意於一處。而又於施術之時。常宜兼用暗示法。則心理堅定。而催眠之効力益著。

所謂暗示者。謂心中預存一指示之方針。凝神壹志以使令之。所謂以我之極誠。收感應之作用是也。例如於凝視此器。或聽取此音之時。用正確之言語。謂之曰。『君之眼瞼較重。不久將閉。而君已達催眠之地位矣。』又或謂之曰。『君之眼次第疲勞。眼瞼較重。不久卽行閉合。外來之音。漸次不聞。心神暢適。君已眠矣。』是皆所謂暗示之作用。行之於施術之際。以達其預期之目的者也。

暗示法之作用。其效力非止及於催眠中。且能及於催眠醒覺之後。是卽可應用於治療之理由也。設如有一人患麻痺。醫士用暗示謂之曰『君手次第向上舉』。則被術者之臂筋中。亦恍若有次第上舉之觀念。以引起其生理作用。其手遂漸次上舉。至醒覺後。尙能不失其効力。又或有人患神經病。醫士亦用暗示法謂之曰。『君之神經痛。已甚減退』。於患頭痛者亦曰『君之頭痛已全愈。氣分已爽快』。患病者受其暗示作用。而神經痛頭痛。遂減退而全愈。然有時用治療之暗示。而致果有反乎豫期之目的者。則由於過激而不漸進之弊也。

且用治療暗示法以後。又當與以醒覺暗示。向病者曰『君可醒覺』。被術者遂醒覺。然醒覺亦宜漸進。不可過激。要之催眠術之次第。先與以暗示。引其睡眠。次與以治療暗示。次與以醒覺暗示。而其術始完成。且須得社會久著信用之醫士。方能賴此暗示。以期催眠療法之成功。每回之時間。約在十分至十五分鐘。過久則被術者疲勞而有害。又於治療暗示之後。醒覺暗示之前。須令得安眠十五分至三十分鐘。乃可。

施催眠術於一種易受暗示之人則有害。設於施術之後。遇有並非暗示而類於暗示者。(如夢譫時有人應以語言等)遂亦陷於催眠之狀態。致有意思薄弱。及痙攣。頭痛。疲勞等。是於醒覺暗示之際。當與以相當之言語。即可除免此弊。故施用催眠術者。不可不審慎也。

凡疾病之適用於催眠術者。如歇斯的里(古名藏躁)强迫狂。恐怖症。色情異常。神經衰弱。等症。是也。又如夜尿症。不眠症。頭痛。睡眠病。神經痛。神經性心悸亢進。及眼球痛。遺精。精液早漏。陰萎。交接不能等亦佳。其他各種之機能的疾病等。又能矯正惡癖。應用於外科小手術。可以止痛。近時有用於產科之陣痛者。亦奏良好之功績。

催眠術之作用。無論其屬於生理。與屬於心理。總由於感應之精神。尋常人之感應性。非盡人皆同。據催眠術大家之研究。謂人具催眠性者。平均百人中約得八九十人。其感應較易者。如善眠之人及疲勞甚速之人是。又小兒之感應。較大人易。無教育人之感應。較視察銳敏。思考靈活者易。若男女之區別。人種之同異。皆與感應之難易無關係。惟劇烈之感動。恐怖。思考。皆為催眠之障害。

催眠術為治療法之一。醫師不可不知。所謂精神療法是也。故為醫師者。既熟習普通療法。又須熟習催眠術。既熟習催眠術。又不可忽視各種普通之療法。二者須相輔而行。且施行催眠術之人。其人格最宜注意。例如用催眠術以治病。非醫家之手腕不可行。醫師而非精通心理學。有實地經驗。且了解催眠術之狀態及方法者。行之亦極困難。又或用催眠術以助偵探。非有高尙道德性者不可行。否則有利用催眠術。以行其奸宄汚行者。不可不愼。近時有藉催眠術使罪人供其罪狀。用以助審判之實據者。亦妙用也。

日本醫學博士吳秀三。嘗研究催眠術之用於治療上價値。謂催眠術爲精神療法之一種。其施行之方。適用而最有效力者。係官能的疾病。與器質的疾病。其適於何種之時期。與何者爲缺點。皆當詳爲研究。又醫學博士大澤謙二。嘗演說催眠術與國家醫學之關係。列爲問題十一條。一曰覺睡非有害健康。二曰不熟練其方法而昧然行之。往往生不測之害。三曰雖有催眠術之心得。苟非醫士。決不可以達治療之目的。四曰禁行催眠術。須定醫療之定義。五曰雖屬醫師。苟非學習有素。決不可行。六曰醫師宜學習催眠術。不然。往往受非醫者之譏責。七曰防此術之流行。則於公衆之前宜禁。八曰可令作僞者供認犯罪之目的（如放火盜賊僞造等種種之罪狀）九曰覺睡間之行爲雖因精神障碍而無罪而施術者可用之以罰犯罪人十曰覺睡時之言法律上作爲無効十一曰醒覺時之教唆法律家與醫師均須特別之注意觀二博士所論之原理蓋皆以催眠術之施行表示其愼重之意志不濫用而後催眠術之價値增效力著研究催眠術之學理者不可不知此義也

近世法醫學序

當法官審判死傷巨案時於法律智識外藉一種醫學上之智識用以檢體驗屍下精確之判斷者我國舊有之書本曰洗冤錄東西各國現行之要科曰法醫學言二者之作用固名異而實同而論二者之實義則彼精而此略何者洗冤錄所載不盡得之實驗而多憑之理想若法醫學則盡以醫學上之智識爲精確之檢查故居今日而欲於判決上得圓滿之結果者洗冤錄固不可廢而法醫學尤不可不研究也攷法醫學爲實際醫學之一科於法律上研究各種之問題而隨時鑑定之西人達宜兒氏初定爲國家醫學薄痕氏名爲法律醫學退依兒氏名曰醫法學日本初變法時譯作裁判醫學又作斷訟醫學至明治二十年後片山國嘉博士始改譯爲法醫學至今沿爲定名夫我國舊有之法律非不精詳而海通以來東西各國每藉口我國法律之不平檢查之不精不列於萬國公法如去年廣東佛山輪船之命案安徽九江余發程之審件其前卓也立法不善治外遂無法權良可歎也今者

朝廷頒布立憲注重法科特設法部專官審判檢察等廳亦次第成立誠於折獄定讞

之事。視爲重要。意圖改良。曩時沈文肅公葆楨督兩江。嘗奏請解除仵作禁錮。予以椽吏出身。是誠改良刑法之先聲。惜事經部議。例格不行。至己酉宣統紀元。法部長官因東督之奏。定議於高等審判廳附設檢驗學習所。定其教授課程。曰洗冤錄。法醫學生理學。解剖學。理化學。法律大意。醫藥大意等。以一年半畢業。試驗合格者。照刑科給獎褒以出身。立法誠全善也。惟生理解剖諸學科。我國不無專門諸書。而於法醫學則缺如。丁君福保因偕徐君雲。合譯日本田中祐吉之近世法醫學。今春告成。將付之梓。翼適以商榷醫學往返函詢。稔知近世法醫學之成。丐而讀之。其內容精微。無所不至。竊念翼承乏軍醫。逾二十載。治療之暇。講求軍隊衛生。於公衆衛生醫學。悉心研求。而是編。即公衆醫學之一斑。往年又承鹿廉訪垂詢檢驗之法。而是編又爲檢驗實用之要書。翼既喜於醫學上多所獲益。且喜於刑法上多所改良。較之洗冤錄之詳備何啻倍蓰。非僅於民事上可免疑似冤抑之判決。且於治外法權之問題。或可有所裨益焉。爰誌數語。以表景仰之意云爾。

宣統三年七月上浣福建陸軍第十鎮醫軍官兼軍陸小學堂醫官林翼序於講武堂

痢疾淺說

丁福保

下痢有因腸加答兒而發者有因赤痢而發者腸加答兒大抵因食物過多或食物不潔而起赤痢大抵因飲食物含有赤痢菌或由於他種之傳染而起二者之原因雖各不相同而自世俗之人言之則槪稱之爲痢疾特是患痢疾者可不必問其屬於何種更不必拘古書上之紅痢白痢熱痢寒痢噤口痢休息痢等種種名目祗須抱定左所記之三種療法而已

第一種曰飢餓療法　飢餓療法者質言之卽絕食之謂也俗有創爲痢疾吃不死之說者此說實誤人不少蓋人患痢疾時其腸中之粘膜必有紅腫之處其處生出之膿

液即白痢也若血管爛破有血液流出即紅痢也此時不可再以食物入腸中以刺戟其粘膜宜忍飢耐餓平臥安靜以溫煖之布包其腹部渴則飲沸過之溫水少許或飲淡茶及珈啡而於一切食物皆擯不入口如是者須一日其後當痢疾就痊時可略進流動性之滋養品如牛乳粥湯肉汁半熟之雞蛋每日之次數宜多每次之食量宜少過二三日後除飲用牛乳粥湯肉汁及半熟之雞蛋外可食藕粉百合粉薄粥濃煎之雞汁及白饅頭等然食量亦不宜多不過以之畧充飢腸而已痢疾新愈之後凡各種未熟之果實油類及一切之固形物而不易消化者均不宜入口若在痢疾未愈之時則禁之尤嚴

第二種曰排害療法　排害療法者卽以瀉藥排除其腸中之有害物質也爲痢疾後先服甘汞(Calomel)半瓦(約一分三釐)蓖麻子油(Oleum Ricini)二十瓦(約吾國之二食匙)務使其積滯於腸管內之有害物質排除於體外如爲赤痢則腸管內之有害物質尙未能排除淨盡隔一日宜再服蓖麻油十五瓦以瀉之病人若不服瀉藥則有害物質留瀦於腸內日益腐敗其毒素將吸入血內毒及全身其腸管亦有破裂潰爛之處大命必因之而傾故排害療法實爲治痢之要法也而今之爲醫者旣不知飢餓療法又不敢用瀉藥每以平淡無奇之品貽誤病人往往輕症變重重症卽死可慨也

第三種曰制痢防腐法　制痢防腐法者用收斂藥以止其下痢用防腐藥以防腸管之腐敗也此法宜用於服瀉藥之後一日用之宜服單那爾並 Tannalbinum. 三瓦(合七分入盤)次硝蒼 Bismutum subnitricum 三瓦拕汾氏散 Pulvis Doveri 一瓦以此三藥研和分爲三包一日作三次分服痢如未止或連服數日亦可若在急性腸加答兒服此藥一二日卽愈若在赤痢則此藥亦有效驗然不能速愈其分量宜加倍服之治法詳赤痢實驗談不贅述

霍亂預防法

丁福保

吾國古書之所謂霍亂者包括亞洲虎列拉及歐洲虎列拉而言也霍亂俗名絞腸痧多發於夏秋兩季發病時多在夜間突然患腹痛（亦有不痛者）腹部雷鳴屢次大瀉呃逆嘔吐頭痛煩渴全身倦怠兩腿抽痛尿量減少脉搏細數四肢厥冷鼻梁突起眼球陷沒眼瞼半開聲音嘶嗄血液爲濃厚黑赤色不能流通虛脫而死若在輕症之霍亂種種病狀未必全備但發腹痛吐瀉者亦有之茲將霍亂之預防法條列如左以備衛生家之採擇焉

一曰飲料水之煮沸　河水及井水均爲搬運此病原因之最大者霍亂流行之際飲料水中含有霍亂微生物最多其混於飲料水也由以不潔物於水之上流洗之或

病者之厠接近井泉或患者之衣服器具爲吐瀉物所汚染者洗於公共水道故水非十分煮沸切勿入口即洗滌沐浴灑掃等之水亦當預爲煮沸之

二曰飲食物之清潔　食物中含有微生物最足爲傳染疾疫之媒介譬如以不潔之水稀釋牛乳或由此牛乳所製之牛酪及乾酪其他如腐敗之魚肉爛壞之果實皆足以損害胃腸而爲本病之誘因

三曰嚴蠅類之驅除　蒼蠅爲傳播病毒之最有力者蓋蒼蠅喜觸接汚物或集於患本病者之糞便而附着微生物於腹部脚部再飛集於食品而嘬吮之遂將微生物輸送於其上故殘餘之食物切開之瓜果必用蓋以覆罩之

四曰保胃腸之健全　胃力强健營養佳良之人不易罹傳染病者緣胃中酸液俱有殺菌之功用也故當本病流行之時暴飲暴食至爲不宜若胃腸稍有障礙之時宜

從速調治而復其健康

五日居室之潔淨　疫病流行之時貧民之感染尤多者蓋貧民飲食衣服既不潔淨居室尤極汚穢故疫之中人也尤易且低濕之地瀦蓄不潔之水無疏通之溝渠者微生物最易滋殖故宜居高爽之房屋吸清潔之空氣勿使汚水瀦蓄於庭除廚房及便所陰溝每日宜用石灰水或石炭酸水撒布之

六日病人之隔離　勿入霍亂流行之地勿至患霍亂者之家若飲食器具有沾染病毒之疑如病家之茶杯煙管勿與口相觸接若不幸家有患者宜速送入時疫醫院施正當之療法且可與健康者隔離以免傳染之虞

七日嚴密之消毒　患者之吐瀉物宜注入二十倍石炭酸水而消其毒患者所用之便器宜用生石灰水洗滌之其他凡接觸於患者之器具衣服俱宜浸入石炭酸水

或曹達水內煮沸之患者之室內宜遍灑石炭酸水

八日多人勿羣居　多人羣居亦爲本病蔓延之一大原因故當本病流行之時市場及宴會勿往爲宜至劇場演說集多人於一室者亦有易染之危險

附霍亂之調養法

患本病者當靜臥而溫暖其腹部若四肢厥冷宜用熱水瓶貼於四肢斷不可如普通下痢之先投下劑每二時宜服阿片丁幾五滴食物宜流動質如牛乳粥汁咖啡肉羹汁飲料不可過多因易惹起噁心嘔吐故也煩渴甚時使嚥冰塊一小片若呈虛脫症狀當與白蘭地酒葡萄酒少許病愈後必靜臥養息數天否則往往有續發之危險

脚氣病預防法

英國商部海股書記副官霍惠原本

上海新會主人　周桂笙譯

脚氣病患者由漸而劇最易致命亞洲各處下流社會如苦力罪囚兵丁等人患此者所在多有尤以巫來由一帶為甚餘如美之巴西及東西非洲沿海等處患者亦多然並非傳染之症往來歐亞各輪船中所雇水手類係亞產間亦有患此病者本部為預防各輪水手患此起見不憚將最近醫家治理此症研究心得之法向各輪船長諄諄告誡幸各加之意焉但此非一成不變之方以後有所增進尚當隨時宣佈

患此病者其態度亦不一而足特總名之曰脚氣病而已穀食者患此最多各輪水手產自亞洲者都以穀米為食料故恒有患者各英輪中人因是致死而向本部報告者年有數起亦有以鼓脹瘋癱心病報者

(一)病前之現狀

此病初起漸覺身軟胃呆胸悶脘脹頭疼氣促心跳由是覺兩足麻痺重滯而脚氣以

成。大抵不發寒熱。

漸而步履艱難。身不由主。狀若墜河。初起之人。眼花頭眩。目不交睫。其身常覺飄搖不定。如履雲霧之中。

患者。常覺兩足。酸痛。若針刺。然以手。揉之。猶如斧鑿。兩臂。亦柔軟。無力。手指。痲木。脉來必數。頸際。胸次之。筋肉。時見。無端。跳動。

腫脹之起。必先於皮骨之處。漸漸向上以至。四肢。百體。面目。浮腫。小便。減縮。

舌苔。必滑淨。消化器。亦不甚弱。惟食之過。飽則必致胃脘。不舒。

有患極重之脚氣病者。必致脚氣衝心。喘息而死。有數日而後死。有數小時。卽死者。

其次者。則依然能工作如常。惟覺身體漸漸軟弱。胃口呆滯而已。

總之患此者。卽難免不轉成險症。一經衝入致命之處。如心部肺部。卽大命。莫保。所以苟遇可疑之症。卽須如法施治爲妙。

若起寒熱。則必兼有他疾纏擾。如瘴氣。痢疾。癰疽之類是也。病脚氣而兼患嘔吐者。亦係壞象。

胃口增强。小便暢通。方是轉機。

(二)腳氣病之治法

患者。苟於。初起。之時。立即。如法。施治。亦可。使之。全愈。最要。之法。須先。使患者。安臥。榻上。不准。動彈。二禮。拜內。毋使。起坐。彼有。起立。行動者。往往。致心痛。而死。患者。須先。服瀉劑。繼以。補心。卽滋補。精神之藥。日服三次。每服。以兩藥匙。爲度。(方見船長醫藥指南第一百六十六頁)補劑內。如能。每次。加入毛地黃汁(Tincture of Digitalis)五滴至十滴尤妙。然毛地黃汁。不能常服。至多以三星期。爲度。如遇病情增劇、用芥辣膏。貼心口。亦是暫救之策。病室中。最要空氣流通。日光易入。尤須。收拾。潔淨。毋使人多。

(三)飲食

進食。不可。過多。每次。須備。有肉食。濃牛茶、蛋麵包、牛油、紅茶、或用咖啡。亦可。如能。得鮮牛乳。每晝夜。須服十二兩。並略與新鮮蔬菜。

(四)宜忌

據最近經驗者言。凡食黃糙米度日者。必不患腳氣病。彼患此病者。必係常食機器磨光白米者也。故令易食糙米。病卽易治。屢試不爽云。

造物生米粒粒皆有糙皮所以支配之以滋養人類者夫豈無故顧人但求適口而不知其不適於養生不亦謬乎日本亦穀食之民至一八八四年頃海軍中患脚氣者殆佔三分之一於是詳求其故增減食品多用肉類菜蔬牛乳大麥白糖之屬以減輕米量其病始已以後輪船食物中必須多備黃色糙米不可忽也

船長雇用亞人爲水手必須詳細驗看有無脚氣病之現狀以定去取

水手臥處人數不可過多務須使之通風潔淨食料中必須有肥肉以及新鮮菜蔬在熱帶以外須服和煖衣裳庶幾此病可少祛乎

右稿爲老友新畬君所譯君以實業家而兼文學家衛生家者也刻膺怡泰輪船公司總理之席而使公司營業蒸蒸日上則信一實業界之鉅子也精英法文譯著甚富而於小說尤受社會歡迎則信一文學界之偉人也於生理一科尤不啻三折肱攝生之道講求有素右譯此稿想亦哀吾人無衛生上之知識而特以餉之耳若是則又以衛生家而兼慈善家也亟錄之以爲　同志告而并以表　君之熱忱

強公附識

奉天除疫大會之速記(工部局醫員史君談禮稿)

朗　譯

中政府因滿洲大疫特於奉天邀集歐美各國醫士研究除疫之方針鄙人亦忝在其列此固鄙人之幸亦本埠衛生局之榮也

會場特假學堂一所會員陸續預會共約三四十人會期之延長約四星期之久施觀察鑒基爲預會專使會中秩序井然始終無有紊亂者

按滿洲爲本朝發祥之地土壤膏腴物產豐富足敷全國之需用故此除疫問題殊不可視爲緩事茲將是會大畧情形爲有心衛生者一陳之

會中人材如施道鑒基伍醫士連德皆爲中國出色人員施君學成於美俊雋通達伍君卒業於英精明強幹

西員中以美醫士壯君爲特色其名曰壯其性尤壯勇於任事無稍懈却他如俄日各國亦派有專員要皆醫學精通之士惜鄙人未能一一詳述

斯會雖集於奉天實可謂萬國除疫大會之第一次舉行於中國也開會之日先由攝政王派員獻頌詞次由東督錫清帥演說大旨謂路電等政既有益於吾國西醫必無害於吾民願吾國利用之凡百病症一發而不可收遏者多因不能未雨綢繆以致此次居民死者計有四萬餘人之多醫士之被染而死者亦指難勝數殊深惋惜云云

奉天除疫大會之速記　六

又由施道報告此次滿洲大疫爲肺炎瘟其萌芽實因灰鼠而起獵人以捕灰鼠爲業遺適北方嗣因天氣嚴寒雜居密室中以致瘟疫大作加之時屆年終獵人遄返家鄉疫氣因之傳染蔓延而查其傳染之速實由鐵路載運所致幸政府設法禁阻始稍遏其威餒云云末由會正伍醫士連德具開會宗旨並言滿洲獵戶約萬餘人多半來自山東其初惟患寒熱症無甚大害繼則變爲肺炎瘟後則蔓延各處若哈爾濱長城嶺原鐵嶺奉天等直達安東大連新民永平天津北京等處再由津浦鐵道傳至濟南者又由輪船自大連傳至山東者

茲再將大會調查詳情爲諸君述之

查疫氣先由蒙古之北依水陸路徑及鐵道傳染而東而南因人相傳毫無間斷且是種疫氣隱藏不見令人防不勝防初染時其病藏於腹中毫無病容現出延至三日後始行發作其隱險可想而知矣

又查是種疫氣並非衣服物件等相傳而來倘人數衆多叢居於密室其氣則易於傳疫

此次瘟疫爲肺炎瘟并查出患疫之吐涎中帶有紅血或含有疫菌且患者必死無生

亦無藥救治惟有一法尚可用之以防其傳染且易於爲事幸希諸君注意致肺炎瘟與核子瘟之毒菌無異所異者惟在傳染之不同耳肺炎瘟祇因肺相傳而核子瘟則因鼠虱相染

此次滿洲之疫鼠皆安然無恙實非核子瘟可無疑義矣

夫核子瘟因鼠相傳若欲芟除淨盡一時頗形棘手至於肺炎瘟因肺中疫菌之毒其勢力簡單尚易防遏其法爲何即强遏患疫之人遷居於偏僻之處病者與看護人等均須着蒙面布用蒙面布勝於用藥其初醫士因治疫而死者皆因未知着蒙面布或知而未得其法今將鄙人帶有是種蒙面布其製法美備能免受疫菌之毒其法用絨布一方包於紗內兩首用帶三根一繫於耳下一繫於耳上一繫於頭上再用絨布兩枚塞於鼻外之空隙處着此蒙面布呼吸並不甚難且易於製造所費亦廉不過二十餘錢而已

此次大疫發明新治法有二焉一爲驗尸法藉此可以研究疫症發生之理由及防治之方法查驗尸法西國及香港星加坡等處久已仿行惟中國此次初行二爲焚尸法

此次大疫因天寒地凍死尸皆拋棄荒郊堆積如山倘有鼠受及此疫則必變爲核子

瘟爲害豈勝言哉故將死尸焚化成灰居民雖似有逆情然非是不足以防衛故鄉人多有不待強迫而自爲之者

又攷疫症暴發一時固屬難於遏止非惟中國即他國亦然其弊何在蓋在官民不知衛生新理之學術故疫氣雖烈不知防患於未然且肺炎瘟近來久未發見故世人莫講預防之法亦所不免此次大疫尚幸及早芟除是亦官民無量之幸福也大會後復蒙攝政王召見并云吾國遭此一劫又多閱歷今復舉行除疫大會集議一切良法他日不幸疫症復行無憂束手無策矣

衛生演說速記稿

青年會特請公濟醫院醫士宣講微生菌及致病之理由主席者爲英國駐滬按察使司按察使蘇瑪利君是晚雖值天公不美然承紳商學界聯袂而來者頗不乏人於八時開會冇醫士操英語演說有仁濟醫院張汝舟君從傍譯以華語茲將其所講大旨摘錄如左

中國幅員遼廓人民繁殖然於衛生一端素不講求致傳染症時有發生近雖稍知衛

生之益因傳染病之利害影響幾達全球故自此次北方發現時疫始承認他國幫同檢查協力防範以冀疫癘從此消滅不致再有蔓延之虞

夫瘟疫之傳染上次史醫生亦既詳哉言之如肺炎性百斯篤為空氣直接而來腺腫性百斯篤則由疫鼠虱間接相傳而得

由是而言可知吾人所患霍亂瘧疾等各症實起於一極微細之生菌而此微細之生菌又寶生於污穢雜居之地為多諸君定皆知悉亦不待言矣

然抑知微生菌亦為一種生物其體質至小非用最精顯微鏡殊不能察其有無譬如紙上所印之字拈起一字將字分作千分其所分之大小即為微生菌之大小其體積之細末已可想見

今有一種生物其體質雖微而滋生甚繁大有無地不生無隙不有之勢傳染病症即因之相生相旺而於人之生命大有攸關斯即所謂微生菌者是也然此題頗廣奈限於時間不能細述祗得摘其大概為諸君一陳之

今余所言者非獨關係于一人全球亦莫不受其影響如時疫霍亂天花肺癆等類一有發見不特一都一邑所應亟起刪除即全球各國亦無不注全神以攻滅近來東三

衛生演說述記稿

省時疫流行各國聞之皆特派代表至奉會議除疫之方卽此可見其關係之大。夫生物莫不藉食物以滋養而微生菌之滋養則多賴人身之脂血爲其發育之機關。猶如螟蛉之寄生遺害實無旣極薔戰之爲禍雖烈孰知微生菌之爲害尤烈乎。嘗考傳染最烈之症爲天花霍亂瘧疾喉痧風疹肺癆諸類今請先論天花是種微菌滋生最易天花所至之地疫氣亦隨之而生無論富貴貧賤智愚老少遇之必亡其勢力能藉人物相染達于極遠之地而無止境惟有強迫施種牛痘一法可以遏其威燄。至于霍亂一症傳染亦甚酷烈常發見于亞洲之中間播及於全球然而發生之根皆由於汚穢所致。

風疹常爲禍于英倫查每年死於是症者數逾二萬其中十歲以下之小孩爲多惟近來其害已覺稍減此種微菌無論寒暑發生極速人烟稠密之區更爲繁殖推其致病之由實由于不講衛生耳。

喉痧之傳染與天花風疹不同其傳染之原因雖尚未察出然而遭其害者半爲十歲以下之孩童故潮濕之屋宇學堂等雜居之處實爲微生菌之發育地。

瘧疾傳染亦速其菌遍生于汚穢雜物之中無論淡水鹹水中皆能生長蠔蜆牛乳牛

十

油飲食之中類有此物且多叢生于滯積之水中如在天氣炎熱無日光照耀空氣不鮮之地則滋生更繁設若夏日溝渠不通微菌即發育其間及至秋間禍餘必發故査鄉鎮城市之患痢疾者其禍皆由溝渠穢水中來又考傳染之原多由於誤食微菌或因飲不潔之水或因吸不潔之氣至於生食之菜蔬動用之器倘賸有此菌傳染症即由斯而生

夫微菌又得藉蚊蠅為媒介集於食物之上輾轉傳染或因溝渠之中發出種種不潔之氣或由病人之尿屎或洗病人牀褥之穢水而來

肺癆一症其傳染之害為人人所盡知推其傳染之理皆因室中潮濕黑暗缺少空氣與日光故深居於大廈中之人常有遭是種之害者肺內若時受污毒不潔之氣即失其抵制寒暑之功用故吾人若不預防一經感冒血即滯於肺中而癆瘵成焉

由是觀之可知凡患以上各種之症者皆為害人之根苗蓋病人呼吸及尿屎之中皆含有微菌他人與之接觸其症即因之相傳或因微菌染及他種污物滋生蔓延墜入飲食之中轉復傳染於人故蒼蠅蚊蟲等類最易為微菌之媒介因此之故凡患傳染症之居於家中者感觸尤易醫治實難蓋病者與無病者同居其飲食起居必難一一

防範譬如患天花者閉居室中約六星期之久其人必覺煩悶非有多種善法待之不可且看護人須有忍耐性非友朋所能爲也由斯以觀又可知治傳染症之方法非醫院不爲功也故有創立醫疫所以治疫焉

滬上近年亦立有此種醫院嘗見由醫院而出者不但疾病得以痊愈且身體强壯勝於入院之時此乃有證可憑非余所敢妄言之也其外避除微生菌之法莫善於使家中整理潔淨而已

異哉居家之人嘗有污穢之物抛積於室外沿爲習慣各不省覺故污穢愈積愈多而疫症遂由此生焉

居家苟能從事淸潔其獲益之多自不待言若公等居室有潮濕黑暗不通空氣之處亟宜趕爲修理務將穢物辟除淨盡而後可俗語云凡物因人而成有不潔之房客斯有不潔之房屋故住屋須求潔淨爲先想諸君旣爲地方上之一分子應共擔一分防範衛生之義務爲公衆造無窮之幸福倘使居家之人能各自整理其家庭則地方有司自能淸理其道路如設立自來水開濬溝渠創立避疫醫院備辦防疫器具以及種種衛生之法總期居於其地者皆視爲樂土豈不美哉

病床筆記（附肺病新學說）

日本愛知醫學專門學校學生　無錫朱笏雲

予於今春三月間，患肺病，其症狀爲羸瘦。顏色蒼白。貧血多痰。運動時心悸亢進。呼吸促迫，晚間盜汗。（按予患盜汗已數載。每春冬之間，常發之。至夏秋則止。予未習醫時。不知盜汗爲肺病之重要症候。又自恃食量佳。遂不復延醫治之。致令體質日漸衰弱。而成肺病。今悔之已無及。）延醫診之。爲肺尖加答兒。蓋初期肺癆也。醫生勸予入病院治之。予卽入愛知病院。入院後。住一等室。室料每日日幣一元八角。室分大小兩間。一爲病人所居。一以備看護婦之居住者也，（此看護婦，指病人特別雇用之看護婦言。）室稍舊。然甚清潔。蓋日本風俗，室內之地板窗戶等，每朝必以濕布揩之。故塵埃甚少。（按此。習。慣。甚。佳。蓋塵。埃，中。含細。菌。甚。多。多塵。埃，之。室，雖健。康。者。亦。不。宜。住。於肺，癆，患。者。尤爲，危。險）室內置几椅各一。臥床用木製之。不張帳。（按吾國習俗。臥床上。無。論何時皆張帳。所張帳。容積既小。又以綿密之布爲之。於空。氣。之。流。通。最爲。妨。礙。卽與。肺。病。患者。最不。相。宜。日本非盛暑不張帳。其暑天所用蚊帳，容積既大。布亦稀薄，故於空氣之流通。尙無妨礙，竊謂吾國人。急宜發成此種習慣。以防肺病。且令患肺病者，得常吸新鮮空氣。以達治愈之目的。）被褥均用白布製之。室之前面。有大天井一。徧植花木。以備病者遊覽焉。予入院後。醫生逐日診察。而肺尖加答兒之名。則早自部長黑田醫生定之矣。黑田醫生診予病。頗周密。每遇伊診察。予必詳詢病狀。伊曰。君之病左肺尖重。而右肺尖輕。聽診時。左肺尖有水泡音。右肺尖有笛聲。又左肺自鎖骨以下。呼吸音微弱。打診時右肺尖呈比較的濁音。視診時。左側胸廓。較右側平坦。似患過肋膜炎者（按患過肋膜炎者。平均有三分之二。續發肺病。）又曰。君病尚輕。可治。愼勿憂慮。惟此病非短時日間。與僅恃藥餌。所能治療。必實行養生之法。而持之以恒。始克奏功。黑田醫生之言。蓋即丁仲祜先生所謂營養療法。空氣療法。精神療法。藥餌療法。宜相輔而行。不可偏廢者也。病院內。除醫生診察外。病輕者。每日朝晚各一次。由看護婦檢其體溫脈搏呼吸。而病重者。每日檢溫至五次以上。予之體溫素低。無熱時。朝不過攝氏三十五度五分左右。夕不過三十六度二三分左右。最高亦不過三十六度七分。而予在愛知病院。間有極微之發熱。至三十七度二三分。（按自攝氏三十六度五分至三十七度五分。本爲人之常溫。予體溫素低。故至三十七度二三分。已爲微熱。）脈搏時有遲速。一分鐘中。有多至八十三四至者。有少至六十七八至者。呼吸一分鐘在十九次左右。予入院後。每日服藥二種。一、遠志根浸，食前三十分服之。一、炭酸卡野㐂羅。食後服之。晚間用酒精拭全體。以止盜汗。（治盜汗之藥有種種。然見效者少，有某藥劑師者。患盜汗頗甚。服藥多種。均不效，後於民間覓得一方。服之立止。且不再發。其法。取山藥末半杯。加以白糖少許。注入開水而拌和之。俾成濃厚之液。於臥時服之。此方予未試過。姑誌之於此。）牛乳、每日飲六次。每次一合。午前七句鐘。九句半鐘。十句半鐘。各一次。午後兩句鐘。三句半鐘。七句鐘。各一次。每次入以生雞卵一。朝餐八句鐘，介粥、及菜蔬、及肉類少許。午餐十二句鐘。食飯。及菜蔬。及肉類二種。（如牛肉與魚肉。或雞肉與魚肉。或牛肉與鳥肉。而用猪肉時甚少。因猪肉調製稍難。且日本販猪肉處亦甚少。） 晚餐五句半鐘。所食如朝餐。每食之前後。各休息十五分鐘。深呼吸。每日三回。朝七句鐘前一回。午十一句鐘左右一回。晚五句鐘左右一回。每回作十餘次。每朝五句鐘起床。起床後。用冷水摩擦全身。約十分鐘。晚八句鐘就寢。防盜汗之發。寢具從薄。日開窗之一部。以通空氣。且令四肢不相接觸。俾皮膚得盡其呼吸作用。其法。以上肢插入被物間。下肢自足部迄會陰部。以床布界之。每日散步時間。一句鐘乃至兩句鐘。此外則閱新聞。或小說。或知友聚談以消遣。溫浴間日一次。入浴時。先以石鹼充分洗滌全身。然後以冷水摩擦之。再以毛巾拭乾之。入浴後。休息三十分鐘。小便一日六次乃至八次。大便不定。或一日一次。或隔日一次。（按予未到日本以前。素患便秘。近日此病大減。其治法。每日於一定時間行圊。又於就寢時。服微溫湯一二杯。又每日食生冷少許。如新鮮菓實等。以促腸之蠕動）予入院後。約四星期。痰中忽帶血。醫生取予所吐痰。檢之至五次。謂予曰。用普通檢法檢之。尚無黴菌。用特別檢法檢之。則爲有爲無。不能斷定。蓋特別檢法。尚不完全。故不能充分檢之也。又曰。肺病在初期時。肺臟爲黴菌所侵。形成小結節。此結節未崩壞時。黴菌潛伏其中。不隨咯痰以俱出。故初期肺病。痰中往往無黴菌也。又曰。賫佩爾苦林。治初期肺病有大效。盍試之。予因於西歷五月四日。行注射療法。

按賫佩爾苦林之學說有種種。其要如左。

（甲）舊賫佩爾苦林之發見

賫佩爾苦林之發見。本於動物試驗。古弗氏以結核菌接種於莫爾莫篤。所得結果有種種。於健康之莫爾莫篤。接種結核菌。其接種瘡面。翌日治愈。而至兩週後。接種部生結節。漸爲潰瘍。以至斃死。無治癒者。於既罹結核之莫爾莫篤。接種生活結核菌。或既死之結核菌。則其初於接種部生小瘡面。而決不起結節、皮膚硬結。現壞疽狀而脫落。而其殘留之潰瘍面轉瞬間即愈。鄰近之淋巴腺。不起腫張、又以死滅結核菌。接種於健康莫爾莫篤。僅局部起乾酪變性。而接種於結核莫爾莫篤。暫時後。動物即死。又以其稀釋之物。不絕注射之。則非特不促病症之進行。且各種病症。全被頓挫。古弗氏本此實驗取結核菌製出一種物質。以之注射於莫爾莫篤。則該動物不罹結核。又罹結核之莫爾莫篤。以此注射之。亦得頓挫其病勢。閱數月。古弗氏以研究所得詳細報告醫界。名其物曰賫佩爾苦林。且以賫佩爾苦林。爲治肺病初期之特効藥。舉臨床上種種實驗以說明之。此千八百九十年。萬國醫學會第十回開會時。古弗氏以其發見之賫佩爾苦林。報告醫界之大畧也。

(乙)舊賫佩爾苦林之製法

入結核菌於四週間孵卵器。而注肉汁其中。以培養之。則結核菌十分發育。於肉汁表面形成皮膜。取此皮膜與肉汁。混和器中。煮沸之。俟其容積。減至十分之一。成濃厚之茶褐色液而止。

(丙)舊賫佩爾苦林診斷法

古弗氏以結核菌接種於莫爾莫篤。此莫爾莫篤感染結核之時。以一定量之賚佩爾苦林注射之。則起反應熱。而注射於健康莫爾莫篤。毫不起反應以此實驗推之。則以賚佩爾苦林注射於結核患者。必起同一之反應熱。而注射於健康人。決不起反應。古弗氏在傳染病研究所實驗久之。以一密瓦之賚佩爾苦林。注射於結核患者。已起反應熱。而注射於健康人。雖百密瓦。亦不發熱。由此知賚佩爾苦林之注射。不獨可治初期肺病。亦爲診初期肺病之捷法。凡初期肺病。他法不能診得者。用此法必能診得之。其法。於注射之前一日。精測患者之體溫。然後以一密瓦賚佩爾苦林注射之。如注射後。體溫昇高至一度以上。則爲肺病患者無疑。此熱大抵發於注射後四五時間越二十四時間。而復於常溫。

因體質之不同。有時初期肺癆，注射一密瓦賚佩爾苦林，而不發熱者。則間一日之後。以五密瓦賚佩爾苦林注射之。如仍不發熱。則再間一日而以十密瓦賚佩爾苦林注射之。如仍不發熱，則可斷定之曰無肺病。卽有初期結核之疑之人。如注射十密瓦後，仍不發熱。亦可斷定之曰無肺病。

如上所述。賚佩爾苦林者。自結核菌製出之物。卽結核菌之生產物，而重症肺癆，注射賚佩爾苦林後。往往有不呈反應者。蓋重症患者。被結核菌襲擊已飽和於賚佩爾苦林。故以少量之賚佩爾苦林注射之。不復感特異之刺戟。故不發熱也。要之賚佩爾苦林。當用之於初期診斷。若夫二三期之重症。則用理學診斷法。與咯痰之檢查。皆可診得之。無俟賚佩爾苦林之注射也。

(丙)賚佩爾苦林之點眼診斷法

古弗氏之法。以反應熱判斷結核之有無。故用此法診斷時。患者發熱。且有時須注射三次。較此法簡便者。有點眼診斷法。其法。於點眼以前。精檢患者之兩眼。然後以百分之十乃至百分之二十五之賚佩爾苦林稀釋液。任點其一眼之右方。如點眼後。越二十四時間。被點之眼結膜充血。則爲結核患者。如非結核患者。則被點之眼與未點之眼同。其結膜決不充血。此充血暫時卽癒。此法大抵行於世。現時亦有用之者。

(丙)披爾開(Pirquet)氏診斷法(三法中之最簡便者)

點眼診斷時。結膜甚充血。故被點之眼。大有不快之感。較點眼法更簡便者。爲披爾開氏診斷法。披爾開氏者。與太利維納之博士。小兒科專門家也。氏之法。本於小兒之種痘法。

小兒之種痘也。其豫防力可至五年。今年所產兒。確實種痘以後。翌年再種。則塗抹痘苗之處。越二十四時間後。呈小隆起及紅色。此謂早發反應。由此實驗推之。結核患者。即在初期。其體內必含少許之賚佩爾苦林。故用種痘法。以賚佩爾苦林塗抹其皮膚上。則如種痘於有免疫力之兒。同樣於皮膚起少許之紅腫。由此可以得結核之診斷。

用古弗氏之法診斷時。不獨發熱也。注射後。結核患者。二十四時間乃至三十時間。因針跡腫脹而感苦痛。披爾開氏之法。則應用種痘之法。以賚佩爾苦林塗於皮膚。其反應佳良。患者不感苦痛。

披爾開氏診斷法者。用披爾開氏接種錐。於前腕內面之表皮作形跡。現有形跡即止。不可有血滲出。其法每間一寸左右。用披爾開氏接種錐。旋轉作圓形。至四次而止。（如〇 〇 〇 〇）

第一形。以賚佩爾苦林之原液一滴滴之。

第二形。以賚佩爾苦林之百分之二十五液一滴滴之。

第三形。以賚佩爾苦林之百分之十液一滴滴之。

第四形。仍其舊。不以資佩爾苦林滴之。此形乃用以與上三形對照者。第一形。於兩端之兩形中。任取其一爲之。第一既定。卽可順次如上法行之。此時苟非結核患者。則第一第二第三三形。與第四之對照形同。决不稍起紅腫。如爲結核患者。則於二十四時間乃至四十八時間中呈反應。卽塗抹資佩爾苦林之第一第二第三三形起紅腫。有時資佩爾苦林之原液與次之百分之二十五液起紅腫。第三之百分之十液。不起紅腫。此因人之體質而有不同。此法不論大人小兒均可用。且十之中。有八九不差。用資佩爾苦林診斷肺癆。以此法爲最便。故古弗博士用之。日本北里博士。亦用之。據北里氏之實驗。用此法診斷時。亦如用古弗氏之法診斷。無結核之人。不起反應。又末期之重症結核。亦有不起反應者。故此法爲診初期肺癆之最簡妥者。

(丁)舊資佩爾苦林注射後之反應及成績

於結核患者。注射以舊資佩爾苦林百分之一立方仙米。則注射後越四五時間。呈反應。至十數時間達於最高再漸次下降。反應之最著者如左。

一般反應。爲關節痛、倦怠咳嗽。體溫三十九度乃至四十度。又有兼發惡心、嘔吐、或腦症者。此等症狀持續至數時間。

局所反應與狠瘠相似。即表皮之局部。發赤、腫脹、起滲出。遂結成痂皮。脫離於周圍之健康組織。

肺部反應。爲水泡音增加。濁音部擴張。咳嗽、咯痰。及痰中結核菌之增多。此反應。一日乃至二日後消失。第二回用同量注射時。反應即不如第一回之劇。

由此可知以少量之賚佩爾苦林、細心注意。反覆注射於結核患者。則結核輕快。或至治愈。蓋結核患者因賚佩爾苦林之作用。而起局處的反應。其結核組織、死滅崩壞脫離於周圍之健康組織。遂於其部生瘢痕組織而治愈。

結核患者。專用衛生食餌治療與兼用賚佩爾苦林其成績迥殊。茲據德國柏林蒲拉痕台痕蒲爾葛結核療養所之報告。得其比例如次。

		人數	治癒數	
初期患者	衛生食餌療法	一九五	六二	＝百分之三一、八
	兼用賚佩爾苦林	二〇	一五	＝百分之七五、〇
二期患者	衛生食餌療法	二〇六	四	＝百分之一、九
	兼用賚佩爾苦林	二一四	五	＝百分之二〇、六

末期患者｛衛生食餌療法……………二〇一……〇
　　　　　兼用賚佩爾苦林…………一一……〇

（戊）用舊賚佩爾苦林治療之限制

舊賚佩爾苦林者適用於初期結核即純粹結核而重症患者。及混合傳染。（例如咯痰中混入連鎖球菌等。）用之無效又發熱患者及咯血患者亦禁用。

（已）舊賚佩爾苦林之稀釋法

其法每回以二百倍石炭酸水製成濃淡之稀釋液三種。例如左。

第一液（即十倍稀釋液）

於賚佩爾苦林原液一、〇立方仙米中。加入石炭酸水九、〇立方仙米。

第二液（即百倍稀釋液）

於第一液一、〇立方仙米中。加入石炭酸水九、〇立方仙米。

第三液　即千倍稀釋液）

於第二液一、〇立方仙米中。加入石炭酸水九、〇立方仙米。

以上各種稀釋液中。含有賚佩爾苦林之量如次。

第三液〇、一立方仙米中含有賓佩爾苦林十分之一立方密米。
同上一、〇　同　一立方密米。
第二液〇、一　同　一立方密米。
同上一、〇　同　十立方密米。
第一液〇、一　同　十立方密米。
同上〇、五　同　五十立方密米。

（庚）注射法注射器及注射部位

取普通之蒲拉准賓氏注射器。先以二十倍石炭酸水。次以二百倍石炭酸水洗滌消毒。然後於背部之肩胛骨間部注射之。注射部。於注射之時。先用漬酒精之脫脂綿洗拭消毒而注射後。以軟膏貼之。又注射之部位。宜於肩胛骨間部之左右兩半部。相互交換。例如第一次注射於其右半。則第二次注射於其左半。如第一次注射於其左半。則第二次注射於其右半。以後順次推之。

（辛）注射之增量法及極量又注射之停止及間歇注射

注射之增量法及極量。因人而殊。通例自第三液〇、一立方仙米起。每隔一日。增量〇、一立方仙米。至一、〇立方仙米。或第二液〇、一。再自第二液〇、二立方仙米始。與第三液同樣。每次增量〇、一立方仙米。至一、〇立方仙米而移於第一液。仍如前法。每次增量〇、一而注射之。至〇、五立方仙米而為極量再用同量持續注射之。凡注射後。毫不呈異狀者。可用此法。

有時用第三液之十分之一立方仙米。已呈著明之反應者。對於此種患者。其注射之始。宜用第三液之百分之一。或五百分之一立方仙米。且欲使注射後。體溫昇高。不出一度以內。故每次之增量亦宜用極少量。

如注射後。有咯血之疑者。則宜以第一液之百分之五立方仙米。或其以下之量為極量。

又注射後。反應全不消失者。宜停止注射。

間歇注射者。注射達於極量。持續至一定時日之後。休息三四星期。再自少量起。增量注射之也。此法有大効。

（壬）資佩爾苦林免疫力之檢查及對抗素

資佩爾苦林因製法之良否而其効力有強弱。德國無論何種資佩爾苦林。皆由國立試驗所。檢定其効力而明示其分量。凡賫佩爾苦林之售出。非先經該試驗所試驗不可。其法如左。

罹結核之莫爾莫篤。達於一定時期之後。以賫佩爾苦林注射而試驗之。即以結核莫爾莫篤爲標準。此法頗費金錢。且極周折。

古弗氏本補體結合法之理。得一最簡便之法。用此法以檢賫佩爾苦林。即知其中含若干之免疫元。因免疫元之多寡。即知其効力之强弱。即含免疫元多者。其作用强申言之。即以賫佩爾苦林注射於人體或動物體內。則血液中發生對抗素(一名抗體)此對抗素勢力與結核菌戰爭而撲滅之。即因賫佩爾苦林之注射而對抗素增殖。對抗素多量增殖。則撲滅結核菌之力益厚。而賫佩爾苦林。遂爲結核之治療劑及免疫劑。

古弗氏之法發見以來。賫佩爾苦林之極量。無須假結核莫爾莫篤爲標準。可於試驗管內定之。至極便利。即由試驗管內。可檢得賫佩爾苦林中含有若干免疫元。故至今日欲查知賫佩爾苦林之効力而定其分量。至易易矣。

古弗氏本補體結合法之理。取歐美日本製造販賣之結核治療血清。一切檢查之。則該血清中。或全不含對抗素。或雖含對抗素。而其分量亦非常之少。毫無効力故以此等結核治療血清。應用於結核患者。斷難收効。

賚佩爾苦林。則無論新舊。凡製造合宜之物。皆含有多量之免疫元。故以之注射於結核患者。則對抗素之增殖甚著。對抗素之增殖與否。取患者之血清試驗之。卽得。又對抗素愈增殖。則患者之結核愈輕快。故於臨床上之症狀查之。亦立見。由此試驗法。亦可得結核治療上之標準。

撲滅結核菌之對抗素。普通存於患結核病之體內者無多。賚佩爾苦林。愈從注射。則對抗素愈益增殖。由此而賚佩爾苦林之注射。爲結核患者之必要與否。其効力之偉大與否。可以瞭然矣。

以下述新賚佩爾苦林

（子）新賚佩爾苦林之原理及製法

免疫之物有二。一毒素免疫。一菌體免疫。毒素免疫者。以細菌產生之毒素。注入於人體或動物體時發生之。例如取實扶的里亞及破傷風兩種細菌。培養於液體培養基中。則強力之毒素。存於該培養基中。今以此毒素注入於動物體而行免疫。則動物體中。發生中和該毒素之物質。此物質謂之抗毒素。菌體免疫。於虎列拉窒扶斯等見之。此等細菌。以之培養於液體培養基之時。殆全不發生毒素。然其體內。含有著明之毒素。今以此菌體毒素。注入於動物體而行免疫。則動物體內發生之物質。無中和菌體毒素之作用。而却致生活菌於死滅。此物質謂之殺菌素或抗菌素。

於長時間加溫製出之賚佩爾苦林。其掘利設林中。雖已浸出菌體內毒素之一部。而其主成分。不外乎結核菌產生之毒素。從而注射賚佩爾苦林。以行免疫之時。仍不過毒素免疫而已。而由此免疫發生之抗毒素。雖有中和毒素(即賚佩爾苦林)之作用。而對於結核菌體。不起作用。欲結核之治癒。宜令人體內之結核菌死滅。即宜行菌體免疫。使發生抗菌素或殺菌素。

行菌體免疫。使發生殺菌素或抗菌素。在虎列拉、窒扶斯等甚易。即取此等細菌。於攝氏六十度。加溫三十分間。或用格魯兒仿謨殺菌以後。注入於人體或動物體內。已可達免疫之目的。蓋此等被殺之菌。易吸入動物體內也。結核菌則不然。被殺於熱或藥劑之結核菌。以之注入於人體或動物體之皮下。則結核菌不易吸入體內。而於其部、化膿。或呈結節。又以之注入靜脈內。則諸種臟器。恰如被生活結核菌侵襲。而起同一

社友來稿彙錄

謹報者。同邑楊喜卿君。素喜嗜酒。自弱冠狂飲。殆二十載。是年初夏。(三十八歲)漸次腹脹便閉。胃不納物。飲食即吐。常嘔清水。藥劑進之以行氣祛濕和胃化食之品。漸漸獲愈。次年春末。(三十九歲)病發如故。進之以原劑。無效。更據下濕瀉熱之藥。亦無效。常經旬餘不食。腹亦不飢。略飲淡甜酒數盅度日。病症則手顫動。有不能動作之勢。著名醫士。咸就診焉。要皆無一方應驗。終至夏秋之交。逐漸自愈。如此者兩載。至於攻補諸品。服之最夥。雖以憶及。惟病愈後。飲酒如故。蓋楊君亦自知醫。因此研究益力。亦知病源由嗜酒過度而來。是以決戒不飲。孰知病根已深。戒之亦無補於事。每逢春夏南風起候。病狀復現。始則發前症。繼則皮內如針刺。全體困難。惟手震尤劇。且雙手不仁。自腕而掌而指。均冷如氷。(是年四十)楊君自度體元虛弱。血不養筋。處方多是補氣血固腰腎。亦毫無效驗。因此停藥不服。待夏往秋來之時。聽其自痊而已。斯時前症雖減。惟兩手不仁。仍然如故。楊君心彌焦灼。筋骨之病。非憑了性酒虎膠等劑。不能奏功。是以服之亦尠應驗。自茲以往。寫字作書。須以左手托其右腕。方可舉動。余屢勸其赴西醫某君處療治楊君不以西醫爲然。以余之説爲不經。如此者輾轉又五年矣。自發病以來。僅冬季如常人。至於兩手不仁。終不復原。至舊年二月杪。初則發前症。繼則各症增進。並痰迷譫語。不省人事。全體顫震。陷於危險。延至八月十六。溘然長逝。（是年四十六歲）嗚呼。楊君之病。逢春夏南風起則病發。秋冬北風發則病瘳。是亦奇矣。故將歷年病狀繕呈。以供諸君子之研究焉。

不但楊君一人。與楊君同事者。陸君何君。亦因此症斃命。陸何二君。惟手反是。餘狀均同。亦狂飲。曾窺其寢室。濕氣過重。至春夏潮天。室內常發霧狀。且空氣缺乏。終日兀坐。毫無運動。大約與病症亦有關係歟。

江西淸江龔慶曾繕呈

實驗秘方三種

饒漢章

肺癰　無論已成未成。惟咳嗽痰出腥臭者。用

菩提子根。洗淨搗爛。取汁約二兩。溫熱服五六次。必獲見效。按菩提子苗高二三尺。梗葉似高粱。又似蘆荻。子生葉椏內。纍纍如珠。有尖圓二種。尖者若小川貝母。

圓者如半夏。入藥用根。

諸蕈　若瘜肉者。無論耳蕈牙蕈鼻蕈痔蕈等。用

蔆柄卽沙角蔆吐下之蒂長寸許。收乾瓦上煅。存性。畧加龍腦少許。研細。麻油調。塗三五次。卽落無痕。

延皮爛在小胖者用

桑蠶糞瓦上炙枯。研末。香油調敷。數日結痂。雖諸藥無効。用此必驗。

以上三方三種。皆本草綱目所未載。輒著神效。故敢公諸同好耳。

阿斯必林治療僂麻質斯之實驗談

歐陽鏡湖

廖姓男年四十餘。初罹感冒。續發肩胛疼痛。湯劑屢服無效。痛更甚。坐臥不便。繼延余診視。軀體微熱。脈搏洪大每一分時九十至。體溫甚高。查右肩胛關節腫脹疼痛發炎。及於右鎖骨左肩胛骨及肘關節等如常。詢其原因性喜酩酊。此爲關節酒風濕僂麻質斯。遂與阿斯必林六、〇。日分三次。二日分服。局部塗布樟腦丁幾。閱日。疼痛已稍止。惟鎖骨畧痛而已。復與阿斯必林三瓦。仍日分三次服之。不日恢復。阿斯必林功效。

於斯可見。

又　馬文田

謹告者。阿斯必林之治療成績。屢試屢驗。僕婦王氏。年五十二歲。於閏六月初五日。患左手腕關節紅腫疼痛。初六日來診。予知其爲急性關節僂麻質斯。遂用阿斯必林四〇分三包。日服三次。每服一包。一日而癒。李氏女年二十歲。七月初一日患鼻塞。流清涕。發熱。初二日來診。予知其爲輕症傷風。遂用阿斯必林二、〇。分三包日服三次。每服一包。一藥而癒。予平素身弱。本月初七日。曾起惡寒發熱。鼻塞頭痛。喉中作癢。聲嗄咳嗽。有痰如膿狀。予知患感冒。初服蘇前荆防之類。一劑未效。繼服阿斯必林三、〇。分三包。一日三回。一回一包。次日則身熱鼻塞咳嗽聲嗄。喉中作癢俱退。惟頭痛未退。又服阿斯必林二、〇。分三包。一次一包。一日病癒。

療法。近年米國盛行之クリスナヤン、サイエンス、與我邦之天理教相似。蓋專用祈禱、以醫萬病者也。信之者、不獨下流社會、即上流社會、亦多有之。蓋以其法雖無醫萬病之效、而由病氣之種類與事情、固有多少之效力、無可疑也。其有效力者、則由精神之作用、信仰安慰之結果、明矣。

我邦所傳之呪法、奇奇怪怪者甚多。如本朝醫談治鬼病之呪法。蕉窓雜話載村落治瘧之法、秘傳世寶袋之止鼻血法。呪詛重寶記之治瘴法。妙術智惠海之治脚氣法是也。其他俗書之呪法、不堪捧腹。治療精神病者、古來以祭落爲主、藥治次之、而限於加持祈禱者多、不用醫藥醫療。此等之療法、雖不可一一信之、然非無寸效也。若果無寸效、則雖至愚之民、亦決不深信。其所以有效者、亦非神佛之冥護、實精神作用之所致也。隨意錄述祈禱應驗之理、且引證他書曰、設土木之像、敬而事之、則有顯應靈感者、非土木之靈、實人心之靈也云云。誠得其意矣。蓋祈禱禁厭之治病有應驗者、

一由一任自然。

一由信仰安慰之力也。

前述諸病中、有任自然而平癒者。若此時欲以人爲急治之、起種種懸念、却有妨自癒

者。此時若託於祈禱禁厭、則可助其自愈。又由此等之方法、一心信其靈驗、則可安慰精神、大減退病勢。若合此二者而言、則爲心理療法而見乎愈。惟所憂者、易生迷信之弊害也。

祈禱禁厭雖非迷信。然愚民妄用之、則陷於迷信、而釀種種之弊害。即第一須醫療之疾病、不用醫療、因而增長病勢、或使蔓延。第二惰衛生之注意、害知識之進步、妨宗教之改良等。然若以是等之理由、而排心理療法、則大誤矣。苟有由精神可治其病者、則不可不以心理療法、助生理療法。若其迷信之弊害、則講除去之法足矣。

古代之醫術未進步時、巫與醫相混、且爲宗教之所支配者、不足怪也。其后醫術漸明、人民猶有守舊之風、依然信巫而不信醫、此於社會萬般之進步、所難免者也。故醫術既改良、則不可不改良巫術焉。宗教以治心病爲要務。其治身病者、不過餘波、非其目的也。然其餘波苟治病有效、則其方法、亦不可不改良焉。但世人應今日之文運。獨於生理療法、加以改良、而於他之方面、一任舊慣、不復措問、唯責其弊害、可謂謬矣。此余所以以心理療法之改良、爲今日之急務也。

第八　身心關係論

講心理療法者、不可不考身心之關係。蓋身心相關之理。凡窺生理學及心理學之一端者、皆所熟知、可證明焉。如血液之分量、性質、運行之狀態、影響於精神上、則其作用、或過敏、或遲鈍、甚則有全停止者。又如食物之榮養、腸胃之消化等亦與精神有影響焉。又如手足之勞動、身體之健康等、則精神感苦樂。是則無論何人、皆每日所經驗者也。又如精神上之變動、其情況必發見於肉體。例之、喜則笑、悲則泣、恥則滿面潮紅、怖則全身戰慄、是皆人之所自試也、又世之破產業、失愛子、陷於不幸、常處逆境者、則筋肉憔悴、猶若病人。志立功成、意氣揚揚者、則喜色現於顏貌、是皆人之所經驗也。然此等之關係。猶間接而非直接也。其直接者、則神經系統、就中腦髓與精神之關係是也、凡有學識者、皆所熟知、故不一一證明。唯於其特殊者、示身心相關之例而已。

生來厭舟者、見海每催嘔吐。其甚者、聞他人於風波之日乘船、亦自感嘔氣。又恐雷者、聞雷鳴、則氣色惡、食事不進、覺頭痛、余先年曾聞某生來甚忌毛蟲、夏日露背而營業、有人取黍穗自背后撫其肩、曰、是毛蟲也、某大驚、發聲戰慄、后檢其痕、果腫脹若為毛蟲所刺。其他有嫌百合花者。有嫌茄子者。有嫌鼠者、聞鼠則懼。有嫌蝶者、見蝶則恐。且物嫌之極、有至死者。又有苦心焦慮而現白髮者。如支那之韋誕、以能書名、魏明帝造淩雲臺、使韋誕入籠、以轆轤引上、命書其額。其高去地二十五丈。如遊雲中、既書而下、其髮皆白。

又由五官之感覺、呼起夢想之例甚多。如支那之諺語、藉帶而寢、則夢蛇、飛鳥啣髮則夢飛、又甚飽則思施、甚飢則思取。卽示感覺與夢想之關係也。又如寒中出足於衣衾之外而感冷、則夢行冰上。感火氣之照顧則夢火災之類。西洋之心理書、所多見也。我邦之書中、似之者亦甚多。茲舉其一二焉。

南秋江之鬼神論、昔有禪僧、夜往便所、下堂而蹈殺生物。僧自思日中曾見金蟾、伏於階下、意蹈殺者、必蟾也。殺生物者、必入地獄而受罰。乃大恐、就寢、果夢中於閻覺之前、受處罰之命。夢覺、翌朝、見階下、非蟾、死唯蹈破之瓜耳。

奇談新編、有人常冀拾金、一日出行、忽見路有遺金、時方嚴冬、金凝着於地而不離、因努力引之、俄然醒、乃夢引其陰囊。

又黃山谷詩、病人多夢醫、囚人多夢赦、亦由思於心而現於夢也。其他有由精神作用、而起妄覺浮幻像者。閑際筆記著者自記所實驗曰、余幼時鄉人相傳某地某所、夜現鬼物。余曾數回過其處、終無所見。聞此言后過之、茫然若現一物云。霖宵茗談亦有二

例如左、

昔某地丙姓之妻、以難產而死、其夫深悲之、終宵思亡妻、不能合目。蚊帳之外、忽見亡靈、大怖愈不能睡、不敢息氣、及黎明、亡靈亦滅、其后每夜必來、夫益恐怖、每夜不眠、顏色青、身體疲、心氣漸衰。其族怪而問之、不以告。心中不堪其苦、往某寺以實告和尚、求救、和尚取煎豆與之曰、汝握於手內、勿開。今夜若亡妻來、勿怖、則出此握手、問亡妻是何物、則必答爲煎豆。又問其數若干、則必不能答。必去矣。乃依其教、果如其言。自是安眠、心氣大快。往某寺謝和尚、且問其故。和尚笑曰、無他、皆由汝心起也。汝思亡妻、故起妄覺、浮幻像、而見妻來、汝心知爲煎豆、故亡妻能答。汝心不知其數、故亡妻不能答、遂不來矣

是爲幻視之一例、亦心理療法之心得也。

又精神作用、於重量之感覺、亦有影響。例之、修善寺之村內、有源賴家之墓、於其上持石、依其輕重、定事之吉凶、其實石無輕重、乃由人之意思、而生輕重之不同也。又印度之刑法、於吟味犯罪者、有四種之方法。以石與人均其重而秤之、其人詐、則石輕、不詐則人輕、人之體重、雖由罪之有無而生不同、實由其人之心有所疑懼、不能保其舉動

之平靜、故現幾分輕重之不同也。又該國之吟味法、使抱熱鐵、有罪則受火傷、無罪則免火傷、與我邦古代探熱湯同是由精神作用影響於筋肉皮膚也、又印度之審判法、有嫌疑者、與食而使吐之、其中含涎液多者。判為無罪、少者定為有罪。是由心中恐惱之念、影響於消化力之結果也。又有精神作用、影響於力量者、如狂人之俄加腕力是也。要之精神與身體、思想與覺官、心理與生理之間、有密切之關係者、徵種種之例可知也。由是推之、精神與病氣之間有密切之關係、更無容疑矣。

第九　精神起病論

由身心關係論而進一步、以考由精神起病之例證。先年余聞東京有一青年、偶感風邪、乞醫診察、醫曰是肺病也。患者大驚。翌日、病勢俄加衰弱日甚、恐再進而陷危篤。又乞某醫診察、某醫曰、是非肺病、非胃病、非心臟病、乃無病也。不自知其無病、而思重病故也。患者又大驚。乃從醫言、不服藥、翌日病勢頓減、不出數日、全快。又有一例、余於加州能美郡、聞同郡某氏、先年二三月間、稍感風邪、時出咳痰、特別留意、朝起向庭前吐痰、見其色赤、自以為肺病、遂覺心悸亢進、體溫上昇、食事不進、氣分不快、速入寢室平臥、病勢益進、咳痰漸加、自思餘命、難保一年、想像死后之事、益增苦悶、恐家族聞知、非常驚懼、乃秘不告人、惟獨居憂慮、擬明朝自遠方聘名醫乞診、屆時必檢血痰、乃於夕刻向庭前探之、方知朝時之痰、非血痰也、乃附着於椿花之斷片、花片一轉、而浮於痰上、自緣側望之、誤認為血痰故耳、於是肺病之疑念全消、心臟與體溫、共復常態、氣分忽爽快、食事急進、與平時之健康無異、若不發覺椿花之斷片、則終為肺病患者、恐為黃泉之客矣、蓋世間由精神起病如此類者多矣。

晉書樂廣字彥輔、南陽淯陽人也。遷於河南廳、嘗有親客、一次來飲酒、后久不復來、樂廣問其故、答曰、見盃中有蛇、心甚惡之、飲后發病耳。時河南廳之壁上。有角弓漆畫而為蛇。樂廣以為盃中之蛇、即角弓之影也、試置酒於庭前、謂客曰、盃中復有所見否、客答曰所見如初。樂廣即告其故。客豁然意解、沈痾頓愈。

茲又有相類者、乃余友人之實驗談也。

余有知友生來嫌忌鰌魚、一日訪親戚之家、其家知其嫌忌鰌魚、向未一試其味、若使試之、必知其味而喜食矣、然若明言鰌魚、則必辭而不食、乃詐稱鰻魚、自東京來者。客食后、主人向客曰、君所食者。非鰻乃鰌也。客氣色忽變、起腹痛、催嘔吐煩悶亂、：

遂成大病。急迎醫師給藥、一家終夜看護、始痊。是余由精神作用而起之病、氣不足怪也。雖無病健全之人、有由精神而致死者。西洋之心理書中、往往有之。有人欲試精神作用於一罪人、命之曰、汝罪當死、今余由汝之身體、取血一斗、則汝必死。乃試掩罪人之眼、自其脚尖取血液、次第呼一升二升乃至一斗、卽時絕息、然其實非取血液、唯口頭數升量耳。又英國之某地、有姊妹兩人、友愛甚篤、已而妹患肺病、療養無效、遂死。時人皆恐其姊、哀悼至死、然見其顏。而毫無憂色。經二週后、忽死於床上。醫師來驗其體、不見其死之病因。是蓋因與妹相別、努力忍其悲哀之情、遂鬱積於內。終至頓死也。余聞加州之人亦有類此者。加州藩士某之妻、以五六歲之小兒、止於鄉里。而隨藩主往江戶之藩邸、其后有病而死、鄉里接其訃音、恐告遺孤、必大號泣失神、遂秘而不傳。遺孤每向其妻母尋問、則以尙在江戶答之。由是經數年、其妻父攜此兒往江戶、約與母會面、兒大喜、既至、攜兒詣墓前。告兒曰、此墓卽汝母也。兒絕叫倒地、遂不復起。其年齡僅十歲耳。

又近頃有婦人因良人從軍、日夜憂慮、以急病而死者、是亦余所素聞者也。

由是觀之、精神之作用、能致人於死明矣。則精神有使人起病之力。毫不足怪也。而其

醫事新聞

英使照會外部香港總督定明年正月（西歷）二十號在香港開熱道醫學會請派員涖會研究刻聞民部擬派醫科舉人鄭豪赴香港充熱道醫會委員云

按世界之有醫會。由來久矣。然我國醫生之赴會研究者。則自光緒三十年政府特派北洋徐翼周、鍾楝臣、何醴泉往美利堅開萬國軍醫會始。而鄭君之得派赴外國醫學會者。計今已三次矣。其一則光緒三十二年赴菲律賓熱帶病學會。其二則宣統元年赴那威白耳根萬國消除痲瘋會。其三則今次赴香港熱道醫學會也。效從前各醫生之赴會者。旋國後皆僅有覆命於政府未聞作詳細之報告以餉我國之醫人。（鄭君赴白耳根萬國消除痲瘋會游記。雖已登光華衛生雜誌。唯尚未竟厥稿且關於痲瘋學說上之研究亦未登出）僕殆憾之。今鄭君此行。僕甚望其將會中研究之問題及學說。詳細譯登於內地各大日報。（粤中現似無醫報）以廣我醫林之智識慎勿秘而不宣也。狂夫之言。唯聖所擇鄭君其亦擇僕言乎。企余望之。（蓮伯）

民立報新刊批評

漁父

肺癆病救護法　丁福保撰。共一卷。十一章。凡肺癆病之原因。症候。病理。療法。預防法。攝生法。皆記述靡遺。而預防法及攝生法。尤爲詳盡。記者夙不研究醫學。固未敢輕於月旦。然以爲吾國今日醫學。頹廢。病夫。徧天下。而患肺癆病者。尤號稱不易治。以故一染是疾。舉家。皇然。束手。視其奄奄。以至於斃。國中人口。每歲耗於此者。不知凡幾。蓋爲天下之一大隱憂。得是書。而中醫之。使國人。皆可藉以獲肺癆病之常識。則有功於衆類。要不淺鮮。耳丁氏又有肺癆病預防法。肺癆病新學說。肺癆病學一夕談。皆與此書相發明者。亦攝生家不可不讀之書也。上海棋盤街文明書局發行。價銀六角。

又要考醫

端午帥督兩江時。曾將省垣各岐黃考試在案。其未經錄取者。概不發給文憑。免至草菅人命。端去兩江後。各岐黃又縣壺售術、近因省垣時疫大作、誤藥而死者不一而足。致病家與醫家迭見衝突。巡警道李家焯。惄然憂之。現擬將原立醫學研究所。大肆擴充。飭令前此未經取錄各醫。來所研究。其辦法則有三大端。甲每月學費一元。乙每日十一點鐘開學。兩點鐘止。丙以一年爲畢業期限、現已飭各區凡懸壺醫士、無論本籍客籍。一律查報。大約開學之期。即在本月。一般素無學術之醫士。現都惶恐無措云。

本日下午二時又開會議。經衆提議肺百斯篤之毒。不至較腺百斯篤之毒爲烈。惟肺百斯篤一經傳染於人。即深入人之肺中。所以殺人最速。至於腺百斯篤染於人。其人之頸上。必先生核病。然後始傳染全身。故殺人較之肺百斯篤稍緩。且肺百斯篤病菌於人之肺中居處已慣。由此人傳入他人。亦即時傳入其肺中也。後有某君提議天氣寒熱。是否與疫症有無關係。常見寒時有疫而熱時亦有疫。不因天氣之寒熱而增損疫症。可見疫症與天氣無甚關係。現在奉天肺百斯篤已經消滅。恐不能即時發生腺百斯篤。如其有之。則在秋季云。至此閉會。

防疫會研究事項二十四條　防疫會議定研究事項如左。

第一瘟疫原因

第二瘟疫傳染與時間及地域關係如何。且問道路河川鐵路及船舶於傳染疫氣影響如何。

第三瘟疫與動物染疫關係如何。旱獺鼠。其餘動物。例如豕狗馬。

第四城市及村邑染疫情形。

第五瘟疫與氣候乾濕寒溫有無影響。

第六本地瘟疫。似自然消滅。非藉防疫辦法。其自然衰滅之原因如何。

第七城市及村邑。關於傳染原因事項。

（一）感染疫氣之人。或罹疫者。或身尙健康。而帶來疫氣者之進入。

（二）感染疫菌之衣類或物貨之進入。

第八罹疫者之傳染物。

（一）由排泄物傳染。

（二）由罹疫者咳嗽唾液談話散布疫菌。竟致傳染。

（三）小蚤吸血罹疫者。竟將徵菌傳染。

（四）由屍體傳染徵菌。

第九由家屋傳染瘟疫已歷有據。細別如左。

（一）床坑食物食器等。污穢可慮。並因罹疫者唾液被污。

（二）凡如此之類（例如感染疫氣之衣類。）於傳染疫氣影響所及幾何。

（三）塵埃飛揚。能否帶有傳染物。

（四）室內以人工保維溫暖或圖通氣。與其不行之於傳染力。如何影響。

（五）室內人逗多時。或人民之習慣如何。於散布疫氣。有無關係。

（六）屋內或室內。生存黴菌。其期間之長短。

第十瘟疫於各種情事。有傳染黴菌不同。例如因病氣期間致死情形。動物傳染。豎有證。其理何故。

第十一罹疫者尙有自治愈者否。

第十二瘟疫流行時。鼠類感染之危險。

（一）鼠類由罹疫者唾液感染。

（二）鼠類因嚙疫斃屍具感染。

（三）鼠類由蚤或小蟲感染。

（四）鼠類因吸入疫菌感染。

第十三統計事項。

（一）死鼠卽於各處病斃者須立統計表。

（二）罹疫者年齡之老少。

（三）罹疫者男女之區別。

(四)羅疫者人種之異同。

(五)社會各階級之罹疫者。

(六)罹疫者之職業。

(七)與各様罹疫者接觸傳染者。

(八)醫士學生褓母從者及衛生局員之罹疫統計。

(九)各地死亡數。

第十四臥床事項。

(一)該疫經過各狀與初期肺炎或初期敗血症或鼠蹊疫或腸疫。各有無區別

(二)病毒顯點。

(三)症候。

(四)診斷。

(甲)各様診斷。

(乙)由黴菌學上診斷。

(元)唾液驗查。

藥學會誌編輯大綱

中國藥學會來稿

一　論文　凡關於藥學界之最新學理及實驗上之報告等而抒以己意議論之者屬之

二　傳記　分甲乙二類如左

（甲）各國藥學界偉人及發明大家列傳又東西洋藥學沿革史及進步史不論譯述或撰著者均屬之

（乙）藥學實驗室紀要及採藥記錄等足資藥學上參考者均屬之

三　學說　凡東西洋碩學名著各專門大家講演及講義等由編纂或譯述者均屬之其全部分類如左

（甲）藥化學

（a）藥化學實驗法

（b）動植物成分研究法

（c）原素分析分子量測定法

(d)有機體構造研究法
(e)新藥合成法
(乙)藥用植物學
(a)藥用植物學汎論
(b)藥用植物學分類法
(c)植物化學
(d)藥用植物顯微鏡用法
(丙)分析化學
(a)定性分析法
(b)定量分析法
(丁)藥品鑑定
(a)各國藥局方鑑定法
(b)中國藥局方私案
(c)賣藥鑑定法

(戊)衛生化學
(a)衛生化學總論
(b)衛生化學各論
(c)理學的試驗法
(d)化學的試驗法
(巳)裁判化學
(a)無機性毒物
(b)有機性毒物
(c)植物毒化學及動物毒化學
(d)理學的檢出法
(e)化學的檢出法
(庚)生藥學
(a)外國生藥學
(b)內國生藥學

(c)粉末生藥學
(d)生藥成分研究法
(辛)製藥化學
(a)無機性藥品製造法
(b)有機性藥品製造法
(c)香粧品製造法
(d)工場設計及製圖
(壬)細菌學
(a)細菌學總論
(b)細菌學各論
(c)細菌培養法
(d)顯微鏡實驗法
(癸)調劑術
(a)調劑術總論

(b)調劑術各論
(c)各國寶藥處方集要
(d)香粧品調製法
四　學事彙報　採譯各種書報中最新發明須義理簡當而無取冗長者
五　通俗講話　取藥學上最切要之學識應現今社會一般之程度用淺近文語或白話講演之
六　雜錄　凡本會通信記事及調查報告等隸之

編輯略例

一　本會誌不論譯述或撰著其文義以理明辭達爲主無取艱深
一　原稿中遇外國人名及專門名詞專門術語意譯或音譯之下必加括弧書原文於其內(用拉丁或德語)
二　凡採譯東西洋書報者宜將其原文某書報之卷數號數頁數及原著者姓名注於題下
二　萬國規定之度量衡名稱原稿中暫不漢譯惟用原文略字如左

原文	略字	舊譯
Meter	m	邁當
Decimeter	dm	得夕邁當
Centimeter	cm	生的邁當
Millimeter	mm	密里邁當
Quadratmeter	qm	平方邁當
Quadratdcemeter	qlm	平方得夕邁當
Quadrateentimeter	qom	平方生的邁當
Quadratmillismeter	qmm	平方密里邁當
Kubikmeter	cbm	立方邁當
Kubikdceimeter	cdm	立方得夕邁當
Kubikeentimeter	ccm or c. c.	立方生的邁當
Kubikmillimeter	cmm	立方密里邁當
Kilogramm	kg	啟羅格蘭姆

Gramm	gr	格蘭姆
Milligramm	mg	密里格蘭姆
Kilometer	km	啟羅邁當
Liter	立	李達
Procent	%	百分率

一　原稿中數字略法如左

七丈八尺五寸＝七八、五尺

攝氏二十五度乃至三十度＝二五－三〇度

華氏五十八度乃至六十四度＝華氏五八－六四度一秒半＝一、五秒

二時乃至三時＝二－三時

一　原稿規定每頁十九行每行四十三字凡撰稿者須照式繕寫清正然後寄交本會通信處

（完）

函授新醫學講義第十二期目錄

阮性同先生熱心振興醫學慨助本會景岳全書一部計四十八册特此鳴謝

羅子餘先生熱心提倡醫學知本會經費支絀慨助英洋五元特此鳴謝

許明齋先生知敝會有藏書之舉慨贈虎邱山志一部以備會友檢閱特此謹謝

藥學會誌出版廣告

本會誌由中國藥學會發行年出四册每册售大洋二角五分限於陽歷十一月初出版訂報事暫向日本東京帝國大學藥學教室趙燏黃交涉可也

分娩產褥生理篇合編

日本醫學博士今淵恒壽原著。無錫華文祺丁福保合譯。分娩生理篇。專論分娩時之狀況。產婦之生理。胎兒之體位。產婆之手術。皆詳焉。產褥生理篇。專論分娩後之狀況。產婦之生殖器變化及攝生看護法。嬰兒之生理的狀態及營養護持法。皆詳焉。　每部八角

古方通今

極效之古醫方、其分量往往數兩數升、與今制不合、因此不能通用、是書將古之權衡、改爲今之分量、其方藥尤有特效、　每部二角

胃腸養生法

無錫丁福保譯、胃腸病學中國向少專書、歐洲發明此學、亦在近三十年間、日本醫學博士長與稱吉氏留學歐洲、專治胃腸學、返國後、創胃腸病院、立消化機學會、與同志研究討論、舉其學說及經驗、可爲胃腸病之豫防法者、勒成此書、以期普及、其內容論飲食之目的、消化之生理、齲齒之豫防、胃腸之運動官能、營養品滋養物之區別、食品之分析、肉類魚類之選擇法、穀類、豆類、菜蔬類、果實類、以及飲料水、乳汁、肉汁、鳥卵、嗜好品等之良否、攝食之時間、食物之分量、食時食後之規則、食器之取舍、病人及健康人之標準食餌等、燦然布列、薈爲大觀、其文淺、其理明、其試驗確實而易行、雖胃腸養生一門、實非尋常衛生書可比、吾國之苦胃腸病者、不可不讀也、　每部七角

內經通論難經通論合編

無錫丁福保編輯、吾國自上古以迄周秦、數千年間、醫學家之微言大義、皆萃於內難二書、今之醫者、大抵鄙僿無文、往往不識內難徑涂、是書將古今之人論內難者、纂輯成書、提要鉤元、言簡而意賅、學者瀏覽及之、可以得其大凡矣、　每部三角

傷寒論通論

丁福保編輯、薈萃古今論之論傷寒者於一編、爲傷寒論之門徑書、有仲景自序之箋注一首、尤爲博雅、可以救近人蒙陋不文之弊、　每部二角

刪定傷寒論

仲景集漢以前醫學之大成、著爲傷寒論、卷帙浩博、一時不易卒讀、日人將傷寒論刪繁就簡、細分章句、而成此書、乃傷寒論之節本也、 每部二角

新纂兒科學

無錫丁福保譯、是書凡四十四章、先論小兒生理解剖、與成人不同之處、次論母乳之組成、及普通檢查法、授乳之規則、產母不得授乳之條件、乳母之選擇及攝生方法、次論用獸乳養兒時當注意之規則、次論代獸乳之普通乳兒營養劑、次論初生兒假死、次論初生兒牙關緊急及破傷風、次論初生兒敗血症、次論初生兒黃疸、次論急性脂肪變性、次論臍疾患、次論乳齒初生時之疾病、次論小兒口腔疾患、次論咽頭後膿瘍、次論食道疾患、次論乳兒消化不良症、次論小兒胃炎、次論小兒虎列拉、次論急慢性腸炎、次論腸管寄生物、次論喉頭疾患、次論氣管枝炎、次論肺炎、次論結核性腦膜炎、次論慢性腦水腫、次論小兒脊髓痲痺、次論小兒急癎、次論小兒舞蹈病、次論腎臟炎、次論陰門陰膣炎、次論佝僂病、次論腺病、次論梅毒、次論間歇熱、次論天然痘、次論種痘、次論痲疹、次論猩紅熱、次論實扶的里及血清療法、併發病與續發病、次論流行性風疹、次論流行性腦脊髓炎、次論流行性感冒、次論百日咳、小兒之病、略盡于此、各病之末、附以治法處方、探幽索隱、精詳美備、誠保赤之慈航也。 每部一元二角

中西醫方會通

無錫丁福保編纂、凡十章。一呼吸器病。二消化器病。三神經系病。四傳染病。五全身病。六皮膚病。七泌尿器及生殖器病。八目病及耳病。九外科各病。十婦科各病。此書有五大特色。一病解及攝生法。精詳完備。便于診斷治療。二中國方外國方。兼收並取。可以隨意選用。三外國方內所選用之藥。皆性質平和。無劇烈之品。病人服之。有益無損。四外國藥之用量。一律改用中國分兩。可省複雜難記。五外國藥之製法簡單者。本書間亦載之。可以照法自製。誠醫界不可少之書也。 每部二元

醫學補習科講義正續二編出版

無錫丁福保編、薈萃醫學博士二十五人之新學說乃醫學界中獨一無二之巨著也其目次如下〇生理衛生學概論〇北里博士說傳染病〇長與博士論胃之攝生法〇土肥博士論淋病與家庭〇井上博士述眼科衛生談〇中川氏述病人注意之要點〇結核之豫防法〇吳秀三博士論神經之攝生〇遠山博士論家庭與黴菌〇木下博士論產時之創傷傳染〇井上博士論便秘〇伊庭博士論婦人之姙孕力〇伊庭博士論不姙症〇緒方博士論分娩時之攝生〇中川氏述花柳病〇井上博士續眼科衛生談〇宮本叔博士論黑死病〇竹中博士論黑死病豫防法〇吳秀三博士論狐憑病與歇私的里之關係〇三輪博士論小兒病之注意〇弘田長博士論小兒之衛生〇井上博士再續眼科衛生談〇中川氏述日本醫學界之印象〇井上博士腸胃譚〇岡田博士論耳之攝生〇木村博士肝臟譚〇緒方博士論乳兒之衛生〇瀨川博士論小兒身體上之監視〇遠山博士論消毒法大意〇石原久學士論口內衛生之注意〇緒方博士論姙娠中之養生〇岡村博士論皮膚之衛生〇桐淵博士論婦人及小兒之眼之衛生〇三輪博士創傷譚〇衛生叢譚〇大澤博士論身心之養生〇大澤博士生殖譚〇三島博士家庭之學校衛生〇筒井博士黴毒與家庭之關係〇中川氏婦人之衛生雜話〇消化之衛生雜話〇凡腸胃肺臟肝臟神經皮膚耳目生殖器等之衛生生理病理以及傳染病花柳病小兒科產科婦人科等之微言大義無不略具於此學者果能研讀一過可以得普通之生理衛生可以得普通之醫學智識可以爲學習專門內科學之基礎故是編之終即續之以內科學

〇**續編之總目** 傳染病凡三十三種、運動器病凡四種、全身病凡十五種、消化器病凡二十種、腹膜病凡二種、肝臟病凡六種、循環器病凡二十種、呼吸病凡二十八種、腎臟病凡十七種、神經系病凡六十五種、每種疾病之原因病狀診斷療法皆言之綦詳爲醫界中最新之書也每部二冊、共有八百餘頁、定價三元、

肺癆病學一夕談

丁福保譯述。首論空氣療法。次論安靜及運動。次論皮膚之堅强法。次論飲食（內有朝食午食夜食一定之食單）次論被服。次論發熱。次論盜汗及不眠。次論咳嗽咯痰及咯血。次論下痢。次論輕快及治愈。次論職業。次論肺病豫防法。　每部大洋三角

病理學一夕談

丁福保譯述。第一章、疾病之意義。第二章、發生疾病之原因。第三章、病竈與症狀。第四章、天然療法與人工療法。第五章、死亡與對於死亡之科學的觀念。第六章、局部與全身病。第七章、病變之種類。第八章、漢醫學之病理思想。第九章、關於人體之迷信學說。精邃文義淺顯。讀者無不瞭解。　每部大洋三角

中外醫通

日本藥學家赤木氏原著。無錫丁福保譯述。其原本今年四月出版。在日本亦爲最新之書。每一種病。詳列中西經驗各方。使閱者知某病用中國方則爲某藥。用外國方則爲某藥。將上下數千年東西數萬里扞格不通之處。融會而貫通之。集衆腋以爲裘。穿明珠而作串。其微辭奧旨。多述舊聞。閱者如入山得徑。榛蕪豁然。又如掘井逢源。滋然自出。蓋以吾國古方居全書十分之九。外國方僅居十分之一。學者易於觸類而旁通也。凡一十二章。其第一章傳染病。第二章呼吸器病。第三章消化器病。第四章全身病。第五章神經系病。第六章循環器病。第七章排泄器病。第八章五官器病。第九章皮膚病。第十章婦人科病。第十一章小兒科病。第十二章外科諸病。　每部兩元

看護學

無錫丁福保譯、共十六章、其次第共分五步、一、解剖生理之概要、二、看護法、三、繃帶法、四、看護傳染病雜病之通則、五、救急法、女子教育學科中宜添授看護學。爲他日作良妻賢母之助、不但醫院中宜添設看護婦也、中國之有看護學、當推此書爲鼻祖矣。　每部大洋七角

TRADE MARK "'HAZELINE' 商標

商 夏士蓮 標 雪花

SNOW"

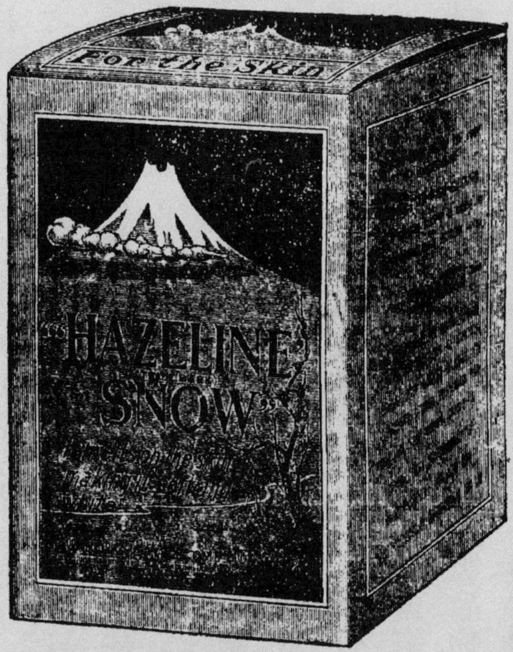

皮膚衰老於冬、人皆知之、故當朔風凜冽、寒氣逼人之際、加意保護、免爲摧殘、皮膚自能堅實異常、盡其防禦之力、而於夏令人多疏忽、皮膚亦鬆浮柔輭、暑氣溷塵、均由毛孔侵入、壅塞汗管、以致遍體熱痱、滿面瘡癤、痛癢難堪、然此尚顯而易見者、其隱受損害、人多不覺、顏色之老、實基於此、夏士蓮雪花、人皆知爲冬令佳品、而夏令妙用、則人所罕知、故用者較少、不知此品之本質、爲滋養皮膚要素、夏令皮膚寬鬆、吸受較易、於此時若施用、雖炎熱如爐、塵沙若煙、而顏色嬌好、不減春光之嫵媚、請予不信、曷嘗試之、

將此贈書券裁下郵寄上海四川路四
十四號寶威大藥行當有精美仿
書內詳此品并最有用各種
良藥寄呈郵資不取索
書者請將地址姓
名詳示爲要

7

（第十八期）

宣統三年九月中西醫學研究會出版

中西醫學報

總發行所上海新馬路昌壽里五十八號無錫丁廌

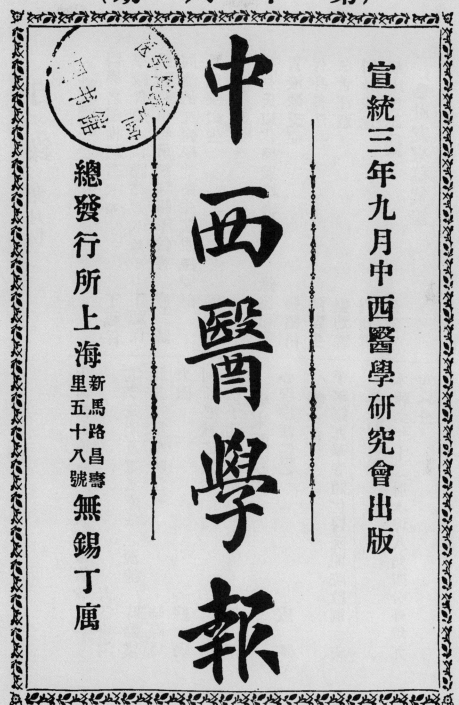

目錄　九月份

●價目●

本報全年十二册本埠八角四分外埠九角六分

醫界之鐵椎

緒言

丁福保

吾國之醫學。盛行於日本者已千餘年。自明治變法以來。西醫日益發達。皆藐視漢醫方。以爲空疏不足治病。漢醫書如素靈、傷寒金匱、千金、外臺等。皆縱橫狼籍於舊書肆。其值之賤。不及吾國十之一。而問津者闃其無人。蓋漢醫之式微已四十餘年矣。至明治四十三年(卽宣統二年)有和田啟十郎者。以十九年之經驗。特著一書。披瀝漢醫之眞髓。剝奪西醫之僞裝。歷舉漢醫之長。比較西醫之短。大聲疾呼於西醫最發達之日本。猶東海壯士於天下懾伏之時。椎秦皇於博浪沙中也。故名其書曰醫界之鐵椎。

吾國近時談新學者。皆疑中醫中藥爲無用。不知中醫中藥。有無用者。有有用者。無用者。宜淘汰之。有用者。宜表彰之。不可貿貿然以無用二字概之也。和田氏深得中醫之三昧。幷能博覽西醫各書。積理甚富。故嘗譏西醫短處頗多。中肯之語。操觚率爾。可無譏焉。吾國近時之中醫。程度太淺。中西醫學之精奧。一無所知。纔是以往。可以拾和田氏之唾餘。幻爲澆漓紕繆之空論。以排斥西醫新法。以遂其頑固不學之私衷。此則非譯者之本意也。

譯者之意。欲世人知西醫之術。尚未發達至完全之域。中國之藥。及藥方。亦有突過西人之處。中西各有短長。不可偏廢。如將中藥。盡力研究。必有最新之發明。可以代西藥之用。可以治西醫所不能治之病。謂之世界之大發明家。可也。承學之士。倘能闡尋斯義歟。觀止矣。若膠柱鼓瑟。以爲中醫之妙。盡於是焉。則陋矣。

製造西藥之廠。其資本甚鉅。處今日民窮財盡之時。在此數十年內。不能開辦。若一旦。盡用西藥。則每歲之漏卮。或在數千萬以外。若中藥之煎劑。一概不用。則各省所產之藥材。皆成廢物。外人以賤值購去。爲製藥之原料。製成後以貴值售之吾國。每歲之損失。雖巧歷。不能計算矣。吾故曰病之可以中藥治之者。則以中藥治之（如治瘧疾、不用金雞納霜、而用花檳榔五錢、煨草菓常山柴胡各一錢、以水濃煎一日三次分服、連服數日、治瘧神效、其價亦廉、又如化痰、不用辛衣格 Senegae 而用遠志四錢、以水濃煎、一日三次分服、能使氣管支分泌液增多、痰易咯出）中藥所不能治者。則以西藥輔助之。如必欲盡用西藥。則謬矣。吾國有二十二行省之版圖。豈無特別之藥材。歷四

千餘載之經驗豈無特效之良方是在學者之勤求而已

或謂是書歷叙西醫之短毋乃太過況與子平日議論多矛盾處子其何以解之答之曰此乃日人和田氏之書非余自著之書也余意爲能與和田氏盡同書中之所云云可商榷之處甚夥本有與余之學說若東西之背馳者仁者見之謂之仁智者見之謂之智吾烏知今之讀此書而擊賞之者不即在背馳之處耶嗚乎邱明作傳已虞良友讒言子思讚詩使有門人饒舌門戶之見甚於水火排擊之議刻於爰書知我罪我是在讀者

學校健康之保護

緒言

丁福保

庚戌冬季得徐君一冰書勉余作學校健康之保護爰於診暇譯輯是書至辛亥閏六月杪凡七閱月始脫稿乃爲緒言以叙之

是書凡二編上編述學校之生活及於健康上之影響者凡五章一曰空氣之變濁二曰空氣變濁之識別法三曰傳染病之感染及傳播四曰疾病之傳播有以學校爲媒介而不屬於傳染病者五曰課業能妨害兒童之健康下編述設備法則之關於學校衛生者凡八章一曰校舍土地之選擇二曰校舍及附屬建築物三曰教室四曰教室內之裝置五曰教授上之衛生六曰學校醫七曰救急療法之一斑八曰學校衛生之一斑

衛生云者悉去其妨害健康之事保護其軀體之健康使之自然發育而達於完全强壯之目的也研究此衛生之學問且解釋其關係之所在者是名衛生學

欲求健康必講衞生法而衞生之最要者在保護各器官之作用除全其天然之生理其失當之障害茲先就各器官之統系分別畧論之

一曰筋骨欲保護其健康必令身體之動作及其姿態常出於自然而不失其天付之本能又時時誘導以雄健之運動如體操游戲旅行等事蓋學校修業之時常有安坐沈悶之苦調劑而活潑之爲至要之事也

一曰皮膚欲保護其健康必以清潔爲要素是卽所謂(皮膚清潔法)之沐浴是也此外如襯衣之洗濯宜勤裏衣外衣常宜潔淨不可怠忽蓋欲忍受室外寒暖過烈之溫度必求皮膚抵抗力之强固則以實行冷水摩擦爲無上良法乃可免感冒及頸部淋病之發生

一曰消化器欲保護其健康必於平素所食之物品注意其選擇及烹飪而學生之暴食尤宜切戒其餘嗜好物品如酒類烟類香辛類凡中學以下之學生均宜垂爲烱戒禁止吸食又凡過冷過熱之物皆不宜食齒之清潔尤不可忽偶有罹齲齒等疾者宜速延牙科專醫治之否則有引起胃腸病之處

一曰呼吸器欲保護其健康必於居室及寢室之容積務求擴大使空氣易於流通蓋集多數之學生而受課於一堂或同居於一室呼出之濁氣過多則肺臟之受害必甚房室大則有佳良清潔之空氣供給呼吸器之更換又宜常至室外時時練習深呼吸以防肺臟之傳染癆瘵焉

一曰神經系欲保護其健康必於知覺運動務求調節蓋文明愈進事物愈煩而神經亦愈靈敏使用既煩則疲勞必甚是不可無適當之休息以恢復其力況今日競爭時代無論何種職業精益求精則勞其精神日甚一日而教育之事則耗費神經爲尤甚故當精神作用過勞之後須得適當之休息及睡眠而後可

學生當讀書習字裁縫等時凡關於頭部胸部之姿勢務宜正直不可屈曲而眼與物之距離不可過遠亦不可過近是則視覺器之保護不可不注意也

猝受劇烈之音能使聽覺失聰尖銳之器揷入外聽道能使鼓膜受損皆於耳之構造有害有時學生戲投豆粒麥實於耳竅不久即脹大而難取出有時昆蟲誤入耳中當滴入油類徐徐取出是則聽覺器之保護不可不注意也

夫以多數之學生聚集於狹隘之教室則空氣汚濁不特起頭痛眩暈等病并爲傳染病蔓延之媒介其他於讀書寫字時姿勢斜曲又或耳目過勞精神過用皆於兒童身體之健康大有妨害任教育者當時時注意以爲改良地也

由上所述可知學校衞生之宗旨在使教員與學生於授業受業或寄宿寄食時不因此而受各種之障害且使學生之身體得保其完全發育之天性則保護健康之道不外乎此矣

總之兒童在家庭則保護之責在父兄學生在學校則保護之責在教員皆所謂（教育先導之人）也是故衞生法者爲保護健康之要素而學校中一切之課業又時時與健康之理相反對爲教師者當時時注意而保護之是非特於學生一生之幸福有直接之關係也

致防疫事務所總辦張孝侯書

盧謙

敬啟者。北關隔離所內隔離室。原為東西各三大間，每大間。有三面大木床。前曾慮及多人聚居一室。恐有互相傳染疫氣之處，已蒙允准於每一大間內。添築木房十數間未及動工。即於初十日。由六區一所送來隔離巡警三十一名。已分住四大間。其餘一間為堆積新衣被褥之用。無地騰出，又一間係休養室，旋由九區二所。送來隔離商人一家大小六名，因無地可容。即使暫居休養室內。至十三日早。有小孩一名，發病甚重，其餘五名，于夜間同時發病。均已陸續送至醫院。其互相傳染疫氣之情形。已可概見。幸而巡醫三十一名。尚無一發病者。若一室內有一二發病者。勢必至傳染全室。其危險之情形。令人不寒而慄。醫官及看護消毒生等。已有數夜不得安枕矣。萬一有得電擊性肺百斯篤者。（即並無前驅症候。忽然咳血倒地而死。係因傳染極毒之疫氣所致）不及覺察。傳染甚速。即醫官等恐亦有被傳染之虞。醫官固不認其咎。而醫官等之性命。如此而死。亦甚不值。蓋必須設備完全。毫無欠缺，則防已方可以防人。設不幸而死。亦無憾焉。

致防疫事務所總辦張孝侯書

二

昨晚來電送人醫官執意不收者一則因休養室原住六名均已染疫送院雖嚴密消毒其疫氣恐一二日內未必全消一則雖有一間爲堆積新衣被褥之用即使設法騰出收容隔離人於一室內仍與住家聚居相同一則因原有巡警二十一名已分住四大間幸而尙無一發病者若再招隔離人能保不感有疫氣重複傳染否隔離所原爲避疫而設有此三層原因恐不能避疫反以招疫各醫官不復再收者即爲此也刻下已令木匠動工俟工竣後能住若干人即照數分住醫官自必相機辦理決不固執然此種辦法亦不過將就非完全也以雖築木房而共同出入者只走一門呼吸之氣仍不免混雜也特較之未築木房尙爲彼善於此耳其餘理由容俟面陳

又

頃據正所長陸敬初接尊處電話云隔離所原爲收留健康者多收固無妨也不知名雖爲健康其實不然凡染疫死者則其同居之人有感染深者有感染淺者其感染淺者抵抗力尙强可以不至發病而感染深者發病之後又使感染淺者重受感染而抵抗力遂弱以至於發病而死故一人染疫數日之間全家死亡即由此理隔離所之設即使感染淺者不再重受感染若名不副實仍與家族聚居無異雖有不如無也

至隔離所之宗旨。原爲有染疫而死者。恐其家人及同居之人。有暗被感染之處。故以强權勒令入隔離所。一則不使其再傳染於其四隣。一則以便檢查。有發病者。即送入醫院爲之療治。無病者。滿一星期即行放歸其故。以染疫之人。皆有潛伏期。並非當時即發現者。其未發現之前。固不知其果染疫否也。及其發現爲前驅期而始知之。自潛伏期至前驅期。大約爲三日至五日或七日。故無病出所之期。即以七日爲限。

至隔離所之內容。如隔離室。揆之名義。本當每間住一人(至多不可過二人)若此一人暗被感染。彼一人則否。則此一人發病時。不致傳染於彼。有斷然者。今則不然。每間竟住十數人。雖日每日診查二次。有異狀者。即入休養室內。可以不至傳染。然有在意中者。即夜深發病。不及覺察時是也。有出意外者。即倉卒發病。頃刻而死時是也。此二者。即最易傳染之時也。(其實已感受而未發現者。亦有傳染之力。此特指其已發現者耳)此時已傳染者與未傳染者。必致互相傳染。未發現者。放歸之期。必須展限。輾轉相傳。無有已時。而醫官等則疲於奔命。照顧不遑。即性命亦恐不保矣。以上所言。非僅理想。事實上所必有也。亦非杜撰。疫學上所常驗也。恐拘於健康二字。而以爲害義。故敢冒昧上言。祈恕唐突。即希垂鑒。

同濟德文醫學堂衛生演說擇要錄

二十世紀種族競存之秋亦人與黴菌戰爭劇烈之際也人而戰勝則其族强而國盛人而戰敗則其族衰而國滅中國幅員之大倍於他强人口之衆冠於全球而政治日見腐敗國勢日見式微者原因雖甚複雜其主腦則由於不講衛生也試卽鄉人而査驗之疲癃殘疾者十之三四質弱病瘵者十之六七以如許疲癃殘疾質弱病瘵之人而聚之於一國是病國也以病國而與如虎如狼之强鄰敵欲其不爲摧枯拉朽也得乎嗚乎吾國貧弱既大端在於不講衛生是吾人不欲强國則已如欲强國非先從講衛生入手不可然衛生之道夥矣而潔水尤爲講衛生之要訣上海同濟德文醫學堂日前開演說衛生會其中有正科生張近樞演講水之衛生一篇酣暢淋漓頗有見地特錄之以作吾同胞醫身醫國之藥石吾同胞勿以紙上談兵而忽之也則同人幸甚中國幸甚　記者附識

水之衛生

衛生學家。防疾病於未然者也。醫學家。治疾病於已然者也。其行事雖不同。而命意則歸於一。曰濟世生人而已。夫疾病之侵入。即衛生學考求至於無憾。亦不能獨免。矧衛生學尙在幼稚時代乎。既被疾病侵入之後。則衛生學家無所施其技矣。必賴醫學家以藥石攻之。始克奏效。醫學家以慈善爲心。亦宜却疾病於未來之前。不宜祇治疾病於已成之後。故醫學者必講求衛生學。而研究衛生學者。不能不習醫學也。泰西各國之所以如此强盛者。端賴衛生學與醫學。吾人不欲立國則已。苟欲立國。豈可不講求哉。吾國現當預備立憲時代。地方自治爲其基礎。願諸公一留意焉。

水爲滋養料中必須之一分子。故水之衛生。於我國尤應講求。苟無水。人與畜均不能生存。即一臟略少含水分。病亦由斯而起。西國學者。將小畜試驗。知少水百分之十。已疲敝不堪。若更進而少水至百分之二十或二十二。則此畜立斃。蓋人所含之水分。計全重百分七十也。水之用大矣。潔身也。灑掃庭除也。烹飪也。淸道也。灌漑花卉也。滅火也。洗溝渠也。雖不賴之。欲論水之衛生。請先論其量與性。

（一）量　人用之爲滋養者。爲量較寡。他用則較多。其量全視個人而定。然用之爲潔身者。足洗除人身之垢汚爲標準。

(二)性。水之性須合以下三條。始得完美。

(甲)可飲。

(乙)於人身無害。

(丙)遂用者之欲。

(甲)可飲者何。無色無臭清淨。四季等溫。夏不過煖。冬不過凉。是也。(大率八度至十二度) 含(炭養二氣)少許則味甘可口

(乙)於人身無害者何。水內不含有有害人身之溶合物是也。欲檢其溶合物。(無機有機及微菌) 須行物理學的化學的及顯微鏡下微菌學的檢查

(子)化學的檢查　藉化學的檢查得知其中所含之氣體及所溶之物質。水苟混濁。卽知其不潔。所含氣體之主要者爲(養氣)與(炭養二氣)此乃無礙衛生水中不可少者也。所溶物質之主要者。大率爲鹽類。如(綠氣)(亞硝酸)(硝酸) 淡輕三等鹽類。若水中含之過多。於人身大有妨礙。

(丑)物理學的檢查　水內溶多量之(鎂)與(鈣鹽)類於易於感觸之胃難容。不特此也尚能製成入水不溶之化合物故烹飪飲用均不合宜此水名爲硬水

如煑之至沸鍋底結有鍋石以濾紙濾之見有餘滓洗滌亦不適用蓋肥皂及垢汚不溶故也屬於金類之溶合物（鉛）（鐵）與（錳）爲其主要鉛之溶於水大抵以鉛製水管爲其媒介含（炭養二）之水溶鉛最易故爲害亦特甚溶鐵與錳化合物之水不能飲亦不適用蓋水內水藻易於發育且味嗇也水內溶有機化合物者大率不甚清潔

（寅）顯微鏡下微菌學的檢查　水內溶有致病微菌如（霍亂弓形菌）及（傷寒桿菌）等則危矣偶一不愼飲之則全城居民可罹其害一千八百九十二年亨寶城患最烈之流行霍亂幾有十室九空之勢故顯微鏡下微菌學的檢查爲最要也

（丙）遂用者之欲者何於急用時不至不足是也厭人之所欲則視以下三者水之供給爲衡

（子）下降水

（丑）河海水

（寅）地內水（卽泉水）

（子）下降水（雨雪雹等）。　地面之水。爲日光蒸騰而上升。遇冷凝結而下降。若水於清淨空氣中蒸騰而下降。則與汽水無異。惜不能。如是。蓋雨水。於下降時。每與空氣中之氣體及固體溶合。否則不能成點滴也。故每點下降之水。定有固體少許。但賴下降水供給飲用。不甚可恃。因爲量無多。且無定時也。然除此水外。無他水供給飲用之處。每視爲至寶。故埋於地內之水池集之。

（丑）河海水　河海之水。每因不潔。於衛生有礙。不適飲用。其溫度隨天氣而變遷。冬日過寒。夏日過熱。是也。其水日夜暴露地面之垢污。廠家之穢水。溝渠之腐物。無一不納入之。（中國之河殆更甚焉。）苟欲飲用。須以沈澱器。使之澄清。以濾水器使之濾淨。

濾水器當分爲二種。家用與公用是。家用濾水器。不必滅菌。祗須留之於器內其材爲（煤屑）（炭末）（骨炭）（石綿）（鋁土）（陶土）（硅土）等。惜市上所售之家用濾水器不甚可靠。最完善者爲柏思德張伯倫之鋁土濾水器。及白克斐之硅土濾水器。（以硅土煆而製成）以二種均可得微菌絕無之水。然亦不能久貯。過久則其面生苔。水不能純淨矣。

製法如下。取一或數形如燭形之長圓筒。外圍以煆過之硅土。須質堅而密。緊裝入以金類製之長圓筒內。水由水管引入穿硅土之小孔。入其中道。由此道祇煩人一轉機。水卽流出隨人之所欲矣。

公用濾水器之製法如下。　水之在沈澱器內澄清者。引之入一暴露或有蓋之濾水器內。俾淨水得以自其底部泄出。向所溶之物質。爲其留阻此器材料之布置。須如是。最上爲細砂。其下爲中砂。中砂之下爲粗砂。粗砂之下爲小石。其下爲中石。中石之下爲大石。其間有小水道。引水入總管。細砂間之隙。可謂微矣。然不免爲微菌穿而過之。故欲償其願。於細砂之上。更加氈台一層。而其材須時時更新。濾砂一法。於水之溫度。甚有關係。其上層因與外界毗連。故隨之而變遷。然其徐徐下降也。溫度亦漸平均。

海水因含鹽及穢物過多。不宜飲用。

(寅)地內水　最合飲用之水。爲地內水。此水經數層濾過而聚於不泄水之一層。孟興城衛生學名家潘登科發之所謂地內濾水器者。卽此也。其水較他水爲淨。溫度亦適宜。微菌較少。(水之在地內三四米達以下者。幾無微菌)然亦有

同濟德文醫學堂衛生演說擇要錄

壞處水之在四米達以下者每含(鐵)鐵之爲物味濇不合飲用故欲除此害須以去鐵器去之方可地內水之天然流出地面者謂之泉可裝置水管汲取應用無泉之處掘井以取之今依其裝置法而分爲三種一曰(窿井)二曰(管井)三曰(亞太徐井)亞太徐之名根於法國一省名亞叨者此井不賴抽水機之力而賴天然壓力與水之就下性而已其水居上下兩層不泄水地層之間故人苟欲取之須鑿穿其上層使與地面通聯水卽係天然壓力自地內流出物理學之通聯管卽此理也

窿井須入地三四米突其上部之壁須不透水且須高出地面十至十五生梯迷達以阻穢水流入井口須蓋以密蓋只須通風而不見日光一見日光則水內能生水藻不通風則水因之生臭汲取法不宜用弔桶宜用抽水機且井須不時清理

管井乃由一不透水之鐵管製成下端有小孔甚多浸入地內水故幾無地面穢物侵入之虞其上端亦裝抽水機一

鎮鄉居民爲數不多故家置一井已足大城商埠則不然須時貯多水以備不

測(如遇火災不致乏水)欲水之不缺乏須藉中央供給及建造水塔之力水塔之高須駕諸屋而上之俾水賴天然壓力以供給全埠水塔乃聚水之處又須保存其溫度故四周圍以土草木植其上更欲保水之不腐須設通風管與外界空氣通聯

水之中央供給之源大別之有三

(一)集泉水於一水塔藉天然壓力驅之以供全埠

(二)集山水(即地內水由山中出發者瀑布是)於一池用抽水機引水入水塔再設水管以通全埠

(三)集河海之水於一沈澱池使所含之雜質沈澱以其淨者引入濾水池再由地下所埋之淨水管引入一積水池然後由積水池用抽水機驅水供給全部

水之固體態(即冰)人亦時用之冰亦宜以淨水製成人工製之鑛水亦須用淨水蓋人已驗之矣雖微菌不能於含(炭養二)之水生存多時然其力亦足致病也

論學校衛生(錄致江蘇教育總會書五不知本之一)　顧實

二曰提倡軍國民教育而不知以改良衣食住爲本也今日之中國當先强而後富乎抑先富而後强乎我鑒於古訓曰「國不競亦陵何國之爲」(左昭公十三年子產語)我鑒於猶太以富而亡我鑒於日本鑒於德意志皆先强而後富則我國之當先圖强而同時繼之以圖富也決矣邇來　皇上以海陸軍大元帥之尊下令籌備海陸軍疆臣提議中小學堂加課兵式體操此眞我國君臣上下同體壹意效命圖强之秋然强之一字從何而來乎非一切以身體之康健爲本乎衛生之道千頭萬緒大別之爲二大法一曰物理的方法衣食二事是已聞之世界各國服裝中國最奢日本次之其在西國服至若干種原料以上國法有禁故中西服裝奢儉之較不可以道里計然我中國人之服裝美則美矣無益於强而祇足以弱其如華蟲何嘗閱東籍如青年修養國民常識等書不下數十百種類多痛言美衣服之足以弱軀體樸素者反是日本與我同病顧彼知改而我不知改試觀我國今日男女學堂之學生非類多衣服麗都翩翩書生甚者乃弱不禁風乎抑又不僅美之足以弱也凡冗與長皆足爲弱辮之冗垢且危害盡人知之即衣服之長宜施婦女男子服之若絆馬之有索安以騁騏驥之足矣乃至沐浴呼吸坐立諸事東西諸國皆由小學校加意訓練故學生能耐冷浴課堂

背桌長短與身相配保持呼吸之常度坐立出入在隊列有號令在個人有常習皆保持正直之姿勢而我中國人之素習遇冷水浴類將發病學堂何敢嘗試即有學堂能訓練及坐立呼吸諸事者且屬罕觀矣二曰化學的方法食之一事是也食為民天所關尤鉅食鴉片食嗎啡皆顯生理的作用日常飲食亦何常不顯生理的作用昔禹菲飲食文王日晨不遑暇食禹文之所以聖也荀子曰五味令人狂言狂之由於飲食也念哉飲食之微而繫以聖狂之大也聞之西國學校有以清水一盂牛肉數片為校中之午餐者日本則小學校有規定午餐規程凡學生無問遠在數里之外近在校之鄰右當入校時一律攜帶便當其器如匣中容食物碗二箸雙菜少許或麵包或冷飯午餐時則與教員會餐於課堂（教員亦攜帶便當）鮮有另闢膳堂者是則東西諸國學生之儉約也如此而我中國則學生來學近者歸餐遠者非寄宿即留午膳漫無紀律既失軍國民之素養而教員學生同升膳堂每七人一桌菜必四簋以上二七之箸下如雨點口中菜中涎沫沾濡是曰不衛生潔粢豐盛鮮蔬佳肴疾者多取徐者少食是曰不道德甚或一有不快碎碗碟斥廚役諸事又紛然而起矣（學生往往因飲食之微而起大風潮）傳曰「驕奢淫佚所自邪也」此而非邪於何云邪矣其他供應稱是

蓋每一學堂廚役若干人校役若干人極意鋪張即第二腐敗之官衙也其教員學生皆闊少也服亡國之服裝食亡國之飲食而不自知其爲危者也國家一旦有事驅如許之闊少而納之海陸軍隊之中將見一日二日而病三日四日而大病旬日匝月而死亡者纍纍矣是不戰而先自潰之兵也叉奚待外人之兵鋒代爲之決疣潰癰也哉嗚呼哀矣夫是非好爲不祥之言也實鄉人也平居私念嘗謂六國併於秦六朝一於隋南宋呑於元與前明之亡而爲　本朝皆其習慣有以使之不得不然也今日中國之習慣依然迴復其故轍必使學堂學生能冷水浴能冬不裘能草笠短衣裹餱糧而求學（實生長鄉間草笠短衣爲常弱冠時兩臂能提挈二三百斤重物自爲儒冠所誤日即脆弱然爲冷水浴於今十餘年矣念今慨昔益不勝自悲悲人之感）則中國之強幾矣然而今之政府全昧於教育原理本在改良衣食住三者之習慣而方且剪辮有禁其他遑論徒貿貿焉曰軍國民教育可謂之知本乎

艾利氏以化學製梅毒藥考

錄德國協和報

前二十年有羅伯高克 Roberst ·Kock 者。發明一種核症良劑。其菌即名高克結核菌。其藥即名結核菌漿 Tuberculin 未發明前。症爲不治之症。取其菌和血釀成明汁。用之若痘漿。然凡患是症者。射入之而不治者治。近今艾利氏哈大 Ehrlich-Hata 所發明者。乃痛掃楊梅之劑曰六百零六者。Nobob。尤爲天下所歡迎。即第六百零六次化煉含砒藥物而始得之者。按化學名詞。則砒霜安息香 Arsenybenzol。由是觀之。一含砒之品。經如許改良更製。亦云艱矣。惟曾讀十五年前透骨鏡發明之歷史者。於此方劑發明之難易。差可了然於心。或謂以德國醫科之猛進。醫士之講求。朝夕於醫院實地考證藥物之功用。以與汞劑比較對症之效力。由是而發明六百零六。何奇之有。不知梅毒藥之出品。凡醫報所登者。不可窮詰。事固熱心公益。實則彼此誹謗以求勝。欲不爲所患。非耐心研究。奚有今日。即如退熱寧睡等劑。在病與健者之身所施功用之異同。已非一朝一夕之能審實。而況治梅毒之劑乎。其症候既變幻莫測。潛伏之久。又與他病迥殊。竟有十餘年後而險象忽呈者。結果之兇。出人意外。每有明醫。莫解其故。至以艾利氏劑治梅毒則不然。自始迄今。治愈者。不下萬餘人。曾未聞有復發之患。將來播及五洲。效力所至。吾知梅毒必絕迹於世界。但艾利氏 Enrlice 博士不知費幾許心力。幾易星霜。始克臻此。彼執一偏之見者。烏得望其項背。

現今醫學界。最有趣味者二事。一爲免病治療法。或血漿治療法 Immnntherapie S. Serum-Therapie。一爲化學治療法。Chemotherapie。血漿治療法之問題。在考求一種保護質而試用之。其法將此質動物血漿天然含有反抗力之理。種入染有微菌之病身。而觀其反應如何。譬將白喉血漿所染富於抵感之物 Autikorper。射入人身。使與人身白喉黴菌在血內所生流行之毒質。兩兩調和得中。不傷身內細胞。便是完善。藥漿祇與毒質爲讎。於人身毫無遺害。但爲數不多。僅能施治少數之症。可惜孰甚。蓋由病蟲胚胎 Protozoen 傳染之症。如楊梅毒睡魔病往復熱等。均不能用因人體內平素無此保護質。即有亦甚少。故醫士發明一種化學藥品以治之。使與血漿功用差同。足保護人身細胞。滅除此類寄生。蓋數百年前已知之。如金雞那之治瘧是矣。自艾氏發明此種化學療治法以後。科學又進一層。不翅荒地被墾。別開生面也。循是以往。進步何難。艾氏之宗旨。在偏袪梅菌。以阻復發 Therapia Sterilisans Magna。意謂克那

Gramm 一劑、足殲人身菌毒、爲所欲爲、直與符咒同功。而醫家躊躇而滿志。試至他煉房驗動物。於動物身內圈禁病蟲之胚胎者。惟砒與一種顏料而已。縱令胚胎飽受此毒。以潔其生命。然因受此化學藥品之感動。頓生植物學理之變化。至使所受藥品。攻之無效。前數年經祿伯高克砒製一藥。名亞託衰兒 Atoxyl 者。以治睡癆病。則胚胎收效。以治梅毒。則遺害神經。卽以亞兒薩則顛 Arsafletin 治之。亦如此。故已束諸高閣矣。至艾利氏哈大之六百零六。得之既難。效用亦神。視以前治梅毒品更上一層者。以楊梅胚胎、不徒爲所圈禁。而竟消除無迹。所望使用者。藥力如何。效力如何。一一報告。庶使艾君偏袪梅菌之願得以告成也。

今據受治之報告。及醫學之實驗。乃知六百零六之藥品。不獨於動物奏功已也。較之汞及碘品。效速可靠、蓋已調查實在、無論梅毒第一二三期。祗須注射砒製品一克郎、不數日卽愈矣。譬如有一潰瘡。過圍極大。已侵入骨部、治如上法。而潰者立時收口。毒菌永斷、卽生液膜。上潰爛極大。用普通梅毒藥治之。須經數月。始得奏功。若用此藥。則數日生肌矣。甚至腦中梅毒。心性不靜。身瘦體弱之人。一用此藥。則體重有加。而心性復原。且腦之梅毒愈而他處亦愈。又據邢以晒兒 Neisser 報告云。因梅毒而得痲木症及腐痛病者。一服此藥。數日或數時間。即可告痊。服普通梅毒劑者。復原殆無望焉。毋曰此藥止除現症。而不知斷絕遺傳。亦神速莫可與京也。戴蓋 Taeges 與杜哇 Drhois 曾將此藥治有梅毒之乳母。而遺傳於乳兒之毒。亦同時並愈。然此藥能從母乳傳入兒體內。並非空言。試觀今年西歷七月四號。有一婦梅毒外呈。其所乳兒。面青瘦。皺如叟。體重僅二千四百克郎。不啼哭。不索哺。及至十三號。而梅毒現。尙愈瘦。醫咸束手。莫保其生。翌日乃用斯藥。先治乳母。三日後而毒象蠲除矣。所最奇者。能從母體傳入兒體。初則第一二日。兒身之梅毒尙無減有增。至第三日乃遂停止。化爲無有矣。第五日後面與常兒同。哭聲有力。飲食大進。至二十九號。(總生十四日耳)體重由二千四百克郎。驟增至三千九百矣。且所服之砒。驗諸血內亦無跡。故知人身能生保護質。不致有遺害也。初以此藥用於兒身。以爲無甚大用。目下邁勞士几 Al ircwsky 哈忒孟 Hartmann 在具稜 Koln 城及醫而士 Scho z 在肯尼士白 Königsberg 城。始將此迷信揭除淨盡。凡僅患梅毒不雜他症者。將艾劑連射一二克郎。(蓋艾氏所規定。每次可射一克郎之六。合華秤分半。)患者亦無危險。倘射入之後。發見他症。致有性命之危者。業經確驗。俱與艾劑無關。以所發見之病由。實緣他病所致。間或由於用藥過遲。致不能奏效耳。於以知艾方之功用。較諸他所發明者其神奇眞有天淵之別。且服後間或有不安之狀。果能加意改良。不久定能除去。

凡服艾劑後螺旋菌 Spirocheta pallida 雖已滅除。但范士兒孟 Wassermann 所驗血毒反抗力尙存者。仍不得謂之痊可也。蓋患梅毒者。久服他種攻毒良劑。亦能見效。但病狀雖斂而病根仍在。稍有不愼。立時可發。此等關鍵。前此尙無人知。迨西歷千九百零五年有梅毒螺旋菌之發明。又驗有范士兒孟血毒反抗力。始悉病有已痊未痊之問題。欲定確實已痊與否。須憑有無范氏血毒反抗力以徵之。雖然。以如許之歷驗。許久之硏究。明達之士。猶未敢驟謂百射百治。而醫道之精微益信。

夫發明此神驗妙方者。禀有醫學奇才者也。蓋此方劑小之專醫梅毒。大之可醫國民。以楊梅流毒。醫者均有國殤之恐。自有此藥。則前此經年不治之症。今可以數日或數星期之久。射一克郎之藥而治之。由是通國之病。漸輕漸減。枝蔓斬而根株絕。國家蒙福。豈淺鮮哉。吾故曰禀有醫學奇才也。或問此方可射於海陸軍人及與梅毒人常相接待之身。爲預防之計否。則不敢妄對。蓋砒霜安息香之製。究係毒物。濫用非宜。總之艾劑之醫梅毒。較昔時功效。便捷完美極矣。不可謂非生人之幸福。嗟乎。使人人能精此術。殲厥梅毒仇。俾無噍類。吾知胡非耶 Hufeland 世間滅人種之最劇且速者。無過梅毒。不但害及個人。且能傳染。以滅將來人種之憤言。必能取消於後日而礙再上之天矣。吾人可不勉乎哉。

胃液缺乏之症 Achylia gartrica

張紹脩譯

石橋淸一郎。業農。日本千葉縣匝瑳郡人。年二十。因患胃病之故。來院乞診。

既往症。　患者幼時因母乳不足。故身體甚衰弱。餘無疾病。惟自正月至三月患淋病一次。

現在症。　於五十日前。胃部忽覺灼熱。嘈雜異常。腹內苦悶。食物停積不下。食量減少。食後甚脹滿。壓胃部。覺疼痛。每日大便二次。質甚軟。患者本在軍隊中。因患胃病服藥不癒。日漸衰弱。遂至除名。又患者並無神經症狀。只時覺頭痛而已。患者體格薄弱。榮養尚佳。

來診後即服以鹼劑。(重炭酸曹達)不癒。而身體甚易疲勞。食味不佳。次以檢查胃液之成績。改服酸劑。(詳述於下)患者因檢查胃液之故。胃部初覺疼痛。至夜卽止。服此藥後、已無灼熱之感、食後亦不脹滿、漸就癒。

診斷。　凡患胃病者來診時。不可不檢其局部狀態、及全身狀態。而以局部檢查爲尤要。即檢消化器也。消化器以口腔爲始部。故自口腔檢起。舌之一物。舊時以爲診斷胃病之一重要點。現今雖已失其價值。但有時或用之。而本患者之舌毫無變化。且無苔。次檢腹部亦無變化。只肝臟稍肥大。能觸知之。（腹部檢查法甚煩。不克詳述。但茲所用者爲觸診法）　患者所自覺者。即胃部嘈雜等不明證候。統計胃病患者。中以鹽酸過多症爲多。尤以農人爲最。且鹽酸過多時毫無舌苔、本患者亦然、因此疑爲鹽酸過多症。故以鹼劑服之。使中和其過多之酸。然服藥數日毫不見效。因檢其胃液。（消化食物。皆胃液中鹽酸之力。故檢查胃液爲不可缺者。）　得成績如次。

總酸度。　一六〇。　遊離鹽酸。　無。　乳酸反應。　無。

採取胃液。以早晨爲佳。法即使患者食麵包三十五 gr. 至七十 gr. 飲水三百 gr.（Ewald u Boao 歐華而德氏及波阿斯氏試驗朝食）　食後一小時。以 nelaton 納歐拉東氏胃消息子。自食道通至胃中。一端接於有二嘴之瓶。（一嘴在側面）自一嘴吸之。胃液即流至瓶中。濾過後。行化學的試驗。

第一須檢遊離鹽酸(遊離鹽酸之外。尙有與他物抱合之鹽酸。)之有無。今述 Guenzburg 奇容子蒲兒歇氏法。即以同氏之試驗藥。(Phloroqlucin 0.4gr + Vanllin 0.2gr. + Alkohol (酒精)20—3.0 c.c) 及胃液各一滴。以弱火乾燥之。若有鹽酸。則顯胭脂色。

第二須檢乳酸之有無。即以胃液加入烏弗兒盲氏之試藥中。若其靑色變爲黃色。則知胃液中有乳酸。(烏弗兒盲 Uffelmann 氏試藥＝4%之石炭酸十立方仙迷(c.c)＋水二十 c.c＋格魯兒鐵液一滴)

以上二者以外。尙有種種酸類。然皆係無關緊要者。已知胃液中含有遊離鹽酸。然不知其量。則不知胃中之微細變化。且遊離鹽酸以外之酸。亦須測知之。故須檢其總酸度及遊離鹽酸量。法如下。

先取十 c.c 之濾過胃液。盛於玻璃杯。加 0.5% Dimethylamidazobenzollösung 一滴。(第美知兒阿錯盆錯兒液)若胃液中含有鹽酸。則顯紅色。今又以劃度滴管 Bur-ett 盛十分一定規苛性曹達液。(本液一 c.c 適能中和鹽酸 〇、〇〇三六五 gr.) 記其度數。(設爲三十五 c.c)自滴管滴下苛性曹達液於胃液中。至其液色變爲橙黃色。而止。若滴管之液降至三七、八c.c則。知此欲所用之苛性曹達液為二、八c.c因以○、○○三六乘之。即得胃液十c.c中之鹽酸量為○、○一○二二gr。

前次橙黃色液內加 Phenolphtalein 否諾兒夫打連液一二滴。再自滴管滴下苛性曹達液。至橙黃色又變為微紅色而止。所費之苛性曹達液若為四、九c.c(并前次所費量)則中和一百c.c胃液之酸度須四九、c.c。即此性液之總酸度為四十九也。

若用定性試驗。已知胃液中無遊離鹽酸。則只檢其總酸度可也。

由此成績知本患者為鹽酸缺少症。而鹽酸缺少症之原因。最主要的有三種。即胃癌、慢性胃炎、神經性鹽酸缺乏症是也。而本患者之鹽酸缺少。決非因上二者所致而為神經性鹽酸缺乏症 Achylia gastrica 也。今決非上二者之理由如次。

1. 凡鹽酸缺少之時。則乳酸加多。因而醱酵所生之物。刺戟腸之粘膜。使腸運動加烈。因而下痢。而只神經性鹽酸缺乏症時。并乳酸而無之。適合本患者之胃液檢查成績。

2. 本患者雖云榮養不良。然無大異。而胃癌患者則甚顯著。有惡液質之稱。

3. 胃癌大抵生於老人。且得觸知其腫瘍。(初期無之)而本患者年只二十。又無局部變化。

4.胃癌患者之胃運動障礙甚顯著。其查羅兒反應 Salol reaction 及豆斯摸衣特反應 Desmoidreaction 大半缺如而本患者之查羅兒反應及豆斯摸衣特反應皆顯前者於四十小時。後者於十八小時後消失。

查羅兒試驗者以查羅兒使患者服之。過一小時。取其尿。加過格魯兒鐵液。（過綠化鐵液）若胃運動尋常者則已顯紫色。不然則顯色甚遲。此歐華而德氏之法也。而虎白兒氏 Nubar 則以此反應之消失時爲標準。即服查羅兒二十六七小時而消失者爲尋常胃運動。反之消失之時愈長。胃運動之障害愈劇。因知本患者亦具胃運動障害。而慢性胃炎之胃運動或無變化。或僅有障礙而已。

豆斯摸衣特反應者。以樹膠皮包美知爾靑用腸線紮住。（約有黃豆大一粒）使患者服之。則尿顯靑色。而觀靑色之消失時間運動尋常者約爲六七小時。消失之時間愈長。胃運動之障害亦愈劇。

5.胃癌及慢性胃炎之消化力必大減。而 Achyliagastca 鹽酸缺乏之症則外觀上毫無變態。本患者亦然。

6.胃癌患者因吸收自癌所生之毒。故有癌腫性昏睡之症。而本患者只時覺頭痛而已。

7. 慢性胃炎患者。甚羸瘦而貧血。

8. 本患者無慢性胃炎之誘因。并慢性胃炎他症狀。

由以上諸理。由知本患者必爲神經性鹽酸缺乏之症。

療法。食後一小時以稀鹽酸服之。以補鹽酸之缺乏。其處方如次。

稀鹽酸 二、〇 百布新 四、〇 蒸餾水 二〇〇、〇

右一日三回二日分服

然每次以少量之鹽酸消化大量之食物。其理或有未足處。故近來之說。則謂服鹽酸後。刺戟胃之粘膜。因而分泌胃液云。夏服而斯奇氏 Yaworski 以弱亞爾加里劑能刺戟胃粘膜。催進胃液之分泌。故於食前服患者以人工加爾兒斯泉鹽之小量。

又消化食物。(蛋白質)因鹽酸及百布新 Pepsin 二者之力。依李爾兒氏說。則百布新之量與鹽酸之分泌作正比例。故鹽酸缺乏時。百布新亦消失。不可不服百布新以補之。然胃中雖無百布新。而有變百布新之前級物。卽百羅百布喜涅 Propepsine。既服

鹽酸。則此物必變爲百布新。而無用服此矣。上遠方中所以仍置此物者。因其無害而有益也。

鹽酸缺乏時。澱粉消化之力甚盛。（澱粉消化作用。由於唾液。而唾液遇鹽酸。則失其作用）然於混合食物（蛋白質含水炭素（澱粉）脂肪）觀之。凡澱粉消化佳良者。蛋白質消化因之亦佳。故吾人使患者服澱粉消化藥提阿斯他槳（Diastase）以維持澱粉消化作用。即於每食後。或食前服 Diastase○、一 gr 過一小時後再服鹽酸也。

保身善法

譯從聞錄　陳容生

意國有名克納勞者。生於西歷一千四百六十二年。其人貪得無厭。飲食過度。年至四十。精力已衰。患病垂死。忽悟養身之法。惟在節減飲食。可以却病延壽。遂於每日遞減。祇食穀食十二兩。飲水十四兩。如是者數月。精力漸次強壯。神志亦覺愉快。享壽至百有四歲。至八十歲。特著節飲食書傳世。茲取其要目摘出。以供衛生之一助。

一曰。夫人具靈明之德。其用在腦。飲食之氣上升。則明德昏。故多食與少食。靈明之用判焉。凡人飲食後。其神情仍宜清爽。否則爲飲食過度所致。亟宜節之。

二曰。飲食後。腹少脹。或氣不舒。或委靡不振。疲倦思睡。此皆飲食太過之證。宜節減。

三曰。老弱者。每日僅食十二兩已足。飲亦如之。即年力強壯者。雖可稍多於老弱輩。然亦不得過度。此飲食之定數也。

四曰。凡人平素多飲食者。不可驟減。須逐漸減去。不致患飢飽不調之病。

五曰。食物貴可口而已。不宜選擇珍饈。蓋常物易於消化。珍饈雖味美。而消化則反是。尤宜忌食生冷之物。因易於積滯故也。

六曰。保身之法。莫善於常食一物。譬如今日食是物。明日仍食是物。終年終身不改。若是則運化既易。自不傷脾胃。善養身者。不可不知也。(按專食一物或以爲有害尙無定論陋識)

至節飲食之效。可約以十端。(一)袪內病。如咳嗽脹腫痛等病。(二)少外感。四時不正之氣。不易侵感。(三)免重症。即傷寒急痧等凶險之症。(四)健步履。少食者身體輕便周旋無遲滯之憾。(五)明耳目。終身節食。至老目力常明。耳弗重聽。(六)寡情慾。情慾生於血氣過盛。少飲食。則情慾頓減。外誘亦不熒惑。(七)多穎悟。少食則淸氣不爲濁氣所滑。悟性自然靈捷。(八)益學問。濁氣不升。則靈明獨運。而省記之功必增。學問即於是乎益。(九)端品行。靈明既爽。天性不昧。德業自可日進。(十)延壽算。西國曾有一少年。每日僅食麵包與水。得享遐齡。又一人僅食荳與麵包淸水三物。壽至一百十五歲。又一人終身日食一餐。壽至九十有奇。又一人自五十五歲始。不進肉食。享年一百有餘。又一人自二十歲起。未進肉食。壽至一百二十歲。觀此則節飲食實爲衛生中養身至善之法。世之欲保身者。盍亦親嘗試之。

望舌注意

劉幼雪

舌上紅紫黑爲熱。黃爲燥、乾爲亡液。白藍爲寒。舌腫脹、重舌、木舌、生芒刺、皆熱甚也。黃而底有白座者爲上熱下寒。黑而軟潤、或近靑藍、爲極寒。黑而焦裂似炭者爲極熱。或大便久閉。症不可不辨。凡舌硬、舌强、舌短縮、舌卷、皆危症。出舌數寸者死。沿邊缺陷如鋸齒者不治。

切脉注意

劉幼雪

浮弦之脉、散芤似之。浮而不聚爲散。弦而中空爲芤。沉遲之脉。細濇似之。沉而軟弱爲遲。遲而不流爲濇。數脉似緊。數爲內熱。緊爲內寒。大脉似虛。洪而有力爲大。闊而無力爲虛。革脉似牢、浮而硬爲革。沉而硬爲牢。此其大略也。其詳當參考李時珍所輯脉訣。乃張心在所著持脉大法。毫釐之差。虛實判焉。寒熱分焉。疑似之間。所宜深辨。

之結節乾酪變性。古弗氏因除去此等障害。故用强亞爾加里。溶解結核菌體。以達菌體免疫之目的。又因强亞爾加里。變化菌體內之毒素頗劇。亦不可用。乃借機械的操作。磨碎菌體而取其體內之毒素用之。右所述。實古弗氏繼舊賚佩爾苦林。而製新賚佩爾苦林之原由也。

新賚佩爾苦林之製造。其法。取强毒之結核菌培養。先於眞空乾燥裝置內。乾燥之。次取其物。入瑪瑙乳鉢中。研成粉末。次加入蒸餾水而混和之。其後。用最强力之遠心器。將其未研碎者分離之。則其上層爲透明乳白色液。而於最下層。生泥狀之沈澱。此上層液。古弗氏謂之〇號賚佩爾苦林。卽TO。其性與舊賚佩爾苦林相近。又取下層泥狀之沈澱。乾燥而研碎之。再加入蒸餾水。用遠心器分離之。則所得上層之透明液。謂之TR。卽新賚佩爾苦林。

（丑）新賚佩爾苦林與舊賚佩爾苦林之比較

新賚佩爾苦林。比於舊賚佩爾苦林。發起反應症少。而免疫力遠過之。健康莫爾莫篤。注射大量之新賚佩爾苦林後。以結核菌接種之。亦不發病。是卽動物對於結核菌呈免疫性之證。同樣。以新賚佩爾苦林注入人體。至達於免疫之程度。則對於舊賚佩爾苦林。及TO之大量。亦不呈反應。

又於結核莫爾莫篤。如以新賚佩爾苦林注射之。則內臟之結核病竈。起退行變性而被吸收。脾臟亦因之萎縮。其效力有如此。而欲藉新賚佩爾苦林之注射。充分免疫。則大量注射後。尚須兩三週間。又莫爾莫篤。於結核接種後。六週乃至九週。因結核而死者。欲治愈之。則宜於初期。卽接種後一週乃至二週以內。卽以新賚佩爾苦林注射之。人體之結核亦然。於初期患者。漸次增量注射。至固形成分〇、五乃至一、〇密瓦之大量而免疫之效遂著。從而結核病輕快。或至治愈。用新賚佩爾苦林注射之時。患部反應甚少。只稍有水泡音之增加而已。而以新賚佩爾苦林。持續注射之。則痰量漸次減少。或全消失。從而水泡音亦消失。濁音減少。一般症狀。亦非常良好。體重增加。熱度下降。

新賚佩爾苦林。亦如舊賚佩爾苦林。對於末期重症。及混合傳染。效驗甚少。

(寅)新賚佩爾苦林之使用及稀釋法

新賚佩爾苦林者。一、〇立方仙米中含有固形分結核菌十密瓦。呈營右之光色。治療上之使用。通常自其固形分五百分之一密瓦始。如用此少量而尚呈反應。則再減少其量用之而欲用此等少量則非於使用前先製成稀釋液不可。稀釋液有三種述之如次。

第一　稀釋液(十倍液)

用消毒之披潑篤(披潑篤即 Pipette。尖端細而腹部大之玻璃管以液體之少量點滴入之之時用之) 吸取原液○、三立方仙米。而以百分之二十·虞利斯林水二、七立方仙米加入之故本液○、一內含固形分十分之一密瓦。一、○內含一密瓦。

第二　稀釋液(百倍液)

於第一稀釋液○、一立方仙米中。以百分之二十之虞利斯林水○、九立方仙米加之。故本液○、一內含固形分百分之一密瓦。一、○內含十分之一密瓦。

第三　稀釋液(千倍液)

於第一之稀釋液○、一立方仙米中。以百分之二十之虞利斯林水九、九立方仙米加入之。故本液○、二內含固形分之五百分之一密瓦。

上之稀釋液。生混濁之沈澱者。不可使用。又以此等稀釋液。置於寒冷之暗室。則其效力可保存至兩週間。

稀釋新賚佩爾苦林之又法

以百分之〇、五之石炭酸。與百分之〇、八五之食鹽水。（卽所謂石炭酸食鹽水。）稀釋新賚佩爾苦林而藏之。亦可確實保存其效力而防其腐敗。愛知病院亦用此法者。

以上之稀釋液。通例間日一回。以之注入肩胛間部之皮下。如注射後。體溫之昇騰。不過攝氏半度。則漸次增量注射之。如體溫上昇。則待其下降後。再漸次增量。而一回之量達於固形分五密瓦時。將每週注射次數。改爲兩回或一回。至一回之量達於固形分二十密瓦。卽原液二、〇立方仙米時。停止注射。或一月注射兩回或三回。

（卯）養生園所製新賚佩爾苦林之價目與銷行於日本之大槪

如上所述。新賚佩爾苦林。乃生活結核菌。乾燥以後。研爲粉末而製成之者。其製造時。非常危險。故其價目亦極昂貴。養生園所製之新賚佩爾苦林一、〇cc。（含乾燥結核菌固形分十密瓦。）需日幣三圓。而使用時。僅加入防腐之虞利斯林少許。一般開業醫。對於極少數之患者。用此注射之。利益甚微。故日本醫界。尚不十分使用。然統全國計之。使用者已不少。又一次使用以後。大抵繼續使用之。蓋因其反應少而效果確實也。

新賚佩爾苦林之學說。大概如右所述。新賚佩爾苦林發見後。越數年。古弗氏又取新賚佩爾苦林改良之。製成最新賚佩爾苦林二三種。述其要如次。

（天）最新賚佩爾苦林之性質及用法及注射後之反應

最新賚佩爾苦林。雖不過TO與TR之混合物。然於治療上最爲近理者也。何則。如前所述。TO者與舊賚佩爾苦林之性質相近。故其物質當爲結核菌產生之毒素。故以TO與TR免疫。即行毒素免疫、及菌體免疫也。又TO反應之強。如舊賚佩爾苦林。故最新賚佩爾苦林。比於新賚佩爾苦林。反應顯著。從而使用之際。亦如舊賚佩爾苦林、宜極注意。且須極熟練之手。

最新賚佩爾苦林之注射。與新賚佩爾苦林同。自百分之一密瓦起。漸次增量至三十密瓦止。（按此據養生園所用之量而言。與上（寅）條所述不同。蓋賚佩爾苦林之用量。因病院而不同。養生園於新、最新二種賚佩爾苦林。皆自百分之一密瓦起。漸次增量注射至三十密瓦以上。爲極量。予在養生園時。所注射者。爲最新賚佩爾苦林。列表於後。閱者參觀之可也。）

最新賚佩爾苦林注射後之反應。類於舊賚佩爾苦林。即體溫昇高。注射部紅腫等。

（地）最新賫佩爾苦林之特色

古弗氏本補體結合法以試驗最新賫佩爾苦林。則最新賫佩爾苦林含有之免疫元。比於舊賫佩爾苦林多一千倍。卽舊賫佩爾苦林一瓦。與最新賫佩爾苦林千分之一瓦相當。

以新舊賫佩爾苦林注射於結核患者之時。對於熱度稍高之人。其退熱作用。尚不甚著。最新賫佩爾苦林則除病勢非常進行之患者（末期重症）以外。對於熱度稍高之人。退熱之作用甚著。卽熱度稍高。而不易退去之患者。以最新賫佩爾苦林注射之。最易退熱。使復於平溫。

又於結核患者。以新舊賫佩爾苦林。持續注射之。則痰量減少。咳嗽亦減少。咯痰中之結核菌。亦漸次減少。遂至消滅。而用最新賫佩爾苦林。則此等狀態。尤爲顯著。臨床上之水泡音。亦漸次消失。體重增加。

又於腺病性之人。以最新賫佩爾苦林。持續注射於一定之時期中。則腺漸次減小。至於消失。

由上所述。可知今日治肺癆。當以最新賫佩爾苦林爲最效之藥。

(八)日本之病院使用最新賚佩爾苦林者尙少

古弗氏製成最新賚佩爾苦林後。未及報告各國醫界。即逝世。故現時各國醫界。用最新賚佩爾苦林者尙少。統日本全國。療肺病院不下七八所。然所用之賚佩爾苦林皆新賚佩爾苦林也。用最新賚佩爾苦林注射者。惟養生園一處。而養生園之注射。在日本亦最著名。

愛知病院之注射。每週三回。予於初三日。受拔爾開診斷後。翌日即注射新賚佩爾苦林(TO)○、○○二密瓦。(即第三稀釋液○、四立方仙米內含固形分結核菌千分之二瓦。可參觀上(寅)條)嗣後除星期外。間日注射一次。予入院後。約兩月左右。痰量大減。盜汗亦止。痰中血亦止。因即退院。退院之日。即西五月十五也。退院後。逐日赴校中聽講。而注射日。仍赴病院注射。內服藥。亦應用如故。退院後兩星期。痰中復帶血。體重亦減。予憂之。詢治法於黑田。黑田曰。治病求學。勢難兼顧。與其病未痊而求學。學未增進。而病反因之增重。曷若先以全力治病。使病速痊。病痊。即可。專心求學乎。予聽其言。遂於西六月朔。自名古屋趁汽車赴東京。

予在愛知病院。共注射新賚佩爾苦林十三次。其增量法。列表如左。

注射日期	注射新賫佩爾苦林(Tr.)之量以一密瓦(mgr.)為單位	注射後之體溫(僅記其最高之時)	所增之量
初四日	〇、〇〇二	攝氏三十六度八分	
初六日	〇、〇〇四	同　七分	〇、〇〇二
初七日	休息		
初九日	〇、〇〇六	同　九分	同上
十一日	〇、〇〇八	同　七度	同上
十三日	〇、〇一	同　八分	同上
十四日	休息		
十六日	〇、〇二	同　七分	〇、〇一
十八日	〇、〇三	同　八分	同上
二十日	〇、〇四	同　七分	同上
二十一日	休息		
二十三日	〇、〇五	同　七度二分	同上

社友來稿彙錄

上海吉益醫院六百六號液實驗　院長醫學士吉益東洞稿

西歷一千九百十一年。自三月至六月。此四月間。來本院醫治。本院注射六百六號者如左。

日本人　九名其一名女子

中國人　十三名

西洋人　七名其二名女子

本院所施行注射之部位。皆在臀部。而係筋肉內注射。其量〇、六至〇、四。爲中性溶液。注射部之疼痛有注射後即起者。又有注射後約逾五六點鐘方起。而其疼痛亘七八點鐘至十二三日者。浸潤至八九日而吸收。然間有至兩三星期者。

普通之副作用。爲食思不振。三十八度五六分以下之熱候。其餘或呈頭痛、頭重、發汗等。全數二十九名中。有發疹如痲疹者二名。而中國人十三名中。有五名中途離滬回狮。故其成績不明。玆惟報告其八名之臨床記事。

第一例

羅金盛　四十二歲　揚州人

診斷　黴毒性虹彩炎并硬性下疳兼楊梅瘡

血統　並無遺傳

既往症　宣統元年（千九百零九年）八月。於龜頭冠狀緣發生硬性下疳。用黃色撒布藥，暫時治愈。至本年三月。忽於全身各部。生薔薇樣疹物。左眼視力。突然減退。漸至兩眼視力均衰減。因是來求診察。

現在性　體格上等肥胖。諸他臟器。無有疾患。其體溫脈搏。均屬正常。全身發生薔薇疹，背部及顏面尤多。下脚有散在性豌豆大蠣殼疹。兩眼虹彩。均呈溷濁。且瞳孔之反應微弱。而其周圍充血。

頸部及關節之淋巴腺腫大。鼠蹊部亦有兩三腫大淋巴腺。

龜頭之硬性下疳。尚爲結節狀而存。

此外無脫毛症嘶嗄等。

治法　六百六號液〇、六。

溶解法　先加加里滷汁十二滴。更加殺菌溜水十瓦。檢定其爲中和液。而後注入臀筋內患者訴微痛。然不甚。此西歷三月二十五日午後二點鐘也。

二十六日　全身無他症狀。體溫不見上昇。但注射部位頗有壓痛。至其浸潤部。殊爲著明。

眼症別無變異。

二十七日　注射部位之腫起已滅。眼症則自覺佳良。

二十九日　皮疹及硬性下疳。殆已消散。兩眼視力大佳。其周圍充血減少。而反應甚有力。

四月七日來診。諸症確已全愈。唯注射部微留浸潤。

第二例

劉吉臣　四十七歲　上海小南門人

診斷　喉頭粘膜腫起并舌護謨腫

血統　無可記載者

既往症　六年前感染黴毒。然由醫治而愈。去年。於舌背及口內諸部。生小潰瘍。旋即治愈。至本年二月下旬。覺舌內有腫瘍。而致嚥下困難。

現在症　體格中等。其胸腹部臟器。並無異常。兩側肘腺及頸腺有兩三個均腫大。至大如指頭。舌腫大而運動困難。喉頭粘膜充血而腫起。舌苔甚深。口內放惡臭。體溫三七、二脈搏七二

療法　四月二日。將六百六號液〇、五照法溶解。爲十瓦量。注射臀部。

三日　注射部位之疼痛殊甚。體溫三十八度九分。

四日　注射部位之疼痛大減。體溫三十七度二分。舌運動甚易。其腫起亦少減。

六日　注射部殆不覺疼痛。嚥下自由。而舌內腫瘍。變爲狹長形。

七日　食思大增。舌硬結變成柔軟。

十日　來診舌腫殆已消滅。頸腺肘腺亦殆不可見。（未完）

電學發明及電氣療病之源流

時際虞

電學者。格致家所恃以製造器械。醫學家所賴以療治疾病。爲泰西近來新發明之特別科學。爲我華從古未聞之創舉也。前二千四百餘年。希拉國大利司磨擦琥珀能引

微輕之物。蓋因琥珀內含電氣。磨擦而外發也。後三百年地弗拉司書內載有形如水晶之物。亦能吸輕物於其面。即地學家所謂土馬令也。是爲電學發明之始。羅馬國不里尼在紀元後數十年。發明一種電魚有物近之即能振動羅馬人患告脫者。多以電魚發氣治之。能獲奇效。是爲電氣療病之源。

攷電魚譯名托比杜。產於地中海及英國海。大者重十八磅。至二十磅。口如新月。腮有五孔。前有橫骨與大旁翅。後有單骨與脊骨相連。即爲發電之處。告脫病之形狀骨節痛。肢脛輭。大便閉。尿色白身稍動而覺辛苦。腿怕冷而如針刺。此係心常鬱悶。飲食失宜所致。然久病不瘥。則節中漸生白石粉。而不能移動矣。

雖然電氣療病之法。至今日而益甚。電機之外。尚有電帶。而西儒謂終不若電魚之盡善盡美也。未知然否。

鴉片提取嗎啡法

鴉片非毒。嗎啡爲毒。蓋鴉片以嗎啡爲主。而嗎啡爲鴉片之精也。分取之法。先將鴉片浸於水內。加熱二小時。濾取其水。熬至稠膩。然後加入白石粉少許。使未化合之酸性。消滅無存。則水內大半已含莫兒比泥與荀弟以尼。然尚與未故尼酸及硫强水相合。

再加以鈣綠。則未故尼酸與鈣相合。而結成沉於底下。則其水內含莫兒非尼輕。與荀弟以尼輕煎至將乾。能得顆粒。再浸水內。用動物炭滅其色。令成顆粒。再消化於水。而添以淡輕三。祗有莫兒非尼凈質。可以濾出。而在醇內消化。令成顆粒。爲白色之長方形。即化學內所謂炭三四輕九淡養六者然也。莫非性質。投入冷水。難以融化。味極苦。有大毒。有鹼類之性。有麻醉之性。輕試即能殺人。爲毒藥之最烈者。近來。化。學。家。試。驗。丸。散。內。有。無。嗎。啡。若屬。容。易。簡。便。只要。添。鐵。二。綠。三。即得。一。暗。藍。色。水。如添，硝。强。水。即得。黃。色。如。金。云。

來函

蘇隄頓首上書於讀中西醫學報諸君閣下。世。無。完。全。衛。生。之。學。故無。終。老。不。病。之。身。我中國之醫學。自神農嘗百草至今四千年矣。若殫。精。竭。慮。銳。意。研。求。則四。千。年。閒。中國。醫。學。進。步。當冠。全。球。爲天。下。法。無如後世之業醫者。視爲小道。泥於古法者多。融會貫通者少。既無新見識。又無新發明。以致醫學日窳。此吾所扼腕悼歎，深以爲恥，思吾身之不幸。而生於愁苦社會中。青囊。饋。藥。丹旐。招。魂。日觸。於。目。雜聲。呻。吟。繐帷，涕泣。日接。於。耳。雖化。身。爲。恒。河。沙。數。以治。療。恒。河。沙。數。之。疾。病猶不。能。已。吾。痛。吾負。疚。於。社。會。

實。甚。然吾國民及有智有力者。固熟視而無覩也。近自無錫大醫士丁仲祜先生。不我遐棄。而行慈善事業。創中西醫學研究會於上海新馬路昌壽里。及函授新醫學。以拯吾民。之生命。達求治之目的。享康健之幸福。讀其所著書。皆精詳仔細。斷非世之所稱名醫者。所能推測。然隄快鎗巨砲。不足恐。强敵利兵。不足憂。所足恐憂者。獨吾人親愛老父慈母手足昆弟嬌妻愛子。若肝膽骨肉師友親戚之病。弱耳。今之十室之邑。三家之村。以醫鳴者。則皆粗識字。略解文理。學八股八韻而不就者。乃始從事於此。遂令夫醫也。天下至貴之業。最精極微之學。億萬人生死之所由繫也。而八股八韻者。天下至賤之業。至鄙至俚之學。愚陋庸下之所有事者也。若而人之聰明才力。並此至鄙至俚愚陋庸下人之所優爲者。猶且學焉而不能就。乃忽焉期以窮精極微。忽以舉其所親愛老父慈母手足昆弟嬌妻愛子。若肝膽骨肉之師友親戚而懸性命決生死於此輩之手。此無異屠腹飲鴆以自戕其舉所親愛而手刃之也。嗚呼。吾四萬萬人中。其死於是者。其數之多。雖巧歷不能算也。或以尋常微細無足重輕之病。受庸醫進毒劑。數日之間。痛楚以死者。以前古神聖之呵護。天下豪傑之想望挽留之。不得。一庸醫斷送之而有餘。天下事之痛心疾首。張目切齒者。孰過是也。嗟乎。生其間者。幸而終身無病。則苟免矣卒有不幸陰陽寒暑之冒犯則已舍其身爲釜中魚爲俎上肉聽庸醫之烹治剚割而不能以自有可不懼者可不痛者今丁仲祜先生憫茲學之廢墜悼同胞之慘酷發大心愿以昌斯道而天下孝子悌弟之與隄同痛者與夫仁人志士之自愛其身與其所親者與夫賢士大夫亟欲廣仁心仁術於天下者速廣勸創設醫學分會究其精微以濟貧乏德尤莫大蘇隄頓首。

阿斯必林之實驗

韓溥 圯良

乍浦吳君患喉頭痛。咳嗽聲嘶。七月初來醫。斷爲氣管支加答爾及喉頭炎。因用阿斯必林三、〇。分三包。作一日三次服。次日喉痛聲嘶如失。惟咳嗽未除耳。

蓖麻子油之成績

韓溥

乍浦沈君吉雲患下痢紅白。如厠不暢。所謂裏急後重。八月初。用蓖麻子油一五、〇。作一次服。隔二句鐘。得暢瀉六七行。痢亦遂止。次日大便一次。略有粘液。越日平復。此症幷不用收歛劑。如次硝蒼等。而成効若此。正與古醫書之痢無止法。及通因通用等句。如合符節。

病不只屬於內科、亦有起外科之病者。有慈母以愛兒之手、插於門扉、兒大叫號、母大驚、自檢其與兒同一之部位、亦見腫脹。是與見人之一局部感痒、則覺已之同部、亦若感痒、同一理也。唯其狀態、達於極端耳。

精神作用、起病氣之原因、有由種種之事情而起者。或原因於智力作用、或原因於感情意思。就中以感情起者爲最多。卽恐怖驚愕悲哀時是也。而其病因之有無、則由其人之身心與當時之境遇而難一定。然有於精神之力、或事情之下、起肉體上之病患者、則決不可疑也。

以上所述、乃病因直接者也。然亦有稍涉於間接者。例之俗傳平素犯惡事者、若登靈山、則必應報而發病。信其言者、往往有起病氣者。如登富士山是也。又有殺牛者、恐其爲祟、遂發牛鳴病而死、又怪談諸國譚云、

有荒廢之神社、一夕因暴風雨而倒。土人取其材爲燒料、溫洗足湯。其人是夜發狂曰、吾鎮西八郎爲朝也。因而大恐。再建右之神社、狂人始得快復。

是皆由已之精神而喚起者也。如此之例、民間不知凡幾。如住侵鬼門方位之家屋、則必有災害。住有妖怪之地、則人多死。卜筮星相等、判斷本年中多發災病、往往符合於

事實。或有人告以神佛之祟、死靈生靈之祟等、往往有發病者。如此之類、不遑枚舉。是雖由己之精神喚起疾病、實則由愚民信此俗傳、因而疑懼、恐怖、憂慮、無不過甚、以至於此也。其他過有狐狸之地、或住其地、則發狐憑病。至犬神流行之村落、則發犬神病。其理亦與前同、皆由精神作用、以起內外諸病、依種種之例證、無可疑之事實也。

第十　精神治病論

既知由精神起病、則自知由精神可以治病矣。例之由精神之情態、而減消化作用者、則自得進之之理。由精神之如何、而使血液之運行遲緩者、則自得急速之之理。如飲中八仙歌有過麴車而流口涎者、又如魏武帝之望梅止渴、卽示精神治病有效力之一端也。茲舉一例如左。

豆州熱海町山田長助之老母、平素愛猫甚、然每夜見猫立於枕側、或數千百頭羣集而演種種之藝、致終宵不能眠。如斯日復一日、病勢漸加。因而自言曰、是猫之惱我也。殺猫、則我病癒。於是其家族縛猫、而銃殺之。老母之病氣果癒。

又有一例如左。

加賀之國、有一士人、常好獵、多殺鹿、其后忽悔曰、我多害物命、罪惡難免、由是有病。常於枕下見鹿甚夥、驅逐之不去、鬱鬱送日、飲食不進、已瀕於危、有一老人以刀入錦袋、謂士人曰、此爲神刀、置之家內、妖怪悉除、願借於君、病氣平癒、請速見還。士人置之床間、鹿果不來、飲食漸進、氣分亦漸平癒、乃返刀於老人而謝之。

此猫之幻覺、與鹿之幻影、皆由疑心而生者、則探其病因、而授定疑之法、必有平癒之理。

療治夜話謂由疑惑而生之病、則以解惑之法治之。其例如左。

宋之朱思彥、囚某夫婦於獄中、獄吏赦之使逃、以死報、由是被某夫妻之髮見祟、病將危篤、獄吏聞之、使某夫婦來謁、於是知其不死、豁然病癒。

有名石晉者、於醉中命投一奴於河、投者哀而縱之、既醒、大悔、遂疾而見祟。自期必死。已而知奴無恙、病忽癒。

又有一時由精神之異狀、忽起幻視、因心思沈靜、忽復平常者、是卽因精神之過勞與休息也。然世間愚俗之輩、則於斯時必生疑心、以爲狐狸鬼神之所爲、遂起恐怖之念、至爲不治之病。余於此類病人、卽以素問之所謂移精變氣之法治之。

非精神病之諸病、由信仰之力而全癒者、亦西洋之心理書中所多見也。今舉一例如左。

有一女學生、罹淚管瘡之重症、治療無效。醫師約於某日斷鼻骨、施烙法。然先期二日偶過祭壇、有諸尼、勸女生以神靈之寶物觸其眼、可免手術之苦難。乃從其言以十分之信仰、誠實行之。忽於數時間現靈驗、覺輕快、漸次全癒。

是由信仰之力而平癒者也。又錄晏子夢卜篇於左。

齊之景公有病。一夕夢與二日鬪而不勝、翌朝、及晏子朝、語其夢曰、寡人將死之兆也。晏子對曰、可問占夢者。乃自出召占夢者、告以公之夢、且曰、公之所病陰也、日陽也。一陰不勝於一陽者、是病愈之前兆也。宜以是對之。占夢者、入對於公、如晏子之言。公之病果大癒。公因欲厚賜占夢者。占夢者曰、是非臣之力、晏子教臣也。公召晏子賜之。晏子曰、占夢者以占之之言對、故有益、若臣言之、公不信也、是占夢者之力也。臣無功焉。

今又舉一例出於智囊、即如左。

宋王有疾、夜夢河水乾、憂色形於外。以爲君龍也、河無水、龍失其居、是不祥也。以此事問於宰輔。或一人答之曰、河無水即可字也。陛下之疾當可。帝欣然、幾未病愈。夫以人言而信之、尙於治病有效、況信神佛者耶。此余所以唱信仰療法、而以信仰療法、爲心理療法之本也。

其他有以方便治病之例、是固不外心理療法也。茲示其例於左。

北夢瑣言曰、一婦人誤食小蟲、爾來疑之、發疾。有名醫知其病由疑心而生。乃與吐瀉藥、命看護婦、以於吐瀉物之中、有一小蝦蟇飛出告之。病者聞之心安、病頓癒。

名醫類案曰、有人招於姻家而大醉、夜半不堪酒渴、於石槽傾所貯之水、翌朝見之、則槽中之殘水、小小紅蟲充滿、爾來鬱鬱不樂、腹中常覺有蛆物、遂發病。名醫名吳球者、知此病由疑心而生。取紅色之結綫、其狀如小蟲者、加之於藥品、爲數十丸、使病人於暗室中服之、而后入水於盆中、使瀉出於其內、則藥中之結綫恰如蛆、使病人見之、其病立癒。

又有一例、係余聞之於某醫師者。

一婦人患歇私的里症、入京都病院、受治療。及數十日、病勢不減。婦人以爲吾病由腹中有怪物、晝夜苦吾而起。若治退此怪物、則立全快。因而問其位置、則答在腹中之此部位。問其形、則自執筆畫其圖、與百足之形無異。於是醫士告病人曰、退治此怪物、不難、須用魘睡劑、而后切開腹部。亦無所苦也。病人喜而求施術。醫師乃用魘睡藥、后將腹部之皮膚面切開少許、使出血、入其血於茶碗中、別自外捕百足、而浸於此血內而后施包帶於腹部。待婦人醒覺而告之曰、切開腹部、果有怪物住其中、已取之置於茶碗中矣。以茶碗示之。婦人喜曰、長苦吾者、即此怪物也、今既取出吾病癒矣。由是至一兩日退院、健康如常。

是由精神起病、而即以精神施治之例也。此等之諸例、爲心理療法之效驗、蓋無疑矣、其法當古代醫術未開時、固有應驗。而於今日醫術之進步、亦有效力。但其效力、於一定之制限內顯著、非於萬病爲然者也。故於一方施生理療法、同時於他方可施心理療法。然愚民只由心理療法之一方而治諸病、是一種之迷信也。反之醫家視心理療法。爲全然無用而排去之、是一偏之見也。又愚民妄用宗教之信仰、而祈願於神佛。思除去一切之病患。由奇奇怪怪之方法而醫疾病者、迷信之甚者也。蓋心理療法。勵爲愚民之所妄用、而易陷於迷信、故余既奬勵心理療法、同時即除去迷信之弊也。

第十一　心理療法論　一

心理療法、雖非宗教之本領、然既以信仰爲主、則與宗教有密切之關係明矣。其法又本於精神作用、可視爲應用哲學應用心理學之一種。若就其療法之如何、則有多種多端、殆難設一定之方式。余先年所定之分類表如左。

- 療法
  - 生理療法
    - 內科
    - 外科
  - 心理療法
    - 自療法
      - 信仰法
        - 自信法
        - 他信法
      - 觀察法
        - 自觀法
        - 他觀法
    - 他療法

是余於妖怪學講義錄所表示者也。即生理療法、大別爲內外二科。心理療法分爲自療法他療法之二類。自療法者、以自身之力治療也。他療法者、經他人之手治療也。近年流行之催眠術、即所謂他療法之一種。元來催眠術、有自他二法。即本人自身催眠、及經他人之手而催眠是也。普通所用者、多由他人之力、則以之屬於他療法爲適當。又神官僧侶、或巫覡、賴加持祈禱而醫病患者、亦他療法也。此等之療法、於理雖無直接治病之效、然於實際上有應驗者、因本人自以此法必能治癒、深信而不疑故也。是卽由信仰之力無疑矣。由信仰之力於治病有效者、觀前所述種種之例證、則瞭然矣、此信仰之中有依賴自然或他力而自安慰之意。且不只除去妨病癒之諸事、亦有助身體自然之勢、使復其本之力以速其恢復之期。如前所論之醫診醫藥、亦非由此信仰安慰之力、雖奏其功。故他療法之治病有效者、不獨於事實爲然、亦道理之所許也。

自療法有信仰與觀察之二種。其各種有自他之別。自信法者、卽自信病氣必平癒也。例之昔日學生中有咯血者、今日亦有咯血者。其病一也。在今日則難醫、而昔日則易醫、何也。昔日不知肺病之可恐、自以爲非眞正之肺病、自信必癒、故咯血易恢復也。又人之資性有不以病氣懸於心頭者、其自信者厚、故其自然恢復者速也。他信法者、信他事他物之力必能治癒其病也。如信神佛、信禁厭、信守札、信神水之類是也。人之信醫師信醫藥而治病有效者、亦此類也。

觀察法中之自觀法者、於自心之上下觀念、究明病氣之不足懸念、斷精神之疑惑之類也。如佛家之由坐禪止觀而施心理療法者、亦其一也。以哲學之理起人生觀、世界觀、由之而自安者、亦自觀法也。自信法與自觀法之別、卽在信仰與窮理之間而已。蓋人生於世、不能無病、病有可治者、有不可治者。縱令無病、而人生有限、雖王公貴人亦

平望鎭九華寺體仁醫院開院啓

洞天

丁未之春洞天志在研究醫學特請吾師鳥谷先生就本寺附設濟診所施治各種病症藉便觀摩然迄今五載成效尙著茲復鳩工建設診室病房添購醫療器械精良藥品設備旣竣庸特啟告十方以及四海竊維我國醫學萌芽於上古天元玉册本草靈素諸經尙已降及漢季醫入雜流其道方殂以陰陽五行之學說混淆至今誤於醫者殆不知凡幾自十九世紀以降世界理化諸學乃大昌明醫學亦日有進化藉器械檢査疾病之原因甚於么微生體回視夫昔時之學說幾若夢囈輓近以來西力漸東可驚可懼而尤以各邦教士受彼政府密託濫藉醫術入我內地名爲傳教甚醫實則假斯慈善之名奪我醫權傾我民心以便操衡我民之生命洞天雖居方外要亦國民每念及此深用爲憂乃思忠告我同人提倡新醫組創病院毋事虛文必求實驗務期各盡天職庶幾保我人民强我國家於是大聲疾呼眇不我應爰以一身東渡日本考察醫學觀摩文明而今自立醫院實地治療用慰黃族肉骨起藁綿維一人之能力棉薄而醫學之事項綦繁蚊負貽譏在所不免雖然萬仞之山基於分子浮圖七級必有初

增。以我地大物博之中國。又以我人才繁富之江蘇。必不少善人君子。樂爲贊助。以理推之。此後吾醫院規模之擴張。應有什倍於今日者。禱甚盼甚。謹啓以聞。

簡章

第一條　宗旨

本院宗旨。養息傷瘠。施療疾病。爲人民健康之本原。作　國家富強之胚種。

第二條　命名

本院建設於蘇州吳江縣平望鎮九華寺內。體我佛悲愍。而行慈善事業。故名曰平望鎮九華寺體仁醫院。

第三條　經費

本院開辦經費。及常年經費。現由本寺經懺及田產進款項下酌撥。此後尚望貴官鉅紳富商善士暨我同人等樂爲贊助。爲維持永久漸圖擴張之計。唯樂助諸君。無論所捐多少。除由本院年終刊登雜誌報告外。合隨時將姓名登報藉表謝忱。

第四條　組織

本院設院長一人。綜理院事。醫長二人。分任各科診察治療。助手看護各一人。佐理醫務。藥房一人。專司調劑。其餘會計掛號庶務傭工等。暫與寺中公共。

第五條　設備

本院設待診所。內外科總診療所。皮膚花柳病診療所。藥房手術室。及病者臥室浴室。共計十餘間。皆酌仿各處慈善病院規模布置。但開辦之始。款項不敷。尚多缺如。俟經費稍足。再當添置。

第六條　診規

一號診。專為貧病而設。凡病人無力醫治者。在本院掛號處。填寫姓名職業年歲住址。取號籌。至待診所挨號就診。分文不取。唯時間。三月至八月。限於八時起。一時止。九月至二月。起止皆遲半時。

二普通診。凡病人在本院掛號處。填寫姓名年歲籍貫職業。取普通診券。即可直達診療所診治。每次須取診金一角。

三特別診。凡病人身家殷實有力醫治者。可逕由門者。導入特別診室。隨到隨診。每次收診金四角。

四往診。凡病人不能來院請醫長到家診治者。初次二元。附診一元。以後復診及附診者。均減半。夜間及出鎮加倍。舟金聽給。

五凡學界軍界及熱心慈善家。或各團體來束。無論普通診。特別診。以及出診。均照例減半。

六凡星期日。除救吞生煙服毒及危險急症外。一律停診。

第七條　藥資

本院藥房。有普通藥。高價藥。特別藥。種種皆照本發售。以便病民。倘有抱危急重症而無力醫治者。幷行施藥。（所有各種應用藥品價目另表列後）

第八條　手術

一手術費。視病竈之廣狹深淺。手術預備之難易。酌議手術金。　二凡患者請施手術。必須得其親屬一人同意。方能許可。且施大手術。必須患者覓保人。先行塡寫願書一紙存照。（書式另載於後）　三本院爲謀病者便利起見。另請針灸專科。凡欲針灸者。每次收手術金三百六十文。

第九條　住院

一凡患者疾病。非住院不能療治者。本院備有臥室床褥、飲食看護等。以便病人住宿療養其費共分三等。頭等者每人每日收房飯藥資費共一元二角。許同親友或傭僕一人。不另收費二等者。每人每日收房飯藥資費六角、三等者同上三角皆入院時先付十日。以後均以十日計算一次。如不滿十日病已全愈者。出院時由會計交還餘金唯出入統以全日計算。　二凡病人欲住院療治者。須邀保人先簽證書一紙。然後進住。(書式附後)　三凡病人病不能痊。或因特別之事自願出院者。白明院長。聽其遷出。

第十條　院規

一本院大門每日清晨開鎖。晚間七時關閉。在院人等。早六時一律起床。凡病人在外游散者。須於七時前歸院、其親友來看候者、院門關閉後、不得隨意出入。　二凡燈火各宜小心十時後一律就寢息燈、夜間起床許燃燭照看　三凡欲特別燒煑食物時須告厨司辦理。不得在臥室內生火煑物。　四本院內備有消毒痰盂。不得隨意亂唾、不得隨地拋棄污物。否則有傷清潔。且使病毒傳播。爲害匪淺。　五入院者。祇須帶清潔衣服數套、及日常應用物品數件。其有害衛生。以及多餘物件。不得攜入。　六在院者。一律不許賭博酗酒吸煙。　七凡養病以安靜爲主。在院者。不得任意喧嘩。　八住院者。不得互借銀錢。致生糾葛。　九凡住院者。不得私入他人之室。致起嫌疑。　十凡有故違本院院規者。則院長有使出院之權。

第十一條　藥房規則

一本藥房配藥職有專司。藥瓶籤上。必書有月日。及撿配藥者印章。以昭慎重。　二藥房內除院長醫員及看護人外。不得擅入。　三凡病人持方購藥。方上無醫長印章者。不得配給。

附手術願書式

某某某今患重病已得家族同意請求

體仁醫院大醫師施行手術倘手術中及事後設有不測概歸命運與施術醫士無涉特具願書存查以免事後爭執此據

立願書親族某　押　職業　住所

患　者某　押

年　月　日　具

又附入院保證書式

某某某現患疾病願入　體仁醫院療治入院後起居繳費等自應遵照院章如有抗延及設有不測身後一切事宜皆由保證人承領此據

患　者某　押

保證人某　押　住所　職業

年　月　日　具

藥劑價目

一頓服坐藥每劑一角　一水藥每日大人一角小人五分　一藥粉丸錠每日一角

一油藥搨藥每劑二角　一眼藥洗藥每劑二角五分　一打針及灌腸藥每回二角

一漱口藥水每劑三角　一吸入藥每回一角半　一瘟疫避毒藥水每劑三角

一爛喉預防藥水每回三元　一爛喉救命藥水每回五元　一救吞生煙藥每劑二角

此外尚有貴重藥品及特別製劑價目另議

以上章程係仿照各處慈善病院酌以本地輿情草訂倘有訛謬尚希

高明惠教當即遵改

平望鎮九華寺體仁醫院開院啓

本院開辦承

諸君熱心或助金錢或贊鼎力除在發起人之例外當照章推爲名譽贊成員

本院執事

醫長烏谷部政人先生

醫員王𩓐琴先生

藥劑師江斯揚先生

院長兼內外科醫士宗月洞天先生

催繳報費

閱報諸君。如有未付報費者。祈從速寄下爲荷。凡事獨力則難支。衆擎則易舉。在閱報諸君雖爲數甚微。然積小可以成大。覆簣可以爲山。諸君其諒之。此亦提倡醫學之一助也。　　福保謹啟

南洋勸業會超等奬賞丁福保製半夏消痰丸　功效　一治溼痰寒痰燥痰濕痰以及年老痰多等症　二治各種痰之不易吐出者能將氣管內之分泌液化薄故爲祛痰藥　三治晨咳夜咳燥咳寒咳勞咳以及傷風咳嗽等症故爲鎮咳藥　四治呼吸器病之喘息及心臟病之喘息故又爲呼吸困難之緩解藥　有此四端所以咽頭炎氣管支炎肺勞病百日咳流行性感冒氣管支喘息肺炎肋膜炎等皆可治之　每瓶大洋一元

南洋勸業會超等奬賞精製補血丸　功效　一治貧血諸症　二治萎黃病　三治急性病後之衰弱　四治大出血後之衰弱　五治色慾過度　六治慢性下痢之衰弱　七治患瘰癧之衰弱者　又可爲患瘧疾者之第一補品　每瓶大洋一元

總發行所上海新馬路昌壽里無錫丁寓

免疫一夕談

傳染病之流行也。老幼男女。有傳染者。有不傳染者。有一傳染而終身不復傳染者。有一傳染而至於再至於三者。其所以不同之理。吾國自古迄今。懷疑莫決。邇來東西洋細菌學日益發達。凡細菌及於人類之利害。無不條分縷析。纖毫靡遺。吾國不可不一讀其書而一辨其惑也。是書爲江陰徐雲無錫丁福保合譯。共分二十章。一、誘導。二、先天性菌免疫。三、先天性菌免疫之原因。四、先天性毒免疫。五、後天性毒免疫。六、後天性免疫之原因。七、抗毒素之作用性質。八、抗毒素之發生原因。九、菌溶解素。(即抗菌素)十、攻擊素。十一、凝集素。十二、溶菌性釀酵素。十三、對於動物細胞成分之免疫質。十四、血球溶解素。十五、抗血球溶解素。十六、血球凝集素及抗血球凝集素。十七、細胞毒及抗細胞毒。十八、沈降素。十九、免疫質之傳播。二十、人工免疫法之原理。東西洋細菌學家之學說。胥備於是矣。　每部大洋五角

傳染病之警告

吾國以疫癘比於天災。此謬說也。疫癘流行之地。同胞死者相藉。而旅居之西人。死者獨寡。豈西人血肉之體。異於吾國同胞哉。蓋先事預防之得其法也。吾國人士。既無衛生智識。復無防疫方法。疫癘一起。驚惶失措。舍束手聽天之外無他策。愚哉。疫癘非刀兵水火。而刀兵水火且可避可防可使之消滅。彼疫癘何獨不能避之防之消滅之哉。無錫丁仲祜先生。痛去年東省疫癘流行。同胞無罪就死。特譯是書。以告將來。全書分上下二編。上編總論疫之所以起。與人之所以染疫。下編分論各種疫癘之病原、症狀、及傳染之路、預防之法、消除之方。同胞若熟是書。實行於家。則一家可免其害。擴而充之於郡於省於國。則一郡一省一國亦莫不皆然。而疫癘從此絕跡矣。彼西人之所以能免疫者。亦擬是書也。　每部大洋四角

赤痢新論

日本醫學博士志賀潔原本、無錫華文祺丁福保譯述、首論赤痢菌、次論疫學、次論病理及解剖的變化、次論症候、次論合併症及遺後症、次論診斷、次論經過及豫後、次論食餌及理學的療法、血清療法、藥物療法、次論豫防及撲滅等、以下論熱帶赤痢、學理嶄新、療法詳備、不惟爲我國醫書中所未見、卽在醫學最發達之日本、亦爲得未曾有、醫者第能熟讀此書、其於赤痢之治療、必可無敵於天下、 每部四角

新撰病理學講義

全書共三冊無錫丁福保譯述論人類所以得病之原因論病原與病狀所以相關之理由論病原所以殺人之緣故內科外科無不具備間及解剖病屍以明某臟某腑所以受病之實據此外寄生蟲及細菌之形態性質亦詳載靡遺理論精博文詞淺顯吾國素靈以來諸醫籍罕有其比眞醫界中從來未見之奇書也 每部大洋四元

家庭新本草

無錫丁福保編纂、我國士夫每憚西藥力猛、不敢嘗試、復嫌中藥力弱、不能奏功、此書所載藥品、皆係中藥、曾爲西人化驗、確有實効者、性極平和、猛烈者已盡删去、用於家庭、最爲合宜、所論藥性及處方、與舊本草不同、共分十五類、曰强壯劑、曰瀉劑、曰利尿劑、曰發表劑、曰退熱劑、曰祛痰鎭咳劑、曰殺蟲劑、曰止痛及催睡劑、曰收斂劑、曰刺戟劑、曰變質劑、曰防腐消毒劑、曰吐劑、曰緩和劑、曰雜錄、末附普通防疫法、言傳染病之細菌、及豫防之法甚詳、皆居家必要之智識也、 每部四角

公民衛生必讀

無錫丁福保編、欲爲立憲時代之公民、不可無健全之體格、不可無衛生普及之思想、是書蒐羅宏富、凡關於個人衛生、公衆衛生之事、分門別類、靡不備載、先出初編、 每部二角

TRADE MARK **'TABLOID'** 商標

商大寶來的標

金雞納霜

Quinine Bisulphate

金雞納霜、乃辛蔻拏樹皮所涵一種鹽類、用化學法煉取、形白如霜、故俗稱爲苦白藥、以其善治瘧疾、又名瘧疾藥、近人以霜味苦、多作丸服、然金雞納霜品質純雜優劣不等、大抵市上所售品優質純者極少、蓋其價値較昂、人多貪賤、故不論品之優劣、藥商忘義、亦不計其利害、劣貨充斥、正品難求、而金雞納霜之名譽掃地矣、彼泰西各國之重視此品、恃若護身符、雖三尺孩童、亦能道之、謂其能治瘧疾、退寒熱、壯身體、健脾胃、解血毒、功效卓著、今華人輕視瘧疾、亦無怪其不注重此品、此實爲可危、殊不知金雞納霜爲補品之要、瘧疾爲虧弱之原、不第作補宜用正品、卽治瘧亦當用上等、否則瘧疾雖除、而人則消瘦矣、或斷而復發、氣血耗竭矣、身體既弱、百病因之叢生矣、爲貪小利而攖大禍、愚孰甚焉、故爲人類幸福計、敢以一言敬告曰、欲服金雞納霜、**大寶來的**商標爲最可信靠者、蓋**大寶來的金雞納霜**凡全球著名卓識醫士莫不尊而重之、無論除瘧補虛、皆相應如響、**大寶來的金雞納霜**形如扁丸、外裹糖衣、光潔悅目、味甘可口、藥劑輕重、隨意選取、瓶上仿貼用**大寶來的**四字爲商標、祈爲注意、

中國各埠著名西藥房均有發售

將此贈書券裁下郵寄上海四川路四十四號寶威大藥行當有精美仿詩內詳此品拌最有用各種良藥寄呈郵資不取索導券請將地址姓名詳示爲要

7

（第十九期）

中西醫學報

宣統三年十月中西醫學研究會出版

總發行所上海新馬路昌壽里五十八號無錫丁廣

目録　十月份

●價目●
本報全年十二冊本埠八角四分外埠九角六分

上海醫院療病記

朱　霖　樹人

家慈於六年前。右乳房忽起結核。如彈丸大。初亦不甚措意。及聞人言。此等病症最爲重要。若不及早施治。將成乳癌。於是急延某某名醫。先後診治。察其方案。大率賞用平肝理氣等法。服藥數十劑。核仍如故。而痛則時發時止。延至二年後。核漸膨隆。至稱錘大。且甚堅實。求愈念切。所有遠近內外各科醫生之負盛名者。或延聘至家診治。或踵門乞診。不下數十人。而世俗所傳諸良方秘藥。搜求所得。嘗試殆遍。六年之間。故消耗於醫藥等費者。爲數不貲。詎料用錢愈多。病愈加劇。除原有之核。脹大數倍。重量加增外。胸口腋窩間。又連發多核。焮腫之勢。直及胸背。呼吸迫促。飲食銳減。形容憔悴。至去年秋季。已臥牀不起。以疼痛劇烈之故。往往睡眠不足。苦楚情狀。實難言喩。至十一月二十一日。乳頭潰穿。略有動搖。血流不止。痛極而昏暈者。旬日之間。凡有三次。時霖在沈莊崇實學堂教授學科。於十二月十一日。聞知此信。遂不待年假之期。怱促先返。及至家。見病狀萬分危險。有朝不保暮之勢。方寸瞀亂。不知所爲。偶閱上海昌壽里所發行之中西醫學報。內有參觀上海醫院週年會記。詳述該院一年以來。辦事之成績。中

上海醫院撿病記　二

有謂入成績展覽處。得見西醫經治諸大割症模型、及圖說。覺中國曩昔所傳剖腦封臂。猶非神技云云。霖得此消息。如獲奇珍。商之家中人。咸謂病已至此。別無良法。聽汝所爲、於是立刻雇舟、送家慈入上海醫院求治。遂於十二月十五日起。居住病房。經監院張竹君女士、診察病勢。謂是名毒瘤。(即乳癌)釀至如此地步。生命已極危險。霖因告以敝處風氣未開。屢欲就治醫院。輒爲旁人所阻。遷延至此。追悔無及。張女士謂及今尙可有爲。越三日。扶入割症房。經西醫將全乳鍾毒處。幷腋窩胸口之核。全行割去。用法縫好、敷以藥物。襯以藥布。及藥水綿花。纏絡繃帶數重。西醫於未割前。曾用麻醉藥。故不覺痛。嗣後逐日調換繃帶等物。洗治患處。無稍間斷。據院中人云。將割下之物秤之。約重三磅。爲不多見之大割症云。割後一月中。險象百出。屢瀕於危、蓋家慈年近六旬。氣血素虧。神經衰弱。經此大手術之後。憂疑驚悸、精神未免不安。因之日夜不寐。時發寒熱。煩悗時輒將繃帶自行寬鬆。致瘡口釀膿。非常作痛。幸賴張女士隨時設法安慰。加倍施用貴重藥品、幷進以補血安神等劑。以冀速就痊愈。而看護婦日夜輪班。亦能於病人一言一動、深加注意。調護周至。不稍懈忽。自此日復一日。至正月二十日後。漸有轉機。患處新肌新皮。逐漸生出。而心神亦逐漸安穩。至本月初三日。察視瘡口所未結合者。不過如豌豆大矣。張女士謂收功至此。毒已盡去。歸家後。仍用綳帶纏絡數日。不難全愈。遂於當日出院。至次日回家。約計其距進院之期。共八十日耳。當家慈之入院也。生死之機。間不容髮。徒以不忍坐視之故。以僥倖於萬一耳。孰知入院未及三月。而久年痼疾。竟達治愈目的。今出院以來。亦已旬餘矣。患處收合無間。甚爲乾潔精神亦漸恢復。飲食加增。睡眠充足。六年前未病時之景象。重見於今日。是誠生死人而肉白骨也。雖醫院救治病人爲應有之天職。而身受其賜者。感激涕零。其烏能自已。夫以上海醫院成立未及二載。成績之佳。良已能如是。則前途發達之盛況。何可限量。獨惜醫院之並立於上海者。雖有多所。其主持院務之人。能如張女士實心實力者。寥寥無幾。而內地素無醫院之區。病人斷送於一二庸醫之手者。一年之間。更不知凡幾。故深望各處好義急公之士。聞風興起。仿上海醫院之辦法。推及內地。多立中國醫院。俾無量數苦累之病人。得賴正當之治療。而保全生命。行見人民死亡之數。日以減少而吾國積弱之民氣。得以漸次蘇復。一變而有強健活潑之精神矣。是醫院之影響及於家國社會前途者。豈不大哉。

編者按、此症宜早割。舍割之外。別無妙法。謹告世之患乳癌者。幸勿請庸醫開方服

藥騙錢之事尙小誤人生命之事最大也爲醫生者亦宜各萌天良爲是

函授新醫學講義序

李宗陶

陶少讀儒書體弱多病肄業之暇瀏覽古今醫籍以爲吾人欲保生立命不可不通曉醫理戊戌變政以後覩時事日非乃壹意學醫朝夕研究不遺餘力迨就湖北陸軍軍醫長之任在鄂數年倍增閱歷纔見夫西醫西藥之輸入器械精良治法新異有蒸蒸日上之勢回視吾國之醫猶迷於陰陽五行墨守古說不求進步國家無攷試之典人民乏衛生之術因陋就簡成爲今日之惡現象吾恐四萬萬之黃種不見滅於堅利之槍砲而懸命於庸醫之手也況優勝劣敗乃世界之公理處今日競爭之世界西醫著著爭先中醫日日退化天演淘汰甯能免乎易曰窮則變變則通自然之理也陶有志溝通中西恨學術淺疏問道無門錫山丁仲祜先生精中西醫學倡爲通函教授法取東西之新智識以灌輸祖國意至美也夫負笈千里留學重洋其勞跋涉耗貲財爲何如今藉郵傳之便而得敎誨之方舉凡解剖生理病理診斷藥物衛生各科學譯爲漢文盡人可讀不必背井離鄉而皆能研究新學其嘉惠後學不可不謂深切矣獨是過

渡時代醫界程度不能一致或揚西而抑中或厭故而喜新各執意見悍然不顧醫學所以無進化者皆不能破除中西之見故也先生夙抱救世之心於中西學術消長之理燭照靡遺而又會通其旨鎔爲一爐故學說純粹治法精當同學諸君得先生敎授而裁正之異日人才輩出學西醫者可不必借材異地而自能別樹一幟爲醫界生色焉先生之功業有不震鑠全球乎陶雖椎魯不禁拭目俟之矣烏程鶴訪李宗陶謹序

論揚中抑西之非

賈鎰 瑞甫

嗚呼春秋狄楚而卒撓於楚戰國夷秦而卒弱於秦宋狎金元而卒蹈於金元是知文物聲名之邦自驕適以自愚而已我　朝海禁宏開邦內人士心醉歐風應一洗舊日之習氣矣然而所崇拜西人者僅政治敎育及農工商耳至醫學一科猶自以爲是不知收集思廣益之效其名爲時醫者不過藥性賦湯頭歌訣而已其稱爲名醫者不過五運六氣陰陽水火而已以視夫西醫病理學生理學及衛生等學不憚精益求精前說未已新說又興不誠有上下床之別耶先民有言作者爲聖述者爲賢西醫之作吾不敢知然其述可得而言矣可不謂賢乎由此觀之中可揚乎否乎西可抑乎否乎執

途人而知之矣。且夫地球之上。醫學進步之速。莫如日本。明治維新以來。舍中醫而學西醫。研究之組織之不遺餘力。故論者謂日本之醫學爲今日之全球冠。中國卽今日而整頓之。取人之長。補我之短。以造成極完全極精緻之醫學。猶不爲晚。非然者長此腐敗。不二十年。西醫必起而干涉之。勢不至中醫無立足之地不止。想望前途。可懼哉。可危哉。吾甚願中醫及早攬日本之事以自壯也。

食鹽水注射法

無錫丁福保譯述

(一)注入食鹽水於虎列拉患者之方法

(一)序言 (二)注入之部局 (三)注入之方法

食鹽水之注入法。徵之諸家之實驗實爲失血、失水、及中毒症等必要之良療法也。

(一)序言

食鹽水注入法。雖似極煩雜。然依日本駒込病院用之裝置。(如後所述)則最爲簡單而迅速。蓋於五分時以內。卽可應救急之需者也。

食鹽水注入法。往時頗有謂其有害於人體者。然若用無菌操作法。則固毫無損害也。

食鹽水注入法。現時雖廣用於外科、產科、及中毒症狀並精神病等諸種之方面。然其起源。實應用於救虎列拉(卽眞霍亂)之失水狀態者也。蓋患虎列拉者。頻頻吐瀉。皮肉削瘦。眼窩陷沒。眼瞼萎縮。鼻梁尖隆。頰部凹陷。下顎下垂而口裂哆開。煩渴苦悶。舌部乾燥。口唇呈青藍色。呼吸淺表。脈搏微弱。四肢厥冷而多皺襞。一望而知其全身之水已失。西人夙有見於此。遂謀以注入循環器中之生理的食鹽水。灌溉諸體部。及其實行也。果致顏面潮紅。心悸亢進。呼吸深長。而口唇青藍四肢厥冷之狀態。全就消失。由是而向愈者頗多。則食鹽水注入法。苟適應於病症。不誤適應之時機。且施行之方法適得其宜。固無不奏效者也。

至夫如何之症狀爲適應症。如何之時期爲適應期。姑俟後詳之。

(二)注入之部局　可注入食鹽水之部局。在今日已有靜脈、動脈、皮下及體腔等數處。然最初爲西人所發明者。則爲靜脈注入。西歷一千八百三十一年。英人脫馬素拉太氏首唱此說。其後馬肯脫虛氏及哈伊穩氏相繼研究。當時惟以患者體內水分之缺亡。以致血液濃厚。循環衰弱而死。遂直接輸送水分於靜脈管中以補充之。而又以其有致血球崩解之患。故特取生理的食鹽水注入焉。

又有更進而試行動脈注入者。是爲希爾切曼氏。氏試行此法。雖稍有成效。然其後迄無繼續之者。

其次更有試行、使經淋巴血行而輸之血中者。其人爲坎遶尼氏。即諸方式中最重要之皮下注入法是也。厥後如米寫爾氏更試行胸腔內注入。又試行腹腔注入者。亦頗有其人。然成效最著者。惟皮下注入及靜脈注入而已。

食鹽水注射圖

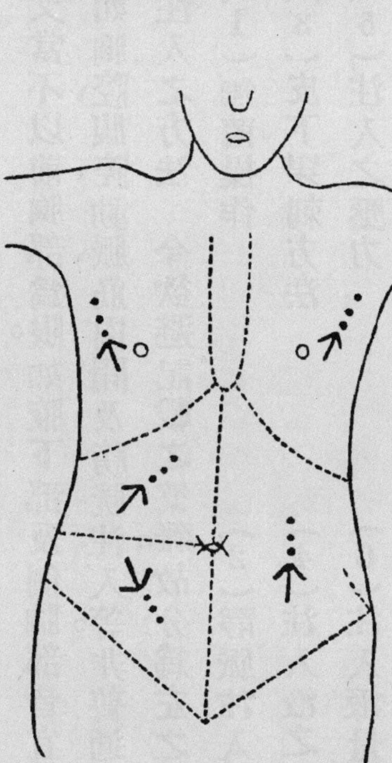

適當於靜脈注入之部位　靜脈注入。普通必須裸出靜脈。以便挿入嘴管。故不可不用外科的手術。以此之故。而選擇靜脈注入之部位。必當備下列之條件。（一）靜脈之粗大。須足副嘴管之挿入。（二）靜脈不潛居深部而近在皮下者。（三）靜脈附近少重要之器官是也。吾人以欲備此等之條件。故普通多選擇肘關節窩內之中靜脈。（又頭靜脈貴要靜脈）及大腿內側之薔薇靜脈焉。

適當於皮下注入之部位　此部位須備有下列之條件。（一）皮下組織粗鬆。而皮膚可易於移動。(二)皮膚之局面廣大。(三)附近無畏受壓迫及刺傷之重要器官是也。吾人以欲備此等之條件。故多選擇腹部及胸部、在腹部。假想以通過中央線與臍部而引長之橫徑。分之爲四。則左右上四分之一。最爲適宜。左右下四分之一次之。在胸部。假想以通過胸骨與兩側乳嘴而引長之橫徑。分之爲四。則宜選用其兩側上四分之一。又當不以前胸部爲限。如腋下部及側胸部皆宜併入。其他如胸腔、腹腔、動脈、筋肉間及膀胱注入等。非普通所必需。故略之。

(三)注入之方法　今欲避記載之繁雜。故分爲左之各項。

(1)無菌操作　(2)靜脈注入之手術
(3)皮下穿刺方法　(4)注入液之溫度
(5)注入之壓力　(6)注入液量
(7)注入所需之時間　(8)注入之次數
(9)施術後之注意

(1)無菌操作

(甲)注入液　將注入液入於壳爾朋(コルベン)中。以綿栓塞之。置入壳霍氏

(コッホ)消毒釜中。加以百度之熱。經時間三十分以上而殺滅細菌。若儲藏不用則每閱一星期乃至一日間。必須殺菌一次。靜置於冷清之處。至應用之際。即加溫以供需用焉。

(乙)注入器械消毒　此消毒當隨器械之品質。或煮沸。或乾燥。以爲殺菌之處置。若夫護謨管等不堪如斯之消毒者。則當行藥液消毒。藥液消毒者。普通係將器械置於二十倍之石炭酸水中。浸漬五分時以上。臨用時。則以殺菌水洗滌。將石炭酸洗除淨盡而後使用焉。

(丙)局所消毒　施術者之手指及注入局所。均須十分消毒。即以加里石鹼、刷毛、溫湯、石炭酸水、殺菌水、酒精、依的兒等。順次而消毒乾燥之。而於施術之前。尤須常覆以殺菌綿花焉。

(2)靜脈注入之手術　(假定爲中靜脈內注入)

(甲)使用器械　鑷子一　刀一　鉤二　動脈鑷子三　剪刀一　結紮線動脈瘤針一

(乙)手術前之準備　於局所消毒及外科的注意之外。又以使靜脈努漲便於手術之目的。而以布片緊縛上膊。患者多在昏矇之狀態。故麻醉劑可以不用。否則施行局所麻醉亦可。

(丙)皮膚切開　以使靜脈裸出之目的。故須將該靜脈上之皮膚切開。切開之長度。約須三生的邁當。欲切開時。先使助手取鑷子二個。於努漲靜脈之兩側。將皮膚摘起。術者執刀。於其皮膚皺襞縱割之。使助手將鑷子放置。則靜脈即沿於皮膚割創而現露。

(丁)靜脈分離　將靜脈與其周圍之組織。互相分離。

(戊)結紮線之用　以動脈瘤針將結紮線送於靜脈之下。以其一條結紮露出之靜脈末梢部。他之一條。則爲結紮注入嘴管之用。

(己)嘴管插入　先將靜脈壁縱割。而後將嘴管由其割口向中樞部而插入。越靜脈壁而於其嘴管上施以固定結紮。而於嘴管插入之前。須將護謨管及嘴管內之氣泡。排除淨盡。

(庚)液注入　一切之準備既終。則先將上膊之緊縛解去。而後除去護謨管上之奎起罕(クエッナハン)使液徐徐流注於靜脈內焉。

（辛）施術後之處置　注入之後。再將上膊緊縛除去嘴管上之固定結紮。創口之上。覆以乾燥之殺菌綿花。如法置油紙綿等。輕施壓迫綳帶。而後解除上膊之緊縛焉。

（3）皮下注入之方法

（甲）注入前之準備　令患者安靜仰臥。如式將局所之皮膚消毒。麻醉劑等可以不用。

（乙）穿刺之部位及方向　注入嘴針穿刺部位。概爲注入局所區域之中央。但於胸部。則腋下部及側胸部。亦屬注入區域之內。以欲增加液之收容區域。故穿刺部位。宜較前胸部之中央稍偏於側方。而近於前腋窩腺。其方向。在於胸部。則兩側皆宜由乳房之上部。平行於前腋窩腺而向於上外方。在上腹部。則宜由下外方而向於內上方。在下腹部。則宜由上外方而向於內下方。又欲通上下腹部而行注入時。則當於臍部及側腹部之中央而穿刺之。

（丙）注入　術者右手執嘴針。左手摘起局所之皮膚。將嘴針以水平之方向插入皮下。而後除去護謨管上之奎起罕（クエッナハン）使液流入。注入之際。術

者以手掌輕摩局所之皮膚。使其易於注入焉。

(丁)術後之處置　注入既終。則速拔去嘴管。以絆創膏嚴密封穿刺孔。而輕施壓迫綳帶。絆創膏如不易附着。則食鹽水將從穿刺孔漏出。故此時術者當左手持乾燥之綿花。壓住創口。少頃。右手取手掌大之絆創膏。左手將綿花取去。右手卽速以絆創膏貼附之焉。

(4)注入液之溫度　注入液。當隨於症狀。以一定之溫度而持續不變。而於虎列拉之厥冷期則宜用攝氏四十度之溫度。

加溫及溫度調節。隨於器械而有種種之裝置。當於器械條下述之。

(5)注入之壓力　往時哈威姆氏係使用橡皮球之力。今則廢棄不用。惟高置水源。以利用液體之流下力。其水源之高。普通距病榻四尺至五尺而已足。惟隨於病症而稍有加減耳。

(6)注入液量　普通以一〇〇〇、〇—一五〇〇、〇爲適量。時有用至三〇〇〇、〇以上之量者。

(7)注入處所之數　一時間注入於數處。亦屬無妨。而於皮下注入。以注入二處爲

便。（駒込式之注入壳爾朋（コルベン）有嘴管二）

（8）注入所需之時間　注入之時間。隨症狀而有緩急。而特於靜脈注入爲然。通常於皮下注射。一五〇〇、〇瓦之液量。凡於三分至五分時之間而注入。

（9）注入之度數　一日間注入一次乃至五六次者。其注入期爲一日乃至四日。惟隨於症狀而有種種之差異。

（10）術後之注意　不論靜脈與皮下。食鹽水注入之後。普通皆略有反應熱之發作。熱之發作。隨人有遲速之別。然大率經一時間至六時間而起。體溫上於攝氏三十八度至三十九度。閱一時間至五時間而消退以爲常。普通概無反覆。當常注意其脈搏。使安靜寢臥。又患者此時多覺煩渴。其餘當施對症的療法。不可忽也。

（二）食鹽水注入器

食鹽水注入器械。有左之二要部。即儲水部及輸水部是也。完全之食鹽水注入器。更須備下列之五種裝置。即無菌裝置、液量測定裝置、加溫裝置、檢溫裝置、溫度調節裝置是也。

食鹽水注射法

（一）簡便法　普通用之伊儞利迦德（イルリガートル）即可。器具皆須消毒洗滌。內儲有一定溫度之食鹽溶液。當從速使用。

（二）舊行之注入器　其形雖甚不一致。然大概屬於甲乙二種。

（甲）　爲玻璃所製。頗便於消毒。而於溫度調節等則不便。

（乙）　爲金屬所製。由二重之壁而成。內器爲盛食鹽水之用。兩壁之間。滿儲適宜之溫湯。藉其溫度。以溫暖內部之食鹽液。外部包以呢絨。以防溫度之外散。其通於內器之液量測定管中。挾附檢溫器。以爲檢知內部溫度之用。惟於溫度之測定。殊欠精確。且非無菌裝置。故欲儲藏以供不時之需。則良有所難。

（三）駒込式食鹽水注入壳儞朋　儲水部。爲可容儲約二立特（リトル）半之短頸狹口壳儞朋。有穿通四孔之護謨栓。輸水部。則爲通護謨栓。深達於壳儞朋底之二玻璃管及二護謨管二嘴管所成。測定溫度。則有通護謨栓深達於壳儞朋底之長腳寒暖計一具。其劃度則在露出壳儞朋外之部。自零度以迄百二十度。於外有穿通護謨栓而僅達於壳儞朋頸之通氣玻璃管一枝。通常除去護謨管。以綿栓密塞輸水管孔及通氣管孔。將全裝置附於蒸氣消毒。即可成爲無菌裝置。壳儞朋之壁。

有劃度。以明示液量。應用之時。將壳爾朋底浸漬於熱湯。或直接用火以加溫。亦無

駒込式食鹽水注入壳爾朋

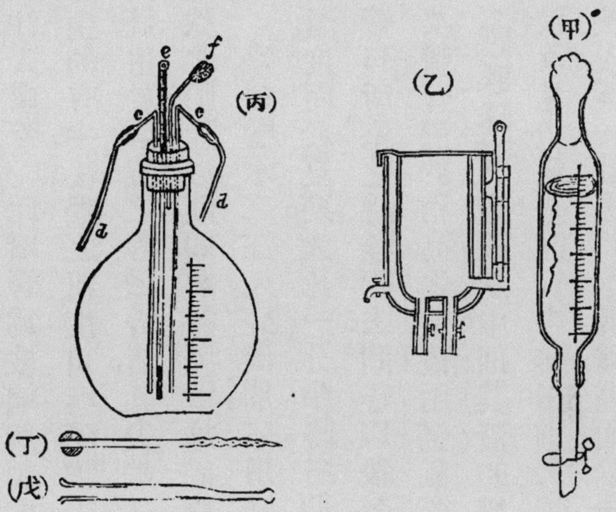

不可。又使用之際。如漸次冷却則可於壳爾朋底置酒精燈。（火焰上罩以銅網）以調節其溫度。

護謨管　管約長七尺。通常浸漬於百分之三乃至五之石炭酸中。臨用之時。當先以殺菌水洗滌之。

嘴管　有皮下注入用及靜脈注入用二種。

皮下注入嘴管　此嘴管爲黃銅所製。而鍍之以鎳。普通用者。嘴管之外徑。凡二密里邁當。內徑一密里邁當強。長凡九生的有半。於近於尖端四分之一之處。管壁之四面。各有孔數個。俾液得浸潤於皮下。後端膨大爲球狀。以便接續於護

謨管焉。

靜脈注入嘴管　此嘴管爲玻璃所製。向於末端而漸次細小。彎曲爲銃劍狀，全長凡九生的，有半後端之粗度。可與護謨管相接續。其尖端，隨於使用之目的。粗細不一。而適用於肘窩之靜脈等者。其尖端之直徑約一•二密里。內徑準之。其末端微爲球頭狀之膨隆，以便向於靜脈壁施固定結紮。

用法　盛食鹽水之注入壳爾朋。臨用時。挾置於熱湯中溫之。當時時微加振盪。以檢其溫度。而於夏期大凡一分半時。冬期凡二分半時。卽達於四十度之溫。於是將輸水管口所塞之綿栓除去。同時以殺菌洗滌之護謨管及嘴管接續之。更將此輸水管及嘴管置於稍高之位置，由通氣管送入空氣（或以呼氣或用斯普列（スプレー）護謨球）於壳爾朋中。則其液卽排除輸水管中之空氣。充盈於全管，而由嘴管奔流。及見空氣全從管中排出。則於護謨管之末端加夆起罕，以制止液之流通，如法挾入嘴管。其後將水源移高而除去夆起罕時。則液當不絕流下管中而浸潤於組織之內。但通氣管孔所塞之綿栓，始終不可除去也。

二十五日	〇、〇六	同	七度一分	同上
二十七日	〇、〇七	同	七度	同上
二十八日	休息			
三十日	〇、〇八	同	七度二分	同上
初一日	〇、〇九	同	七度一分	同上

予之赴東京。欲入養生園也。而使館不送養生園。不得已。乃入杏雲堂。杏雲堂有二。一在東京神田紅梅町。一在平塚海濱。予所入者平塚之杏雲堂也。自東京往平塚。乘汽車三句鐘可到。

杏雲堂之病室。分三等。一等室在後。地址稍高。二等室距一等室三丈有奇。三等室距二等室較遠。一等室分大小二間。而二三等室則僅一間而已。室之廊下。置有籐榻。病者可隨意休息。廊外有園。植以花木。一等室之上有眺望樓一所。樓中置有新聞紙、畫報、滑稽小說、及他種消遣品。登斯樓也。見海水之奔騰。帆檣之林立。野外林木之秀麗。足以爽快精神。催進食慾。然容積太小。同時登樓者。必在六七人以內。方於衛生有益。

若同時登樓者過衆。則反於衛生有礙矣。病院外。有運動場一處。輕症患者。可隨時來此爲適宜之遊戲及運動。場之附近。植松、柏、柳甚衆。雜以桃梅等樹。運動場眺望樓、診察室、及病室之周廊、與夫往來必經之處。均置有痰盂若干個。盂中入以濃厚之石炭酸。

病室內醫藥等一切費用。三等每日日幣兩元。二等兩元三角。一等兩元六角。用看護婦及食滋養品者。(牛乳、雞蛋、)須外加。看護婦每日八角。然病輕者可弗用。滋養品。普通之患者。每日需半元左右。

入院之初。檢痰、尿、便各一次。嗣後每隔一月。檢痰一次。予之痰中尚無細菌。尿便亦與常人無異。體溫每日檢八次。自朝六句鐘起至晚八句鐘止。每隔二句鐘檢一次。脈搏呼吸。每日檢二次。朝九句鐘前一次。晚四句鐘後一次。

院長每星期診察兩次。副院長之診察次數如院長。院長之診予病也。僅於病床日記書曰。右鎖骨上下窩呈比較的濁音。右肩胛骨上部亦如之。(按予赴東京之日。黑田已謂予曰。君之病。左肺尖已輕減。而右肺尖忽加重。今佐佐木亦如是云云。則予左肺尖雖愈。而右肺尖已進行矣。)而不書出病名。予於院長診察時。詢以病名者再。院長始則日肺尖加答兒，後又日肺尖浸潤，由前之說。則予病尚輕。由後之說。則已重矣。杏雲堂又用披爾開氏診斷法。(參觀上(丙)條)以診人肺病之輕重。其法。用披爾開氏接種錐。於右上膊之內面作三圓形。而取舊賫佩爾苦林原液一滴。及稀薄液一滴。順次塗於一二兩形。第三形仍舊，不以賫佩爾苦林塗之。翌日以第三形與一二兩形對照。如無肺病。則一二兩形。與第三形同。不起紅腫。紅腫小者病輕。大者較重。最輕者紅腫之直徑。不過六密米左右。予受診斷後。所起紅腫、大者直徑已達十五密米。小者亦已達十密米矣。

予在杏雲堂時。每日之內服藥。與在愛知病院所用者。大同小異。茲不詳。

杏雲堂之注射。最謹慎。入院後。先精測體溫一週乃至二週。再定注射與否。體溫不過攝氏三十七度者。方與注射。其注射也。自新賫佩爾苦林BE(新賫佩爾苦林共三種卽第一TO、第二TR、第三BE)之四千分一密瓦起。每週一回。注射後之體溫。如不過七度。(卽攝氏三十七度之畧言。)則漸次增量注射之。昇至七度一二分。則下次以同量注射。昇至七度五分以上。則暫時停止注射。予入院後。共注射BE三次。自四千分之一密瓦起。至四千分之三密瓦止。

病床筆記

吾國留學生。與予同在杏雲堂者。予之外尚有鄒君釗、丁君猛、陳君有功、李君培先、焦君增鈺、金君蘭等六人。予入院時。鄒丁陳李四君已入院數月。焦君亦已入院數日。金君之入院。則在予後。六人中陳君之病最輕。焦君略重。予入院時。陳君已將治愈。丁君亦已輕減。李君於一年半前。患肺尖加答兒。已於養生園治愈。退院後用功過猛。不復注意衛生。致令肺病再發。由此可知輕症肺病。雖治愈以後。仍宜時時注意衛生也。

予入院後四星期。使館忽奉部札。將醫藥費一律停止。醫藥費既停。予即退院。以自費入養生園。

養生園在東京芝區白金三光町。北里博士所開也。北里爲古弗氏高足。日本最著名之傳染病學家。其開設養生園以來。治愈肺病甚衆。故養生園者。日本最著名之肺病院也。來養生園治療者。外來患者。初診五元。覆診每次一元。注射每次五角。入院者初診五元。病室內醫藥等一切費用。三等每日一元五角。二等二元二角。一等三元。入院後。病輕者。院長三週診一次。助手隔日一次。病重者。院長一週診三次。助手逐日一次。

予於西六月底。自杏雲堂退院後。翌日即入養生園。囑陶君念鈞保證。

養生園之診病也。診畢。即用藍紅筆。作記號於肺圖。藍色記號。有圈、線、井字形三種。表肺弱。紅色記號。有圈線兩種。表肺病。紅線因病之輕重。又別爲種種。有平行者。有相交者。有多至十數條者。有少至一條者。北里診予病既畢。即取肺圖一紙。於右肺尖之前後。用紅筆各作平行線二。後面之線。較前面稍長。又於左右肺尖。用藍筆各作橫置之井字一。又左自肺尖之直下以迄基底。右自紅線之末端以迄基底。各作長藍線一。

養生園用披爾開氏診法診予病所得反應如左。

Pirquet	
Cont	—
10%	+
25%	+
Orig	++

右圖之Cont。即前(寅)條之第四形。不塗賚佩爾苦林者。此形爲與他形對照之形。不呈反應。故表之以一。

10%即第三形。塗以賚佩爾苦林百分之十液一滴者。

25%即第二形。塗以賚佩爾苦林百分之二十五液一滴者。二形俱呈反應。故表之以十。

Orig卽第一形。塗以賫佩儞苦林原液一滴者。此形反應最著。故表之以十十。

養生園之空氣。不如杏雲堂。其建築法及病室內之設備。亦視杏雲堂稍遜。茲不備述。

予入院後。每日之內服藥如左。

重曹	三、〇
苦味丁幾	一、五
水	一〇〇、〇

右一日量每食後三十分服之

養生園之注射在日本爲最著名。凡入養生園者。惟病重而體溫高。絕對不能注射者。不與注射。其病輕而體溫低及病勢稍進。體溫稍高。尙未達乎末期者。均與注射。然體溫稍高者與高者。非檢溫一二次所能定之。故有熱患者。入院後。先精測其體溫數日。知其體溫尙非重症之溫。然後注射之。統計養生園中注射者。居入院者之十分之八。而注射至極量者。不過入院者之十分之二乃至十分之三。此其故。除末期重症。不能注射者。不與注射之外。尙有兩端。一、注射後因反動過甚。旋卽停止。二、能至極量爲省費計營業計。而半途退院。要之能至極量而半途退院者。皆輕生而重財者也。注射至極量者。其病大率可愈。即不能全治。亦必輕減。退院後。苟注意攝生。必可保全其天年。退院後。如不注意攝生。則病有再發之虞。再發時速入院治之。雖尚可治愈。然總以注意攝生。使不再發爲佳。

養生園注射之增量。或間歇。或停止。其法有種種。大抵注射後。體溫最高時。不過七度五分者。下次增量注射之。其增量之法。大抵自百分之二(此一指最新賫佩爾苦林一密瓦言）至百分之八。每次增加百分之一。自百分之八跳至百分之十。即十分之一。自十分之一至十分之八。每次增加十分之一。自十分之八跳至一。自一至八。每次增加一。八以後。每次增加二。即自八而十而十二而十四而十六至三十爲極量。右之增量。指注射後反應甚微。即體溫不過七度二三分者而言。又有注射後全不起反應。即體溫仍不過七度者。則在百分之八及十分之八以內。亦有一次增加百分之二及十分之二者。惟此事甚少。予所目覩者。僅一人而已。而自一至八。嘗順次注射之。雖不起反應。亦不跳過一數。又有在零數時。反應甚微。至八以後。反應稍强。即體溫昇至七度半左右者。則至八以後。一次之增量。仍不過一者有之。八以後。如體溫昇至八度以上。

則或休息。或用同量。如下段所云。

注射後。體溫漸次昇高。至八度或八度以上。始漸次下降。復於常溫者。則下次用同量或減量注射之。用同量或減量注射後。如反應仍著明。則下次注射之量。仍與此次同，俟反應極微。然後增量注射之。

注射後。體溫昇至八度或九度以上。且持續至數日後。始漸次下降者。則休息數日。然後減量注射之。如減量後反應甚微。則漸次增量注射。如反應之劇。仍與前等。則停止注射。

注射後。因反動之故。或因罹感冒之故。休息至一週以上。而前已注射至整數者。則下次自一起。漸次增量注射之。如未至整數。則自百分之一起。漸次增量注射之。如休息至一月以上。則前雖已至整數。下次之注射。仍自零數始。

予自入院至今。已注射二十四次。注射後。體溫過七度半者甚少。故每次增量注射。玆列表如左。

注射期	注射最新資佩爾苦林(Tolg)之量以一密瓦(mgr)爲單位	注射後之體溫（僅記其最高之時）	所增量

初三日	○、○一	攝氏三十六度九分		
初五日	○、○二	同	七度二分	○、○一
初七日	○、○三	同	七度一分	同
初九日	休息			
初十日	○、○四	同	六度八分	同
十二日	○、○五	同	七度	同
十四日	○、○六	同	六度七分	同
十六日	休息			
十七日	○、○七	同	七度	同
十九日	○、○八	同	七度二分	同
二十一日	○、一	同	七度一分	○、○二
二十三日	休息			
二十四日	○、二	同	六度九分	○、一

二十六日	○、三	同	六度八分	同
二十八日	○、四	同	六度七分	同
三十日	休息			
三十一日	○、六	同	六度八分	○、二
初二日	○、八	同	七度	同
初四日	一、○	同	七度三分	同
初六日	休息			
初七日	二、○	同	七度六分	一、○
初九日	三、○	同	七度四分	同
十一日	四、○	同	七度三分	同
十三日	休息			
十四日	五、○	同	七度四分	同
十六日	六、○	同	七度二分	同

十八日	七、〇	同	六度九分	同
二十日	休息			
二十一日	八、〇	同	六度八分	同
二十三日	一〇、〇	同	七度二分	二、〇
二十五日	一二、〇	同	七度三分	同

養生園注射之成績。據予所目覩者。其大畧如左。

按吾國留學生患輕症肺癆在養生園治愈者甚衆。茲不備述。僅言予所目覩者。

夏君。去冬到日本後。罹肺病。其症狀爲痰中帶血、羸瘦顏色蒼白。入養生園治之。醫生診爲初期肺病。診畢。於肺圖之右尖。畫紅線二條。披爾開之反應顯著。惟痰中尚無黴菌。入院後。注射至整數二十六之時。反應甚劇。休息至一月以上。其後仍自百分之一起。漸次增量注射之。至本年七月間而達於極量。此時肺圖之紅線已銷滅。用披爾開氏診法診之。亦毫無反應。醫生斷之曰全治。

按夏君體質較弱。注射後常有反動。故增量稍遲。越半年後。始達極量也。

陸君。本年三月間罹肺病。其症狀爲痰中略帶血。午後體溫常昇至七度二三分。兩頰帶紅色。入養生園治之。醫生診爲初期肺癆。其肺圖之右尖。繪有紅圈二。紅線三。披爾開之反應顯著。痰中無黴菌。入院後。兩閱月而紅圈銷滅。至七月底而注射達於極量。即退院。退院時。紅線亦銷滅。用披爾開氏診法診之。全不呈反應。醫生斷之曰全治。

按陸君體質較强。又甚注意攝生。故進步甚速。

上所言。乃初期輕症。故易治。若夫病勢已重。體溫已高。則雖入院治之。亦難奏功。吾入院後。見重症之死於病院者衆矣。未見其治愈而出也。故肺病宜在初期治之。決不可至末期。然後治之。吾國人之入院治療。現尚未達極量者。予之外。尚不乏人。茲不備述。予罹病後入院治療者三次矣綜觀日本之病院其醫生大都富於經驗其病室之建築及各種設備亦皆合法以吾國之醫學言之即兼程並進亦非二十年後不克臻此也雖然吾於此不能無憾吾聞歐西各國之療養院也空氣食餌藥物注射等療法悉備其規則復極嚴密凡患者之起居飲食一惟醫生之命是聽不敢有絲毫之過或不及故其進步速收效鉅入院者百人中可治愈五十乃至八十以上今日本之病院於各種療法雖已略備然尚多缺點其規則亦不及療養院之嚴密如療養院中於病室

外設有橫臥室讀書室會話室食堂病室內置有換氣窗屏風等日本之病院皆無之強練皮膚有冷浴溫浴乾擦濕擦冷水灌身濕布捲體之別療養院中聘有熟練之醫生因患者之體質及病狀而示以適當之方法日本之病院無之療養院之食物貧富一致日本之病院則因病室之不同而分爲三等或四等煙酒稗史小說及不規則之語言動作凡足以傷生或感動精神誘起淫慾者療養院皆著爲厲禁日本之病院則不若是之嚴此日本之肺病院所以不如歐西之療養院也雖然病院之完善與否與地方上之貧富爲比例佈置十分完善者病室內醫藥等一切費用必昂費用既昂則非經濟充裕者不能入院以日本現時之病室內醫藥等一切費用與地方上之財力言之其能入院者已甚少況再增價乎至論日本諸病院之優劣則杏雲堂不如養生園初期肺癆注射後反應甚微者養生園可以三月治愈之而在杏雲堂則非半年或一年或一年以上不能治愈也若夫末期重症則杏雲堂與養生園無分軒輊無論入杏雲堂或入養生園均難奏效

看護病人之用女子也爲其心思周密善體貼人情以之看護病人必於病人之精神上有佳良之影響卽於治療上有良好之結果也看護婦之於病人既有絕大之關係

則爲看護婦者不可不得其人吾觀日本之看護婦其利有種種而弊亦有數端一年在二十以下者居多二品行純正者少以予所聞有吾國留學生某患初期結核入某病院治療因與某看護婦有私致體溫昇高病勢進行而喪厥生命者矣此其咎雖不專在看護婦然使看護婦而得人亦決不至此耳吾國欲仿東西各國用女子以看護病人乎則不可不設法以限制之矣限制之法維何曰非年在三十以上者不能作看護婦非有公德思想者不能作看護婦非舉止端莊心思靈敏操守堅貞忍耐力強者不能作看護婦

不能免死、儒歸之於天、死生有命。佛歸之於業、以爲前世之宿因、非人力之所能及也。是卽定病者之決心、斷疑念、以助治病之理也。雖不能起死回生、然可減其病苦、遲其死期、如在戰中決死者却得生、恐死者却失命、病氣亦有此理。故吾人宜常究生死之理、勿迷其途爲緊要、是卽自觀法也。林間錄有一例如左。

僧元曉者、海東之人也。初航海而訪道於名山、獨行於荒坡、夜宿塚間、渴甚、延手而得水、於穴中掬而飲之、其味甘凉。及天明、視之、髑髏也。俄感不快、盡吐出。已而猛省曰、心生則種種之法生。心滅、則髑髏不二也。佛之三界一心之語、豈欺我耶。

又膾餘雜錄載羅一峯之語如左。

羅一峯曰、一日子而亥、一歲春而冬、一生少而老。常存此心、如過獨木橋、如御逸馬、如立於懸崖、如見大賓、而對於上帝。主心常存、客氣聽命、則病根自除、病證不形。

如斯觀察、至退治病因者、仍係自觀法也。

他觀法者、觀察他之事物、而消散病念鬱憂之法也。其與自觀法所異者、一心內、一身外也。例之、觀察社會人類之情態、或觀察宇宙天空之現象。如客觀的以人生觀宇宙觀而消病苦者、他觀法之主者也。又旅行、或轉地、而觀察山河之風景、以自然散病憂者、他觀法之一也。前者無意的、而後者有意的也。今舉無意的他觀法之例如左。

塵塚談記某妻病數月、聞其父死、自武州金澤歸於江戶、忽於船中一時平癒。此卽轉地易氣之法、亦卽素問所謂移精變氣之法、而醫家自古所實行者也、其例多出於療治夜話、茲引用其一於左。

耕野村農夫某來乞治曰、僕之妻年二十有八歲矣。五年以前安產。產後二十七日許、惡露下、雖未止、然體壯健、不異平常。一日努力而引石臼、忽戰慄而發血暈、已至危篤。因治療、得免鬼籙、然自後身體振振而動搖、不能強舉頭、強舉頭則氣欲絕。有時心下悸、而眩暈、有時無故悲哀涕泣。常睡覺則精神恍惚、如有所失。且嫌明好暗、閉戶塞窗。閉目覆被而臥。因其病荏苒不瘥、醫禱百計、至傾家產、毫無效驗、晝夜平臥於草蓐已有五年。其經水一年一次、或二年一次、今則日食三杯、身枯瘦、無汗、大便秘、小便自可、術計窮、只待死、上有七十老母、下有五歲男兒、供養養育兩難兼顧、願先生憐而救之。予乃就診、其人臥床久、鬔髮蓬鬆、面色青白、如白癡然、神不脫形、體雖消瘦、然有肌肉、言語雖輕微、然其聲律不差。腹背雖如貼、然軟而有力。六脈雖沈、然緩而和。診終而出病室、語其夫曰、此病由數發血暈、心氣不定、久而習慣、名爲心氣病。雖臥床積年、飲食微少、身體消瘦、然脾元未脫却也、若任予所爲、病可得治。舉家皆云願惟命是從。於是予施移精變氣之法、命出暗室、病婦曰、稍動頭、則氣欲絕、況起而向於明處、則恐忽暈而死矣。予曰決不至死、亦不發暈。萬一發暈、則予懷中有禁暈之妙方、此方能起死回生、雖如何之血暈、將藥下咽、則忽蘇生、血暈何足憂。病婦聞之、諾、頗有起色。予取病婦之手而出暗室、居於明處、强使舉頭、且開眼。病婦曰經五年之星霜、今日始一見簷外風景、覺大異。予大笑。於是老婆幼兒、齊出雀躍而謝活命之恩、臨歸、囑病婦自此勿臥於病床。其後病漸就痊、宜每日入山刈柴、以脊負之。病婦固守予教、遂得全治。

此療法、即移精變氣之法也。即移其精神、變其心氣、而轉換其所觸之境遇、故治病有效也。又有一例、出於醫方類聚。

有人聞父爲賊所殺、大悲且哭。爾來心病日增、月餘生塊狀如杯、苦痛難忍、藥用皆無功。適巫者來、狂言諧謔、病者見之大笑、回面而向壁。其後過一二日、心下之結塊皆散。

又雲錦隨筆記元之太宗疾病、脈已絕、衆醫術盡、皇后嘆而問於老臣、答以無他術、唯行非常之大赦、可免。太宗從之。赦令出、太宗之脈復。慈仁之德、感動天地神人、其速如斯。然其實不然。乃太宗信大赦、必感動神祇而平癒也。故此一例、似屬他觀法、而實屬他信法。又諸經要集者婆集藥種、而作童子之形、病人見之、有忽癒者。雖爲他觀法而含他信法之意。此無意的他觀法與他信法、難判然相別也。

第十二　心理療法論　二

茲就以上之分類、再詳言之。他療法、又分爲自對法與他對法之二者。自對法者、對於本人之身體而施其法也。如人相家、就病者之人相、而判斷病氣之治不治。又如巫覡等、降神於其體而使之預言。又如於其人行催眠術而治之、是皆自對法也。他對法者、離其體向他而行之類也。如由卜筮而判斷、或由加持祈禱而望平癒是也。又禁厭者、亦他對法之一種也。又有設種種之計畧而治者。如前所述、以如小蟲之紅色綫、而治腹痛、捕百足浸於血中、而治鬼病、所謂計畧的治療法、亦他對法之一種也。又有由說諭而治病者、名醫類案載左之一例。

郭子元、起心疾、精神恍惚、如夢、時時發譫語、聞眞空寺有老僧、不用符藥、能治心疾、往而叩之。老僧曰、貫恙由煩惱而起、由妄想而成。妄想有過去現在未來之三種。三者之妄想忽然而生、忽然而滅。禪家謂之幻心。能照見其妄而斷絕念頭、謂之覺心。故曰不患念之起、惟患覺之遲。此心若同於太虛、則煩惱何處止脚。郭子元聞之、靜坐月餘、心疾如失。

是爲以言語說諭而治之一例、亦他對法之一種也。

自療法中之第一類自信法、細分之有人之生來、不挂念病氣、而自信其平癒者、有由生後之教育習慣、而自信易修養者。前者名資性的自信法。後者、名修養的自信法。又有不知病氣之可恐、乏於經驗、更不挂於心頭、自然而治者。如昔時之肺患是也。反之有由學問上及經驗上、明病理而知病狀、自得而不介意者。前者名無知的、後者名經驗的。例之如虎列拉病、其初不知爲何病而大恐、後由數回之經驗、知不足恐。故安心自得、所謂經驗的也。

以上乃自信法中之直接者也。其稍涉間接者、或因身體强壯、或因注意衞生、或因衣食住得其宜、而其結果偶感病氣、自信平癒而不疑。又有平素品行端正而守道義、心中無疚、偶感病氣、自信平癒、安心自得者。余名前者爲衞生的、後者爲道德的。

他信法、又類別爲依神的、依人的、依物的、依事的、依言的、依夢的。依神的者、信念神佛。依人的者、信賴醫者、或祖師等之人物。依物的者信據守札、神水、藥石等之物品。依事的者、信用除魔逐疫等之行事。依言的者、依信古書格言等。依夢的者、不論自他、信夢中想見之事項、或加病勢、或減之之類、是世間往往所聞也。於古代有占夢官之設、今日有夢占夢判者、即信夢想之人所多知也。其他類例尚多、茲畧之。

自觀法大別爲人爲的、自然的之二類。人爲的更分爲反省的、克制的、想像的、道理的、大悟的之數種。反省的者、反省心內、爲種種之觀念、即或反省從來之經驗、或反省現今之境遇、或反省日日之行爲、或反省病中之經過、而於自心下觀察、是爲普通之自觀法、無論何人、病中所必行也。其結果有助病勢之增長者、又有促其恢復者。克制的者、不啻反省、更進而克制己欲、以防病勢之增進也。想像的者、心中描種種之想像、使其平復、有普通與特殊之二者。道理的者、以普通之道理、由思慮工夫之力、而消病念、除病苦也。是有學識者之所常行也。大悟的者、行道理以上之觀念、禪家之所謂接於本來之面目、本地之風光、而脫却病苦之境之類也。維摩經曰、病不離四大、不即於四大、方病而直觀心、推求此病因、不在內、不在外、不在中間、心不可得也。病來而責誰、誰受病者之類、卽大悟的自觀法也。

自然的自觀法者、知人之生死病患、非人力之所能爲、非人意之所左右、而一任自然之意也。今暫依儒佛二敎分爲天命的定業的之二法。卽儒敎以死生歸之天、佛敎則歸之定業也。人於病氣一方、以信人爲而治、同時於他方宜任自然。卽任自然者、由自然之力有平癒之理。偏依人爲者、却有妨自然平癒之恐。故心理療法之所歸結、在一任自然。余合信仰療法與自然療法、而名心理療法者、不外於此也。

他觀法、分之爲有意的無意的之二種。更分有意的爲宇宙的、社會的、人身的、事實的之數種。開目而觀宇宙空間之廣漠、見天體萬象之衆多、而起種種之觀念、由之知病苦之不足介意者、宇宙的他觀法也。就社會人事之情態而觀察、以安心自得者、社會的他觀法也。人若思一已苦於病氣、襲於災害、則自感憂悶難堪、然觀察社會、知遇不幸、處逆境者甚多、則可減幾分憂苦、至助恢復、是卽社會的他觀法之治病、所以有效也。又觀察人身、見人壽之有限、知病患之難避、以減幾分憂苦者、是人身的他觀法也。事實的他觀法者、自以己之病氣難治、及見他人之罹同病而平癒、已亦以爲可治而心安者也。

無意的者、與有意的反對、非以知識道理而得推究之結果、由無意無心之觀察、而有效驗者是也。其一爲風景的他觀法、卽旅行、或轉地而詠春花秋月、接於山光水色、以移其心思、因而忘病苦、以助自然平癒之類、是世人之所最多經驗者也。美術的者非自然之風景、乃見繪畫音樂人造之美術、得同樣之結果者也。又人接新奇之事物、則有思想一新而爲治病之助者、如以醫藥有同一之效力者而變換之、則顯效驗、卽含此意。又生來特有嗜好者、如圍棋之遊戲、亦有大忘病苦之一助、前者謂之新奇的、後者謂之嗜好的、

以上之外、精細考察、尙有種類甚多、然其主要者、亦略備於是矣。雖其中有難劃判然之分界者、唯就關係之近者、假定分類而已。要之皆心理療法也。今日之醫家、用生理療法者、不可不加此療法、考之前述之諸例、當自知矣。

第十三　結論

玆將以前所述之心理療法之詳細種目、表示如左。

自療法（見次表）

- 心理療法
  - 他療法
    - 自對法
      - 相術的
      - 降神的
      - 催眠的
    - 他對法
      - 卜筮法
      - 祈禱法
      - 計略法
      - 禁厭法
      - 說諭法
  - 自療法
    - 信仰法
      - 自信法
        - 直接
          - 養性的
          - 修養的
          - 無知的
          - 經驗的
        - 間接
          - 衛生的
          - 道德的
      - 他信法
        - 依神的
        - 依人的
        - 依物的
        - 依事的
        - 依言的
        - 依夢的
    - 觀察法（見次表）

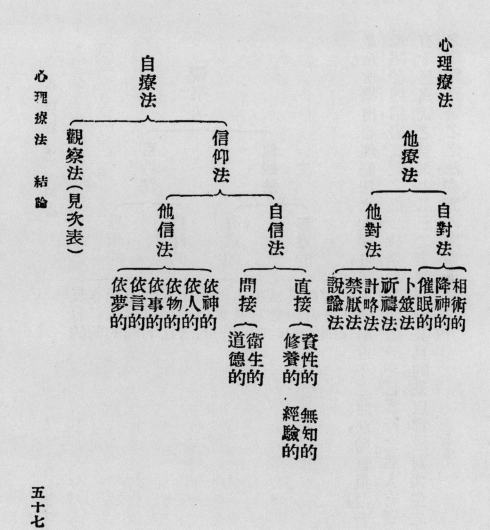

- 觀察法
  - 自觀法
    - 思想的
      - 反省的
      - 克制的
      - 想像的
      - 道理的
      - 大悟的
    - 自然的
      - 天命法
      - 定業法
  - 他觀法
    - 有意的
      - 宇宙的
      - 社會的
      - 人身的
      - 事實的
    - 無意的
      - 風景的
      - 美術的
      - 新奇的
      - 嗜好的

是余所案出心理療法之大綱也。其中網羅古今之諸法、殆無遺漏。若行此法於今日、或陷於迷信、害文運之進步、故余取其適用於今日者行之。然人有賢愚利鈍之別、病有千態萬狀之差、則由二三之方法、難達其目的。是以佛教對衆生之病、有八萬四千之種類、而醫之之法、亦設八萬四千之門戶。

當施心理療法之先、要豫熟知左之諸項。

一探病者之性質　知識品行嗜好習癖等。

一知病者之境遇　兼詳年齡職業經驗身分財產交際等。

一明病者之病因　卽關於發病之諸事。

既知以上之三項、則擇其相當之方法而施之。

心理療法之種類中、關於迷信之方法、不可不避之。然由如何之方法、果至迷信、則判別甚難。蓋迷信關於知識之程度、及人人之見解。甲之所迷信、乙不迷信之。一方之迷信、必難定爲他方之迷信。或迷信一切之宗敎。或一切之宗敎、皆不迷信。余以爲人之知識、雖如何高、亦難免多少之迷信。如不知死生之有定、不知天運之不可動、願免天災者、人情之常也。雖長在病床、百方治療、不能見效、則愚者有所決心、智者却惑矣。又雖向不學無識之輩、而說高尙之理想、使之安心、則如東風之過馬耳、不起何等之感觸。若使之安心、則不可不用識者之所謂迷信、譬之向小兒說明雷爲電氣之作用、則必不能了解。若以爲轟轟者、天鼓之聲也、則必明矣。故對愚民、不用其智力相當之方法、則不能見效果。此識者之所謂迷信、所以亦可用也。但以無他弊害爲限耳。

又人有貧富之別、則療法不可不用相當者。今日醫家之所唱、不問貧富之別、似國民皆於衣食住有餘者。然其所說之醫方、其所講之衛生、非富有者、不能爲也。例如向貧民而勸其每日呑牛乳、食雞卵魚類限新鮮、土地擇高燥、居宅宜日光空氣之流通、或有病氣之感覺、雖如何之輕症、亦直命呼醫服藥者、則貧民之力、必不能辦也。以如斯不能辦之事、而欲實行之、豈非醫師之謬歟。蓋貧民之力、至不能聘醫師購醫藥者。則仰慈善家之補助外、無施生理療法之道。反之、心理療法。恰如日光空氣、不費一錢即可行之。但只由心理療法而治諸病、雖勢有所不能、然對愚民貧者有效驗特著者、此可考之事實也。縱令其中有多少之迷信、若於治病有效、則其得失如何、不待識者而知矣。且從來以下等之迷信、醫已之不平、散病苦、當安心者。忽使其脫却迷信、達於高尙之理想、不惟不能、且使之益牟於迷。蓋不限何事、凡急激之變動、皆有害而無益者也。故欲使愚民脫却迷信者、必不可不以漸次導之。由迷信之深者、及於淺者、由有害及於無害者、自始至終、以順序爲要。此心理療法所以與生理療法並行、又隨世之進步、所以漸次全脫迷信也。

由前述之理由、可知多少之迷信、今日尙難全廢。又由迷信之種類、非必有弊害者。則雖用之亦不得謂皆不合也。且今日之世間、尚存迷信者、必有不得不存之事。故若欲絕迷信之痕、則先進國民全體之智力使裕生計為要。是為國家教育及經濟之目的。然僅於數年之間、難達此目的明也。故余對於心理療法、所期脫迷信之境、達理想之域、不得不取漸進之方針也。

由今世識者之眼光觀之、雖皆在迷信之中、必有近於理想與遠於理想之二者。若至其下等者、則不得定心。却有重疑長惑者、如此者不得不排斥也。又心理療法、行於今日一般者之中、由積年之習慣、尚有不適於今日之事情者、是又須除去也。又使愚民達於高尚之理想、為不可能之事者、以其由哲學之方面觀察也。若由宗教之方面觀察之、則決非不可能者。蓋宗教能以高等之理想、而化通俗。即以理想之玄門、直向愚民之心中而開示、以易達於理想之捷徑者、是宗教也。此等之事情、於斷行迷信之改良、普及心理療法、大可參考之條件也。

余雖主唱心理療法、其意決非排斥醫家之生理療法。余雖知生理療法之於萬病為必要、而余信心理療法於同時有不可缺者。若於二者之間、別其輕重先后、則當以生理療法為先、且須重之。而其補助科不可不用心理療法、是余之論旨也。換言之、即以生理療法爲醫道之正科、而以心理療法爲傍科。縱令傍科達醫療之目的、而正傍二科亦要並行。故余隨貧富之度、行生理療法、同時用心理療法、由身心內外絕病痕、而望乎癒也。

余既主唱心理療法、而述其所歸極、則於平素感宗教信仰之必要。雖如何之學者知者、又能於生死之關、無多少之迷信。而愚夫愚婦之中、心海水平、浮一點之迷信者、何也、是於其平素有宗教之信仰也。信禁厭、信神水、信巫覡者亦同。然此信仰、即爲所謂迷信、不過一時之氣安、畢竟難定生死之決心、却增疑懼之念。反之以宗教之道理之根本爲體、而託已之心、至與之相合而不離、則人生雖遇如何之病氣災難、亦不生一點之迷雲、佛教所云教理之本體者、不生不滅之眞如、靈妙不測之一心、或光壽無量之覺體也。人若於平素使其心安住於此體之上、則在多苦多患之世界、如在寂光之淨土、得送最樂至安之生涯。宗教至此、則與哲學相合、是實出迷信之幽谷、達理想之高山者也。蓋使愚民能達此山巓者、不可求於宗教之外。世之有志於心理療法者、願駕此宗教之船、到達此絕妙之域、是醫愚民之迷信、唯一之方法也。而其所謂宗教須超出於迷信之地平綫者而后可也。

於是窒扶斯分裂菌腸窒扶斯桿菌投袂而起曰吾昆季議立淋毒球菌爲王可則爲之否則吾昆季請從此辭

百斯篤菌曰淋毒球菌之害人也無男女無貴賤其術固甚工而終不足盡置之於死地不如黴毒螺旋菌其當王者有六

人莫不好生而惡死彼則能使人死而無怨當王一

症狀既發而使其仍能戀戀於肉慾當王二

下自龜頭睪丸陰唇子宮上至鼻腔喉頭悉毀其天賦之形內而消化器呼吸器血行器腦髓神經系統外而胸腹背手足肛門會陰盡改其生平之態然猶許其生存而不遽褫其魄當王三

自男而女循環感染俾成喪恥之病夫當王四

祖父子孫累代相傳皆爲莫治之弱種當王五

東漸於海西被流沙圓顱方趾莫不俯首帖耳受鞭箠而甘如飴當王六吾曹盍王之

衆曰善乃共立黴毒螺旋菌爲細菌王

王受賀訖命各菌曰自今以後實扶的里桿菌攻咽頭痲疹、痘瘡毒素各出銳師以助之百斯篤菌壞血液破傷風菌襲腦髓恙蟲毀陰囊乳房之皮膚赤痢阿米巴攻大腸則虎列剌桿菌拘攣其筋肉腸窒扶斯桿菌率師繼其後恐水病毒攻神經則淋毒球菌寇尿道痲拉里亞原蟲犯其各部結核菌攻肺臟則釀膿性鏈鎖狀球菌釀膿性葡萄狀球菌敗其血癩菌毀其表皮及神經朕親統螺旋菌大隊以應之

衆拜曰謹如王命

各動物之醫學智識

司馬季主有云人靈於物者也今之恃三指以餬口者類皆以扁盧自命偶得庸耳俗目之見重則夜郎自大幾欲以岐黃和緩作衙官殊不知藥不對症草菅人命此直秋曹之屠劊耳近有西人考得無知之物亦能自診其疾視彼懸壺通市者尤徵回春起死之奇據云凡畜類身有寄生之類搔擾皮毛則藉灰土以撐脫之得熱疾則飲水以療之渾然一天生白虎湯也貓狗等胸有積滯則食一種草非嘔即瀉頗識推陳致新之理嘗有人割斷蟻鬚見數蟻啣水以傅之須臾痕合猩猩受傷以手捺住傷痕俾血不流裹以木葉嗚呼物無知也未讀靈樞素問未學法灸神鍼卒能立起沉疴不啻三

折臂九折肱。彼人而無恒者。當以此爲龜鑑矣。

論感冒

英國醫報謂人身氣血壯。不易感受風寒。其瘦弱之人。飲食不節。筋骨勞動。易爲寒暑所侵。故虛體何處受寒。卽何處發病。乃常見之事。無足異者。但感冒之故甚多。請爲保身者言之。凡人勞動過甚。最易感冒。夜行露處。亦易感冒。食多臥少。亦易感冒。房屋過暖。牀褥溫柔。每易受寒。幼年體未堅强。與睡臥不足。亦易受寒。年老氣血兩虧。亦易受寒。若能勞逸有節。飲食有度。起居有定。日得淸風習習。散步郊原。睡臥無慾時。洗滌以冷水。使肌膚湊緊。血脈流通。始不易感冒。保身者其愼諸。

人體奇談

人體之他部分。一部爲淡紅色。蓋眼球上蔓延之血管。其直徑極細。赤血球不能通過此中故也。人體之內部。其所含之鐵。足可製五寸之釘七根。其所含之燐。足可製八十二萬根之洋火。其所含之鹽。有二十茶杯之多。糖有五十個角砂糖之多。水有四升五合之多。人之心臟。每一轉動。可以發射七十六兩之血液。至一尺之遠。其轉動次數。一分間計六十九次。一日間共九萬三千三百六十次。舌之尖頭司辣及酸之味覺。中段司甘及苦之味覺。舌根司燒肉及其他脂肪甚濃之食物之味覺。左手之爪。比右手之爪。遲長八日乃至十六日。人身之皮膚。每八分平分。計有一千餘汗空。若算全表面積氣孔之總數。應達於二百萬以上。

海外華醫

美國舊金山華人某甲。讀書不成。經商又不成。流寓海外。無以爲生。乃藉藥草爲人治病。賫以糊口。實則於藥學茫無所知。不謂該處有西人。因患熱病。乞其療治。投以藥草霍然而愈。於是爲之登報。揚名。喧傳。四處。一時。西人。之求診者。踵相接。幸西人之病。多緣燥熱。而藥草爲性極凉。故收效頗多。利市百倍。一二年間。業已獲利數萬金。其他華人聞風而起。咸謀分利。故目下操是業者。爲數甚多。而西人每年所輸之藥草費。亦頗不少云。

謝洪賚先生贈言

夜間。睡眠宜開窗戶。但勿令風直吹。身體。每日。至少須在戶外淸氣中二小時。

孕中孕

瓜哇梭羅華僑施某。有一女。年甫十三。腹便便擁腫。似有含珠之狀。女父延醫診治。或謂爲血團凝滯或謂爲氣團鬱結議論紛歧經年餘凡破血行氣之藥服飲殆遍卒無効中西名醫俱束手無策女父愛女甚摯去月復延荷醫診視解剖其腹則髮長尺許居然一無生氣之嬰兒在焉據荷醫稱此胎非女所受乃其母孕女時女之腹中之子卽同時受孕因其時精蟲有二入於孕囊一强有力一弱無力强有力者愈長愈大遂將弱無力者包而有之成一孕中孕其强有力者卽女之現身而弱無力者卽女腹中之胎兒也云云

蠅之生育

每夏蠅育生四次每次育卵八十顆大約雌雄參半遞嬗而生總計一蠅每夏所出有二百另八萬另三百二十之數云

休息善法

臥床閱書之事向日以爲惡習足以妨礙衞生惟據近日醫界意見則反以爲有益日前倫敦有大名鼎鼎之醫學博士某氏演說謂常人日間勞動夜間雖欲早睡奈腦筋靈動欲睡不能迨至甫一合眼晨鐘又報失眠之病恒不能免設於上床後取印刷明顯兼有趣味之書籍閱之令腦筋不致妄動漸歸於靜不久自能合眼就眠誠善法也

同時又有著名眼科醫士演說。謂臥時閱書。應用燭光。由左肩射至書上。則於眼力可無妨碍云。

除蚤虱法

以甘菊花夾置被褥間。或散置新鮮薄荷於床下。或床中用新法蘭絨單一條。皆爲驅除蚤虱之妙法。

痲瘋

粤中痲瘋疾。一經傳染。終身不愈。雖至親戚。亦必別室以居。患者所在多有。而以雷州爲尤甚。家有慶弔。瘋人輒大集。供酒食。獻幣帛。少不如意。則多方以擾之。民間殊以爲苦。郡守欲除其害。以建築院舍收養瘋人。謀諸士紳。預算經費需十餘萬金。責募於衆。皆有難色。郡守曰。諸公毋慮。鄙人願罄清俸所得。藉充善舉。特不樂以多財聞於上峯。丐諸公居此美名耳。衆深德之。遂置簿籍。陽言籌捐。尋下令曰。捐款已足。集事指定一島。將興土木。某日。郡守躬往相度地勢。樂受養者。宜至島。署名。否則。不容託庇。於是瘋人咸往。渡之以舟。遂棄之。預戒船隻。不許渡瘋人歸。犯者無赦。於是瘋人號救不應。皆餓死。瘋疾因銳減。然其忍已甚。君子多咎之。

驗死訣

以針刺膚、留孔不閉。若刺熟皮然。卽爲已死之證。苟刺生活之體。縱不見血。若犯神經病之屬其針刺之處針出必捷合不稍留痕跡也。

銀紙傳染病蟲之研究

本年陽歷三月初九華盛頓電云。紐遮士省派來之下議員委利。在下議院向銀行事務專員演說。謂舊銀紙能傳染病症。化學師曾將一元之舊銀紙一張。用顯微鏡細細覈驗。驗得紙上有各種病蟲九千二百餘萬條。多屬瘧症、大熱症、肺癆症等微蟲。惟銀元則光滑不藏病蟲云。

該議員暢論之後。卽力勸議院批准伊所條陳之例。將銀紙盡數收回焚燬。改用銀元。

奇聞叢談(錄青年)

人肺含細泡一百七十五兆。展布之須占大於人身三十倍之面積。

醫腦奏效

美國屋崙地方有某姓孩。生已三年。頑蠢異常。雖飲食亦所不解。現經醫士察其腦門。骨業已堅硬。致令腦漿被壓。不能生長。因將硬骨剖開。爲之調治。目下該孩已略有知覺。想當不難奏效也。

洗口希病方

桂皮油十滴。和淸水半杯嗽口。可固齒。去口中諸毒細菌。因人口中之微生物。較荷蘭國之人口爲尤多。殺而去之。誠日日當行之養生術云。

犧牲生命之醫士

美國醫學博士尼爾門氏。學問淵博。聲名卓越。於臟腑之疾。研究有素。舊歲十二月曾抒已見。著爲言論。登載各報。謂一切腸腑之病。及燒熱等症。皆由大腸積穢所致。查大腸於人身上功用。絕少。患害殊多。設能割去積穢之大腸。將小腸直接其端。則以上所述各症。皆可消滅。壽數亦可加增。且於體中各部。亦無妨礙云。此說宣布。驚動一時。有臟腑病者。紛往致詰。尼氏以此係理想。尙未實驗。且試驗時。極爲危險。自願試驗者。恐難得其人。於是久欲犧牲己身。以爲試驗資料。會華盛頓醫學會開會研究結核症。尼氏被選赴會。今年正月事竣。尼氏適覺臟腑頗有不舒。竊念欲行實驗此正其時。乃不令親友知。覺徑託同學奧斯格博士爲其割去大腸。奧氏精解剖之學。對於此事。亦極贊成。故慨然許之。尼氏乃舉一切辦法以告。並自行繪圖。將應割及應續之處。詳細指

蘇州福音醫院學友課餘研究會簡章

(一)定名　蘇州福音醫院學友課餘研究會

(二)宗旨　增進學識敦勵品行

(三)事業　分學術品行兩部

(甲)學術部　分研究編輯兩項

(子)研究性質　凡關於醫藥學上新發明之學說無論採諸同志之傳說或見於東西醫學之雜誌皆須窮其底蘊徵諸實驗然後施行

(丑)研究事項　凡本院課程未及之學理如中國藥物則由化學分析法實驗之近今新發明之器械藥物如上野氏之聞診筒某氏之迷蒙藥則由理學的化學的檢察之

(寅)研究書籍　除本院藏書處所庋藏外凡近今新發見之著述無論本國外國著作譯本皆須擇尤購備原文有不解者請質之譯本有謬誤者訂正之

(卯)研究時間　除星期六星期外每晚八時至十時

(辰)編輯性質　全科總綱(德文)內外科(英文)皮膚病花柳病學(法文)精

神病神經病法醫學等（日文）

（巳）編輯事項　凡關於醫學上之智識以及各會員研究所得或近今新流行之譯本已經本會譯員訂正者皆須錄簿以備查考

（午）編輯時間　除星期日外每日一小時

（乙）品行部

（子）對於社會者　不攻擊漢醫不毀謗西醫不存門戶之見不交無益之友

（丑）對於本醫院者　尊敬師長友愛同學詳究學業勤侍病人

（附說）本院同學皆已成年當能束身自愛本會亦不立種種名目以及調查檢察等員如果非分妄爲經會員十人以上之呈請由本會職員調查確實開會談判公決是非不服則由本會全體呈請本院監督斥退我同學宜共勉之

（四）職員　正副會長評議長編輯長各一人評議員二人英法德日譯員各二人書記員四人庶務兼會計員二人演講員無定額

（五）職任　正副會長　總理本會全綱

評議長　承正副會長之命令議决本會改革事宜

評議員　評議本會改革事宜
編輯長　總理學術部全綱以及改削譯稿選擇譯本等事
譯員　譯述學術部之學科以及訂正坊間譯籍之誤點
演講員　演講譯員所編譯之講義或臨時新發明之學說
書記員　繕錄學術部之講義以及各處醫校醫會往還之函件
庶務兼會計員　管理本會出入款項承辦會中一切庶務
（附說）各職員得兼任學術部之職員
（十六）資格　正副會長須品學俱優至少在本院肄業四年以上者任之
評議長評議員　須明白事理至少在本院肄業三年以上者任之
編輯長　須學問優長至少通外國文二國以上者任之
譯員　須學識明通至少通外國文一國以上者任之
演講員　須學理透亮足增長會員之學識者屬之
書記員　優於國文善於謄寫者屬之
庶務兼會計員　信用素孚辦事勤能者屬之

會員　凡本院學生皆得爲會員

（七）選舉　凡本院同學具有以上之資格者得有被選舉權不具以上之資格者無被選舉權其選舉期每逢大會時行之連舉者得連任

（八）會期　每一學期開大會一次每月開常會二次

（九　會費　本會不取會費

（十）附則　（甲）本會著譯各稿不得私自刊行　（受人請託非本會之講義不在此例）

（乙）本會著譯各稿其版權歸入本會著譯者無著作權

（丙）本院同學課程餘隙旁及漢醫學者不得阻撓

（丁）本院同學國文惡劣者迫令每日練習國文一小時星期停習

（戊）非會員捐贈本會書籍報章者不得儘自携去

（已）本會章程增損之處俟大會時訂正之

辛亥年舉定職員

正會長　陳葆懷 曉卿　浙江餘姚籍

副會長　張世鑣稷孫　浙江鄞縣籍

評議長　閔雄飛仰騫　江蘇陽湖籍

評議員　瞿　康康伯　江蘇昭文籍　王　埜與文　江蘇江陰籍

編輯長　張世鑣稷孫　浙江鄞縣籍

德文譯員　沈濬清季璜　浙江桐鄉籍

英文譯員　瞿　康康伯　江蘇昭文籍　閔雄飛仰騫　江蘇陽湖籍

法文譯員　屠孟羣晉先　浙江嵊縣籍

日文譯員　陳葆懷曉卿　浙江餘姚籍　胡志援銘勳　浙江金華籍

書記員　郭彙泰級欽　江蘇江陰籍　邵覲墀雲階　江蘇江陰籍

倪梓純承方　浙江安吉籍　沈禾義秀羲　江蘇吳縣籍

庶務員兼　顧鴻怡　江蘇崑山籍

會計員　周光藻泮馨　江蘇江陰籍

二月十一日蘇州福音醫院學友課餘研究會大會補記

(一)振鈴入席

(二)述開會辭　前副會長瞿康伯君
(三)報告去歲學友會之成蹟　瞿康伯君
(四)選舉職員　另詳
(五)提議事件
閔仰騫君言學友會名詞與本會性質不甚符合宜改爲學友研究會瞿康伯君言本會初辦時於研究上未甚完善不過藉以聯絡已畢業與未畢業之同學感情而已今勢力漸充自宜改其名稱以符名義王與文君言不如改爲學友課餘研究會衆贊成
周泮馨君言簡章須用鐵筆版寫印瞿君言本會與他會性質不同非本院同學不得入會似可不必
王與文君言學術部第三條坊間譯本訂正誤點一條並未實行似可删去瞿君言坊間譯本審愼甚詳本會同人亦無暇校對王君之言可謂先得我心余於去歲曾閱楊君惠贈之丁氏醫書其中如藥物學綱要內科學綱要兩書均簡明易記甚裨初學博醫會療學搜羅精當求之近今譯籍中當可首屈一指余意不如改爲譯本

有精當者品評之另立簿記曰醫籍介紹錄俟彙成一帙刊行問世俾學醫者有所決擇不知衆意何如衆贊成又言簡章已錄簿籍不必塗改俟下會大會時改正之衆贊成

瞿康伯君言編輯部可增辦學報一種否沈季璜君言茲事體大加之同人課程逼迫診務忽忙恐無暇及衆贊成沈說

顧鴻怡君問正副會長皆回鄉里應否函知所議各事應否用通信法決之瞿君言陳張兩君曾有函來言從多數似可議定後報告之衆無言

屠孟羣君問編輯部應增譯員否瞿君言徒增人數無裨實用似可不必衆贊成瞿說

屠孟羣君言舊譯之稿已完全者宜刊行瞿君言爲時已晚姑從緩議屠君又言刊行之稿宜用博醫會名詞瞿君曰然

胡銘勳君報告梅毒注射藥之效用及其所含之成分并問各會員應否購辦試用

瞿君言此藥價值甚貴且用之不慎易起他患姑從緩議衆無言

瞿君言應議之事此時先行提出錄簿俟常會時決議之衆無言

（六）演說閔仰騫君　瞿康伯君　沈季璜君　來賓張斌生君　顧伯臣君

（七）報告帳目　前會計員顧鴻怡君

（八）散會

醫學堂開學試驗兩則

二月二十三日爲江南陸軍醫學堂開學試驗期報名應試者五百餘人試驗國文二篇英文翻譯一門生理物理化學算術各二門聞定額僅五十人云茲將中英二文題目列下國文題（一）不爲良相當爲良醫論（二）軍隊與醫學之關係說英文翻譯題生我所欲也義亦我所學也二者不可得兼捨生而取義者也（漢譯英）

三月十四十五二日爲江南醫學試驗期應試者約三百人十四日試驗中醫未詳十五日試驗西醫其題列下國文題好學近乎知義英文題醫學論及翻譯沐浴衛生四條算術作否聽

閱報諸君公鑒

上海醫學報。共有四種。以經費支絀而停版者。已有三處。今所存者。僅敝處之中西醫學報而已邇來上海經濟恐慌、敝會財政日益困難。望　閱報諸同志協力扶持則醫界幸甚扶持敝報之法、共分三條、速將本年報費九角六分寄還、一也本會會費一元。請照章寄來二也。熱心贊助醫報諸公。臨時慨贈經費。三也。請　諸君酌奪爲荷。惟鄙人辦事。向以堅忍爲宗旨。無論時局如何艱難。經費如何支絀。此報必不停刊、自信必能按月出版、以副　諸公閱報之盛意。想諸同志。必有以提倡敝報爲己任者。無任企禱之至。

丁福保謹啟

函授新醫學講習社廣告

本社定學額一百名。講義僅印百份、今已足額。而報名者尚源源而來。本社再擴充學額五十名。講義已囑印刷所添印矣。此次額滿、再不增添因添印講義頗不容易故也。凡社員試習一二月。或有事故不能專心學習者。請函知本社退學實爲兩便、

敬謝贈書

沈庭楓先生熱心提倡醫學知本會有藏書之舉慨贈皇朝經世文新編一部皇朝經世文三編一部九通提要一部特此鳴謝以誌高誼

預約券截止

藥物學大成十一月間出書每部定價四元預約券現已截止不賣特此聲明

近世婦人全書預約券

是書爲日本醫學士竹中鎰之助等從西文譯出。爲最完全之近世婦人科醫書。其第一編曰婦人生殖器之解剖、並其發育、及發育障礙論。第二編、曰外陰部及膣之疾患。第三編、曰子宮之疾患。第四編曰喇叭管卵巢及鄰接組織之疾患。第五編、曰尿道及膀胱之疾病。第六編、曰女子泌尿生殖器系統之細菌的疾患。第七編、曰診斷學總論。第八編、曰療法總論。其西文原序云。著述此書之時。注重于婦人科專門之講究。又詳述臨牀上治療上之事項。以應實地醫家之需用。診斷。及療法。具備大小婦人科手術。無不記載。誠哉。是言。近世醫學之鉅製也。譯筆明暢。無一字一句與原文相背。讀此書者。可終身研究之。〇日本原書合英洋六元。兹已譯成漢文。訂三巨册。明年正月出版。定價四元。不折不扣。先售預約券五十部。以便閱報同志諸君之購讀。收回每部成本二元。外加郵費三角。共計每部二元三角。作一次收清。欲買此書預約券者。該款直寄上海新馬路昌壽里五十八號丁寓可也。

外科第一奇書　創傷療法

人體之創傷。處置不將其當。則外界之黴菌。侵入其間。化膿潰敗。釀成種種危症。甚至失其生命。殆爲可畏。吾國醫師。第知創傷之危險。而不知安全之療法。甚非所以愼重人命之道也。是書爲療治創傷之專書。共分十六章。無錫丁福保譯。凡消毒法、繃帶法、縫合法、結紮法、制腐的注射並穿刺法等。無不美備。而各種外科器械、消毒器械等插圖及其用法。尤爲精詳。熟讀此書。外科之能事已過半矣。　每部大洋一元四角

中醫第一奇書　醫界之鐵椎

日本和田啓十郎著。披瀝漢醫之眞髓。剝奪西醫之僞裝。縣擧漢醫之所長。比較西醫之所短。大聲疾呼於西醫最發達之日本。猶東海壯士、於天下慴伏之時、椎秦皇於博浪沙中也。故名曰醫界之鐵椎。原書近甫出版。爲日本最新出之書。今已譯成漢文。凡研究中醫者讀此。可以知日本漢醫之學識不在西醫之下。此爲日本醫學界中別開生面第一奇書也。　每部八角

內科學一夕談

初等習醫。每苦醫籍邃奧。有望洋莫及之歎。金匱顧鳴盛先生特譯是書。以爲初學津梁。全書分三章。第一章爲治病。凡傳染病、呼吸器病、消化器病、泌尿生殖器病、全身病、神經系病、中毒症、皮膚病、外科、婦人科、眼科、耳科等、無不備。症狀治法無不詳。第二章爲參攷。述皮膚晒黑之治法、自製牙粉法、藥品用量表、尺度比較表等。第三章爲看護法。述病室之佈置、褥瘡之豫防、患者之飲食、脈搏、體溫、看護法大意、消毒藥及用法、看護婦人小兒及療法、外科之救急手術等。熟讀此書。於內科外科及看護法。已得其大概。出而問世。不患束手無術矣。　每部六角

學校健康之保護

無錫丁福保編纂。分上下兩編。上編述學校生活及于健康上之影響。凡空氣之良否、疫病之傳播、及課業之妨害健康者。皆屬之。下編述學校衛生之設備及法則。凡校舍之適否、敎授之衛生、以及學校醫之責任、學校救急療法之如何等。皆屬之。其間附錄肺癆病淺說及運動健身、節食養生、深呼吸、皮膚衛生、氣浴等法。皆有關於學校全體及個人之名著也。是書之成。實由徐君一冰敦促而成。徐君痛我國學校於衛生多不合宜。學生有以身殉學者。函勸仲祜先生。補助學校衛生問題所不逮。先生遂成是書。措詞淸淺。說理精詳。熱心敎育者不可不讀也。

每部五角

藥物學一夕談

西洋藥品。浩如煙海。與我國之本草無異。初學者茫然不知何所適從。是書爲無錫丁福保所譯。書中所載者。皆重要之藥品及其用法。初學者得之。可免徘徊歧路之感矣。全書分總論及各論兩編。總論分十一節。概述藥物之作用、分量、精粗、性質、及其用於人體之如何發落等。各論分四大類。第一類爲神經筋肉毒。分嗎囉仿謨、亞爾保兒類、安母尼亞類、珈琲涅類、斯篤里尼涅類等十七小類。第二類爲障礙局部榮養之有機化合體。分粘漿劑、矯味藥、苦劑、汗臭神經劑等十二小類。第三類爲無機化合體。分水類、食鹽類、芒硝類、亞爾加里類等九小類。第四類爲消化酵素並滋養品。分脂肪及消化酸酵素類、含水炭素類、蛋白質類等三小類。卷末復附實驗良方甚多。若按方施治。必能屢奏奇效。每一藥品。皆附西文。以便學者。

每部大洋六角

寶威大藥行製藥公司廣告

疾病者、爲人生無形勁敵、恒使人惴惴恐怖、與吾人性命相搏擊、欲抵禦之、當以良藥爲最利之器械、然天下良藥、無過寶威大藥行之所製、

自古以來、人之於疾病、專心研究、欲得醫治之藥、逮至今日、而醫學成精美專科、故藥物精奇、終不外乎醫學之發達、寶威大藥行製造各藥、均依科學最近發明妙用、寰球藥品殆無出其右焉、

近來東西各國、其藥品輸入中華、不勝枚舉、然皆未有如寶威大藥行之良藥、名傳遐邇、亦無能如本行良藥、素蒙世上著名醫士、羣所稱揚樂用者也、

本公司製造藥物品極純正、權量準確、携帶靈便、雖經寒帶赤道、其性質不稍改變、尤爲特色、非他家所能及也、又本公司良藥適口易服、或備家用、或水陸旅行、隨身携帶、均極利便、且每種藥品、均詳明服法用法、本公司所製品物、曾往近世最大博覽會陳賽、所得獎賞功牌、數逾二百二十餘事、均揄揚本公司所製良藥、有奇特之化學妙工、倫中外醫學界　諸君、欲索華文仿書、請函致上海四川路四十四號本藥行、當即郵奉、郵資不取、　（祈寫明因閱中西醫學報云云）

(第二十期)

中華民國元年元月中西醫學研究會出版

中西醫學報

總發行所上海新馬路昌壽里五十八號無錫丁寓

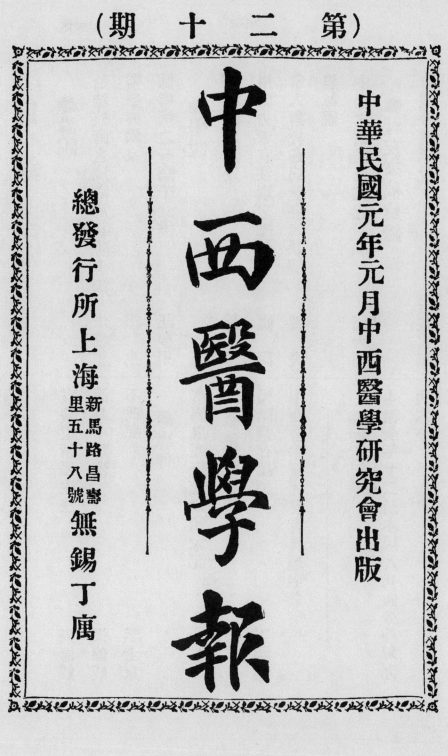

目錄 元月份

◉價目◉

本報全年十二册本埠八角四分外埠九角六分

論結核菌之流毒及其防遏法

日本愛知醫學校學生　朱笏雲

有物焉其細已甚非目所能覩其增殖極速在溫度適宜光線缺乏養氣充足土地濕潤之處一晝夜間一個可化生千六百萬其最可惡者有四一蔓延甚廣無論寒帶溫帶熱帶凡人跡所到者罔不傳染及之二抵抗力强在空氣中能活半年在暗室能活一年以上對於寒冷則至攝氏零下十度尚能經七週不死三好犯青年自十五歲至四十歲最易被其侵襲四動物之肺臟一染其毒則治療極難有生命不保之虞因其形如桿入於人之器臟則其部硬結如果核故名結核桿菌又因其爲古弗氏所發見故又名古弗氏結核菌綜計世界上之病原菌不下數十種而殺人之多無過於結核菌者歐洲各國每年死於結核者約百餘萬日本八萬乃至十萬由日本類推則因吾國人口七倍日本故吾之豫防及治療若與日本相埒則此項死者平均每年有六十餘萬然吾之地方衛生遠遜日本而醫師及病院又寥寥無幾較諸日本尚不及百分之一則每年死於結核者豈止六十餘萬即就每年六十餘萬言之則因結核之經過平均三年故每年之死者平均有六十餘萬則每年之患結核者平均有百八十餘萬

此百八十餘萬之患者因其職業財產之不同而罹病後損失有多寡而平均每人每日以三角計之則一年所損失爲二億元有奇是結核患者每年有百八十餘萬則於民生國計上已大受其影響況就實際言之此種患者必倍於此數則其爲害於吾國者又奚堪設想乎夫結核菌之勢力視對待之者之寬猛爲增減對待之者稍或不愼則彼將乘吾不及攻吾不備而制吾死命若對待之者十分嚴密則彼之伎倆窮末由侵入人體而大施其殺人之手段不觀夫英乎千八百四十五年一萬人中死於結核者有三十自英皇獎勵結核豫防而全國人民起而與結核菌奮鬬至千九百五年而一萬人中之死於結核者減至十一人矣又不觀夫德乎千八百九十年一萬人中死於結核者有二十五自醫學日益進步而結核患者日減至千九百七年而一萬人中之死於結核者僅有十六人矣其他若美若和蘭若丁抹等自療養院開設後比諸未開設時肺結核之死亡亦罔不逐漸減少由此知結核病毒可以人力掃除之故今吾政府及地方官紳而皆能振刷精神實行地方自治吾全國醫生而皆肯舍舊謀新研究西洋醫學吾四萬萬同胞而皆知講體育重公德注意攝衛務令未罹結核者不至罹結核既罹結核者不陷於重症則吾國之死於結核者必不至倍於各國耳奈何因

循坐誤自甘暴棄遊其街巷及一切人衆麕集之所則痰涎亂吐而不加限制語其醫學則墨守舊說而不知改良其所居則緊閉窗牖不通新鮮空氣所着則蟣蝨遍滿不時加浣濯或被服過多而發汗愈易感冒亦愈易所食則陳腐而不精潔或但求悅口而無限制其呼吸則淺表脊梁則彎曲皮膚與牙齒則經旬累月而不沐浴一次磨刷一次無時無地不與衛生相反坐令結核病毒日盛一日而靡有已一人罹結核則傳染至一家一家罹結核則傳染至四鄰及親戚故舊匪特此也父母罹結核而所產之子孫多脆弱則父母罹結核後子孫亦易罹結核主人死於結核後所遺孤兒寡婦因不能自營生活亦相繼夭折則不當死於結核者亦間接死於結核嗚呼豈不痛哉夫前事不忘後事之師結核病毒曩以不加防範致令瀰蔓日廣以有今日及今而設法以撲滅之則亡羊補牢猶未爲晚若再苟安旦夕不謀所以撲滅之之法則過此以往吾國之交通愈便而病毒之傳播益易吾恐二十年後結核菌之流毒於吾國更將倍蓰於今耳故今欲強種強國俾吾四百兆之衆皆有健全之體格立憲國國民之精神則撲滅結核誠爲急務矣然撲滅結核非少數人所能爲力必合羣策羣力以圖之乃克有濟故對於結核之撲滅有政府及地方官紳當盡之義務有醫生當盡之義務有

人民當盡之義務茲述之如左。

政府及地方官紳當盡之義務

一　宜限制吐痰也。結核桿菌。結核患者之痰中含之最多。故豫防結核。首在限制吐痰。凡學校、病院、船埠、劇場、浴堂、旅館、剃頭店、圖書館、製造廠、博覽會等處。宜斟酌人之多寡而置痰盂若干個。盂中入以濃厚之石炭酸水。置有痰盂後。無論何人。不准在痰盂以外吐痰。有不遵約束者。則處以罰金。

一　宜培植醫學人才也。東西各國於肺病一科。皆以專門醫生董理其事。誠以肺病之治療既難。防遏亦不易。斷非普通醫生所能勝任也。而在吾國則一般醫生中。具普通之新醫學智識者。尙百不獲一。奚況專門。且吾國今日各項醫生皆缺。則宜先造就普通醫生。而造就專門醫生。尙非其時。然就現時之情形言之。苟使吾國有多數醫生具普通之新醫學智識。則於肺病患者。已受益匪淺。故爲目前救急計。可多設醫學校以造就多數之普通醫生。俾此後之醫生先具有普通之肺病智識。俟數年後。普通醫生已足用。然後設傳染病研究所以造就肺病專門醫

生

一　宜多設病院也歐美各國凡人口五六萬以上之街市必設有結核療養院以便患者之入院醫治即如日本全國之肺病院亦不下數十處而在吾國則普通之病院未設立之處尚不知凡幾奚況專門病院今爲一舉兩得之計宜令各府州縣按地方之大小每縣設病院二三處而於其中設特別病室若干間結核患者入院則居之於特別病室以防傳染數年後普通病院各處均已設立傳染病研究生亦漸次畢業然後仿歐洲各國令各府州縣設肺病專門病院

一　宜派員宣講衛生也欲實行地方自治而民無淺近之衛生智識則下一令辦一事民易誤會而釀成事端是未覩其利先受其害也欲民不至誤會而促其進行則自治公所宜於星期日派員赴各處宣講使一般人民皆具淺近之衛生智識

一　結核患者宜令赴自治局報名也歐洲各國患結核而匿不報者病家與醫生皆有罰金豫防傳染之法莫妙於此吾國欲防遏結核則宜仿此法令結核患者赴自治局報名報名時宜因其家資之豐嗇而分別敎導之力能入院者則勸其入院治療不能入院而須在自宅治療者則宜剴切詳明告以種種治療法攝生法

傳染豫防法醫生選擇法其必須改業者宜令改業

一　宜行結核防遏之獎勵也歐洲各國近十年來肺病所以日減者由其政府獎勵結核豫防驅全國之民與結核菌力戰故於結核之防遏收佳良之效果也今欲吾國之民同心協力出與結核菌奮鬭以掃除結核病毒則對於結核之防遏不可無獎勵之法凡募集款項或慨捐巨資以創設病院或醫校或辦結核防遏上之種種事業者宜按其大小而分別獎勵之或榮以職銜或予以補助金或於其所營事業予以種種便利

醫生當盡之義務

一　宜破除成見也肺病之學說西醫與漢醫迥殊用西法治初期十可愈八九二期十可愈六七用漢法治則輕者變重重者速其死吾國醫界遇肺癆均以漢法治之貽害蒼生實匪淺尠吾願漢醫學家破除成見舍己之短取人之長則結核患者受惠無窮矣

一　宜熟練初期診斷也重症結核漢醫亦能診定之而病之最初則雖熟練之西醫

亦未易診定之然發病之初治之甚易重症則雖不死者故初期診斷對於結核之豫防及治療有莫大之關係願吾醫界人人熟練初期診斷則於結核之防遏必收佳良之效果矣

一　宜行潑爾開 Pirquet 診法也賚佩爾苦林之診法有三一注射一點眼一即本法本法爲三法中之最簡便者初期結核他法不能診得者用此法必能診得之日本各病院遇有結核之疑之人必以此法診之以定其爲結核與否願吾醫界仿行之則於初期診斷必大有裨益也如欲知此法之詳則宜閱予之病床日記茲不贅

二　宜行注射療法也結核療法有空氣營養精神藥餌注射之種種注射療法歐美已通行日本則各病院尚未徧及日本諸肺病院中注重注射者惟養生園南湖院而已南湖院所用者爲新賚佩爾苦林養生園則最新賚佩爾苦林與新賚佩爾苦林兼用最新賚佩爾苦林之注射成績甚佳初期結核若注射後反動甚微則用他種療法須一年或一年以上方能治愈者該藥可以三月或二月半治愈之若反動稍劇則收效稍遲然用其少量徐徐注射持續至半年或半年以上亦

必能治愈之矣養生園用該藥治肺癆初期十可愈八九二期十可愈六七此予所目覩非虛言也惟該藥之注射須有熟練之醫生無熟練之醫生則不能見效甚或有害此所以日本之肺病院除養生園外尚未用該藥也養生園近已改用無蛋白質資佩爾苦林無蛋白質資佩爾苦林者古弗氏門人所發見其免疫力如最新資佩爾苦林爲舊資佩爾苦林之千倍而最新資佩爾苦林注射後體溫易昇高其他之反應亦劇故一次之量僅能至三十密瓦無蛋白質資佩爾苦林因不含蛋白質之故注射後發熱極微且無別種副作用故一次之量可至二千五百密瓦初二期結核無不可以此藥治愈之而於末期重症仍無效力然重症結核無論用何種療法均不能奏效豈獨資佩爾苦林故無蛋白質資佩爾苦林爲治肺癆之聖藥願吾醫界皆研究注射療法以無蛋白質資佩爾苦林治肺癆則過此以往吾國之肺癆日益減少矣無蛋白質資佩爾苦林予於結核療法完成一篇已詳言之茲不備述

一

各處醫學研究會所研究者當稍偏重於肺病也據西人最近之報告知吾國死於肺病者居全死亡數之四分之一則以理言之吾國之肺病醫生當居醫生全

數之四分之一也然吾國今日具普通醫生之資格者尚甚少奚況專門且各國通例未有無普通之醫學智識而可習專門醫學者而爲暫時權宜之計則因肺病之殺人遠過於別種病必令具肺病之普通智識者多於具別種病之普通智識者方足供時世之要求故研究醫學者不能不於肺病一科稍有所偏重所願各醫學會會員以其研究之精神稍偏重於肺病則於肺病之豫防及治療受益匪淺也

一　宜將最淺近之肺病智識編成白話報以啟發愚蒙也人人具最淺近之肺病智識則罹肺病者必少吾國之民於最淺近之肺病智識概付諸闕如此吾國之患肺病者所以獨多於各國也今欲吾國之民少罹結核則宜將最淺近之肺病智識編成白話報以啟迪之

人民當盡之義務

一　宜服從禁令而竭力破除其習慣也庸人每狃於習慣以新法爲不便然以爲不便而不恪守規則則吾國之地方自治將永無起色矣故吾儕小民當知吐痰之

限制結核患者之取締等。雖於習慣上稍有不便。然於己之身家性命。有莫大之利益。遂破除習慣起而實行之。父詔其子。兄勉其弟。夫勖其妻。則十年以後吾國之地方自治不難軼日本而駕歐美矣。

一　宜尊公德以維持公共衛生也。公德二字。與公共衛生最有關係。歐洲各國之公共衛生所以日有進步者以人人能尊崇公德也。吾國之民向乏公德思想。對於地方上之公益事務往往置之不問。甚或破壞之。此吾國之最可痛最可恥者也。自今以往願吾民痛革前非力圖自新凡有妨於公共衛生者則雖小弗爲若有裨於公共衛生則任勞怨而爲之如此則數年後可舉吾二十行省之衆一切登諸壽域矣。

右述各條。持之以恆。行之以誠。而謂無效者吾不信也。成效既著。乃入萬國結核防遏會。與歐美各邦合同防遏結核。務令歐美各邦知吾之地方自治大有進境。不再詆吾爲老大。目吾爲病夫。而後吾國之國恥始可雪。國威國權始可保。而後吾數萬萬炎黃貴冑始可安枕於二十世紀競爭劇烈之世界。而不爲人之魚肉矣。難者曰。近者內訌外患。紛至沓來。事之當辦者。百倍於防遏結核。何子僅知結核之宜防遏也。曰。結核病

毒者最妨公共衛生者也。公共衛生者地方自治之本也。地方自治者內政之本也。不能防遏結核則公共衛生決無進步。公共衛生無進步是地方自治有其虛名而不能實行也。地方自治不能實行是吾不能自治也。吾不能自治他人將代為吾治之。至他人欲代為吾治之則其禍不可勝言矣。此吾所以不安於緘默成此篇以為吾政府告為吾地方官紳告為吾醫界告為吾國民告也。願吾國上下不以吾說為迂而實行之則吾國幸甚吾民幸甚。

醫學與國家

鐵生

醫術一道與國家有密切關係。歐美學校醫科首為注重。警察法律醫士取締最嚴。誠以人種盛衰為國家存亡要素。醫術實民命壽夭之樞紐也。

我國醫藥發明最早。惜迷信五行生尅之謬說。其術日益窳劣。一切未嘗學問之無賴又假此為欺世獲利之階梯。彼草菅人命之官吏更復不措諸意。手無戈矛之大盜遂爾隨地殺人。蒙嘗謂近時政府為製造革命之導師。世俗庸醫為摧傷國脈之巨蠹。豈酷論哉。

醫學與國家

西學東漸醫理放一大光明奈推行未廣信從未衆頑劣市醫肆其蠱惑誣衊而阻壓之一歲中死於庸陋之市醫者殆若恒河沙數吾族雖大豈足堪此朘削然則醫科教育不容少緩章章明甚

顧通國醫校寥寥首善雖設醫科學堂然經費不敷未能完備四百兆人恃此一堂播醫學種子杯水車薪何裨於事安得有保種思想之熱心家竭力提倡惠此中國耶

肺癆病之一語千金錄

汪夢甲譯述

第一章　肺癆之原因

植物界中有結核菌焉。散佈於大地。好侵入人身殘臟腑而成種種之結核病。侵入腦。則為腦結核。侵入腎。則為腎結核。侵入腸。則為腸結核。侵入膀胱。則為膀胱結核。侵入淋巴腺。則為瘰癧。侵入肺臟。則為肺結核。然人身各處之被其侵入者。以肺臟為最多。蓋肺處胸之兩旁。適當呼吸之衝。結核菌隨氣吸入。先達於肺。若遇肺臟萎弱。呼吸不充。無抵抗之力。則結核菌發榮滋長。而肺癆之胚胎成矣。是故飲食無節。興居不時。不勤沐浴。不事運動。陷身體於衰弱者。與結核菌以培養地者也。空氣之不純。食物之不潔。創傷部之結束不嚴。開結核菌之經行路者也。宴會之時。杯箸相共。羣聚之地。唾沫橫飛。以接吻表相愛之忱。以口沫為封函之用。縱結核菌以廣播蔓延者也。故語其衆。則無地而不遭。語其細。則非目所能覩。結核菌之可畏有如是哉。雖然。外施陷穽。則猛獸不能肆其害。內固扃鐍。則穿窬無以逞其謀。固汝精神。而嚴加防衛。結核菌雖猛且烈。亦焉能播其毒哉。惜夫我國民俗不明消毒之法。不求避害之方。一任病患之侵襲。而不思抵禦。可不謂大愚乎。夫高深之學術。寓於圓滿之精神。強盛之國家。基於個人之體魄。奈之何不思患預防耶。

第二章　肺癆之危險

結核菌之肆毒於人也。多中於讀書之子。枯坐之人。蓋身不離案。手不釋卷。易致肩斜背曲。胸廓陷。而肺部不張。妨礙心肺之運動。新鮮之空氣。不能充分輸入於肺臟內部之廢料。不能充分排泄於體外。此釀肺癆之大原因也。且也濃厚之酒。腥肥之肉。甘膩之食。刺戟之煙。皆足以損胃腸。害消化。而爲釀病之先機。即尋常飲食。過於其量。其結果亦與之同。蓋全身血液。悉致力於消化。機能最足以弱人精神。耗人體質。而增加易染結核之素因也。若迨病象已成。始乞靈於藥石。待治於庸醫。庸有濟乎。惟有吸良好之空氣。給滋養之食品。明衛生之道。知游戲之方。一遵良醫誥誡而實行之耳。是故未罹是症者。不可不爲預防之計。甫染是病者。必治之於方始之時。一有其

兆(如咳嗽身疲無力盜汗晡熱)卽當妥求良醫迅速療治萬不可姑息養奸貽噬臍之後悔也

第三章　肺癆之預防法

強健云者卽力足以抵抗疾病之謂也欲求強健有種種之方法焉

第一居室及臥房　臥房及居室必多設窗牖溫和之天氣則全部開放之若遇寒風凜冽則開向陽之一面

第二酣睡　睡眠爲精神機能靜止之時卽體力休養回復時也故尋常睡眠每夜以八九小時爲率否則休養不充足而體力之回復不完全也

第三沐浴　沐浴所以去身內排出之毒質及留於體外之垢污也沐浴之方以用涼水爲最宜浴畢則以粗布摩擦周身至覺發熱爲止然後續用溫水洗浴惟不可持續過久耳苟能日日行之則肌膚固密一切感冒可不慮或謂涼水洗浴祗宜於西人而有害於華人是殆不然特初用涼水浴勢不宜於過久迨習以爲常亦能延長時間耳若至身軀發戰之時卽當速止

第四游戲　游戲一事。足以豁人胸襟。開人懷抱。但各人之體質不同。故不能施一定之程限。其最要者。每日運動於曠野之場。散步於新鮮空氣之中。或作柔軟之體操。或弄輕便之器械。如法行之。其效果必有可觀也。

第四章　結論

上述各條。果能施諸實行。身必強。病必愈矣。茲再將衛生精義。提要鈎元。約舉數則。可當座右之箴。

(1)防禦腦力之疲乏。

(2)強盛血液之循環。

(3)習練深長之呼吸。

(4)供給滋養之食品。

(5)呼吸新鮮之空氣。

(6)保持良好之習慣。

(7)遵信高明之醫師。

冷水浴之大效

畏寒

今人既知浴身之有裨於身體。古者相傳之謬說。以滌除體垢爲剝傷元氣者。既剝削以至於無。然冷水浴之利益與其要義。則多茫乎未之前聞。人但知適宜之藥品。能感動體內血輪循環之作用。有扶助生機發育之能力。不知冷水浴身。苟能中度。則其功效之大。有非藥力所能及者。今欲剖晰其理由。先提出如左之六條件。願與當世衛生家一商榷焉。

(一)注意本體之强弱。　體强者。因冷水浴而血脈所生之反動力亦强。體弱者。因冷水浴而血脈所生之反動力亦弱。故使身體强弱異致之二人。應用同樣之方法。其結果則有截然不同者。此無他。一則反動力强。能受故有效。一則反動力弱。當俟諸體力健全之後。是不可以不審也。

(二)浴水之溫度。　浴水愈冷。其激刺肌膚之力愈大。惟然。反動力相應而起。而效益之大亦隨之。然水之冷度。當以體膚能受爲限量。若過其量。則不足激起反動。轉以挫歷其活力。使萎縮失調。無益而有害。大概體弱之人。適用冷度恒少。苟爲過量之冷水

冷水浴之大效　二

浴。內力不足相應。卽易受病。冷水浴適當之度數。隨人而殊。亦因浴法而異。常人擦洗之水。以法倫表六十度爲常率。霖浴則七十五度或七十度爲得當。但在本體荏弱者。其浴法與適用浴水之溫度。須經醫士察驗而定。

(三)浴時之久暫。　欲自冷水浴收養生之益。宜用暫短之時間。霖浴或浸浴。自半分鐘至一分鐘已足。擦浴則稍可延長。要之冷浴過久。擱壓血液之流行。益未覩而害先至。故浴時務短。當以激起血脈之反動爲準的。

(四)體膚受浴之偏全。　身體受浴之部分。宜全不宜偏。全體受浴。則其所受之激刺愈多。收效亦愈大也。故浴池宜深廣。人以全身同時浸於水中。其刺激之猛烈。以視遞浸身體之一部分。爲益尤大。故周浴全身。於法較良。

(五)身體受浴之要點。　人身各器官。皆因神經系之連絡。而與肌膚相接近。一器官接近之皮膚。通常涵蓋此器官之上。然器官亦有直接聯屬肌膚者。肝腎卽其類也。故加冷水於肝腎一部肌膚之上。其刺激之力。尤爲敏銳。以其與是器官有神經系之密合故也。

(六)水力之功用。　冷水浴身。更有水力對於體膚所生之效果。如噴水、霖水、注水、濕擦、以及浸浴。俱經水力之漸摩。而腠理感其愉快。當其與體膚接觸時。水中有機成分。可以增益冷浴所生之反動。而益著其效。

須臾之冷水浴。其裨益於人體。究何在乎。試即其對於體內各器官所生之變動。約舉數例以明之。

(一)心之跳動力增强。速率則因以減退。

(二)血之壓力增大。運行健捷。

(三)體內既生反動、皮膚敏活之力隨加。

(四)血液中有力之紅白輪增多。

(五)血中鹻性增强。凡患弱症者。血中鹻性必淡。至有變酸者。惟冷水浴能救此弊。夫血中鹻性。亦宜保其常度。而欲保此常度。無有如循行冷水浴之切實有效者。

(六)胸膈張大。空氣流貫肺部、以是飽受養氣。

(七)血液吸收養氣增多。力能周行全體織質中。

(八)體內酸化作用。因以增旺。夫人體重要之職綦繁。而生熱亦其一也。人體平均之溫度。無論冬夏。常以法倫表九十八度零十之六爲率。雖嚴冬寒冽。溽暑蒸蒸、而體溫自若也。惟時値冬令。沍寒外侵。人體散失之熱既多。法宜恢復遞額。使與耗失之熱相抵。始可保存其常度。而促起生熱器官之作用。則非冷氣不為功。冷氣有此妙用。所以嚴冬而人不病也。冷水亦然。體內生熱之率。可藉以增高。以戰勝外界之冷氣。常見人畏寒避風。輒歸咎於血流之阻滯。夫血流阻滯。誠為畏寒之一原因。然畏寒之病源甚多。加乎其上者。更有生熱器官損失能力之一原因在。此其關係較深且鉅也。今欲鼓動生熱器官。使敏活健全。優盡職務。殆無如循行冷水浴為唯一良方。然必須持之有恒。日復一日。月復一月。乃庶有豸。

(九)冷浴亦能發表體內之熱。當體溫在常度以下時。則助其生熱。而使達於常度。及至既逾常度。則節減之。使回復常度。一方面則發生之熱。逾於消散之熱。一方面則消散之熱。逾於發生之熱。兩劑焉適得其平。其功用之妙有如此者。但苟欲發表熱力。浴時用水。祇須較體溫稍凉。不宜過寒。若意在發熱。則不妨甚冷。

(十)冷浴增大肺臟。間接增肺中血液之循環。世之昧於攝生者。每因肺腑通氣不暢。血液流轉不良。致罹肺弱之病。冷水浴實預防肺癆之上策也。

(十一)健脾胃。助消化。增多胃液。以及胃液中之水鹽素酸。使胃之吐納力較强。世人患痞積之病者。因胃中水鹽素酸缺乏故也。爲治本計。莫良於短時間之冷水浴。如其能激動胃內膜之液核。而使多洩出水鹽素酸也。

(十二)胃之蠕動機靈。健肌肉筋絡。因而強固。故冷水浴者。可救免胃力疲斂肌懈筋弛諸病。

(十三)內臟之運化力驟增。則大腸閉結之病可以免。此由內臟液汁之分泌同時加多。腸內消化之作用。更形便捷也。

(十四)增多肝臟所洩之膽汁。凡病肝臟痲痺者。冷水浴。體獲效最優。若用噴水浴法。分用冷熱二水。遞次注於肝部。其功尤著。

(十五)腎臟活動。增多溲溺。穢敗質多所排泄。

(十六)停勻肌肉。使常保健康。大凡體弱之人。其肌肉鬆懈。每易感受外邪。適用短時間之冷水浴。必獲神效。試驗之法。任令一人於浴前先察其肌肉紋理之疏整。浴後復察之。其異同固甚易辨析。不待研究體功學。即可瞭然矣。

(十七)浴法得宜。增劇神經系敏活之感覺。其效甚著。浴時延長。則適得其反。前固言之矣。凡此利弊。可於冬日手指感受冷氣之結果而驗之。歷時過久。手指殭木運掉不靈。此何以故。蓋由於冷氣之侵入過多。神經系損失其常度知覺。因更減少此一部分血液之流行所致也。

（十八）適中之冷水浴。爲振作疲乏之神品。嘗有人勞力過度。困憊幾不克支。驟以冷水浴身。肌肉即收縮復於故常。倦態爲之頓蘇。振奮精神。成效最速。

上述各條。非根於理想而皆本諸事實。美國著名之練身場。以及德奧等國之大學。皆嘗歷試有效。推原其故。殆以短時間之冷水浴。有喚起全身器官的活動之妙用。而維持之。使無過與不及也。語其實際。不外一天然界之養料。施之於身。使生機發榮滋長。全體之官能。俱鼓舞浡興於不自知。則冷水浴者。有完全之效果。無纖悉之損害。不若燒丹煉藥之儘多流弊。大概藥品先則提助元陽。終必摧抑神經。冷水浴獨不然。有百益而無損。著者於此洞若觀火矣。夫健身之方法雖繁。未嘗見有如冷水浴之完善者。盍共試之。勿使少數人偏享其利也。

欲自冷水浴收圓滿之效果。不可無周到之學識與經驗。雖其法甚單簡。而適用之以求良好之成績。不可不經醫者考驗其身。既詳悉其身體之狀況。乃施以適合生理作用之手續。尤要者。須有老於閱歷而富具知識之人。佐理其事。始能事事中繩。無滋弊寶。雖然常人當家居時。適用之亦能有益。特受醫家之指導。而資助於熟手。則獲益更無涯耳。冬月氣候寒冷。未經冷浴之前。常宜先浴熱水。而行冷水浴之地。則宜於暖室。風寒襲人。最屬禁忌。當每日晨起時行之。尤佳。能使精神終日充沛。至其浴法。或以布巾。或以海絨蘸冷水拭擦周身。全身官能之活力。自然增盛。而無復感冒之虞。其餘利益尚多。筆難殫述。然當身體覺冷。精神稍倦。切宜戒行。又食後亦不宜即行。夏日天熱。無須先行熱水浴。其時身體熱度甚盛。且有失之過高者。如以冷水浴調劑之。時能奏爽適之效。

農家沾體曝背。犁鋤於烈日之下。工人足胼手胝。蹙聚於煤室之中。若能日行冷水浴。晨起日中夕間凡三次。必有大益。其時間實非虛耗。將見日間任作各事。體魄堅碩。力量充足。多所裨益。而於炎夏之日為尤甚。舖商市賈。若能日行一次或至三次。於長夏盛暑。毋或間斷。必獲十分滿意。而益善其經營。文人學士。用思勝於常人。天氣漸熱。最易腦筋昏暈。苟能每晨行冷水浴一次。或日行二三次。其日程課藝。必賴是大有進步。腦力與全體之營養。無往不收其實利。疫氣之傳染。更可消除於無形。且習行此法。能治種種慢性爆發之病。本文限於篇幅。不能逐條擱入。綜括言之。冷水浴身之益。參苓不足比其萬一。刀圭不足喻其神奇。既可却病。更可延年。吾人幸勿徇俗而卻步也。

用腦力者宜注意之條件

盧隱

世人之所以能謀生營業者。惟賴有身。或用肌力焉。或用腦力焉。少年學生。雖亦時時運動。以使用其肌力。然讀書講學。爲其正當之義務。故必以腦府爲最重要之器具。蓋幾於無時不運用之。工欲善事。必先利器。於足保衛調養之法。不可不略知其大凡。是以取而述之。

腦力宜常使有餘　腦力之蓄積。宛如金錢之儲存。乃人人必要之分。如一旦腦力用竭。則神經之病即起。其人不第受種種之苦楚。且向人世失其利用之力。天壤恨事。莫此爲甚矣。故智者於此殆兢兢焉。夫使腦力有餘之要訣。在於時時作小段之休息。使腦府自復其元。故如半日工作不輟而後延長休息。不如每工作一時。即作十分時休息之爲愈也。

談話爲養腦之佳法　多用腦力者。於休息之際。隨意披覽安適腦力之讀物。如於嚴重思想之後。朗誦古人詩歌。翻閱快心小說。賞玩精妙圖畫。俱有安神之功。然尤以對同志之伴侶。作趣味之談話。更爲有效。每逢頭腦疲乏之時。得良友共一席之快話。則神氣頓爽。即其驗也。

腦髓不可不每日習練　用則益。不用則損。人體諸肢之公理也。惟腦亦然。故求腦力之精進者。必以日日用腦爲要。學生每逢長期假。或拋棄書卷。酣眠枯坐。或追逐庶物。分心溺志。俱不合用腦之公理。故雖在假期之中。不可不有定時之修養工夫。且多方用合式之法以練心思。如習見之猜謎、辨難、下棋、排七巧圖、穿九連環等玩意。苟善用之。皆可爲練腦之助。

腦之各部俱宜練習使之全體得中程之發達　夫腦髓之爲物。固非甚大也。然析而觀之。則其體又分多部。每部各有其所專司。截然不紊。學者習一科學。修一技術。止用其一部分而已。其餘者不能隨而偕進也。凡求腦力之充裕者。因此宜廣肄各科。兼習多術。庶其心思無偏枯之患。是故學堂課程。科目力求其多。淺見者每訾其兼營並鶩。難收致用之效果。不知此正教育之微意也。少年之士。心思方求開拓。是宜用各科學面目不同者。發達其腦府之諸部。不使或有遺漏。故如文學、算數、地理、歷史、繪畫、音樂、格致等門。如力能及之。無不宜徧習。即不爲後日得用計。獨於其開發腦力之功用。亦

用腦力者宜注意之條件　十

足償肄習之辛苦矣。世之專攻一門學術者。久而久之。其腦之各部。除司此科學者之外。皆漸萎縮。不復能盡其職任。如達爾文之山斗生物學。吾黨所耳熟也。然彼晚年嘗自歎曰。吾少年時頗嗜音樂。顧數十年寢饋於生理學中。迄今偶聞音樂。非惟不以爲樂。反以爲苦。此則腦中司樂一部。以不用而萎縮也。有志之士。不望一己成爲偏枯之人。當於此致意。

多用腦力後勿遽作猛烈之運動　學生或於苦讀之後。即赴運動場。作劇烈之肌功。不知此實有損於腦。蓋腦方疲乏。宜作和緩之運動。如散步等事。方爲合宜。否則每受大損。不可不加意焉。

睡眠爲休腦之天然良法　眠不足者不能期腦之健全。眠之時限無一定。人宜各自酌量。昔拿破倫每日祇眠四時。今之大製造家愛狄孫亦眠四時已足。但美國南北爭戰之大將格蘭德則每日須眠九時。三氏俱爲人豪。不因此而異也。常人眠時。以清晨醒時精神甜足爲度。中年之人。每日午後小眠。即短促至五分或十分時。亦爲有益。晚中勿思慮。亦爲用腦力者所當知。夜間眠不易寐。則臨臥先用溫水浴。或飲乳一杯。亦有效之良法也。

正務之外宜有娛心之旁務　古人每日以一定之時間。營正當之業務。其外之時間。宜用一部。分於娛心之玩意。人各按其心之所近。而擇一事焉。常爲之而不倦。則可使營正務之腦部。得休息而復元。往往有人因此旁務而得格外之報酬。所云之娛樂事如蒔花、養鳥、奏樂、收集植物蟲蝶等。不一而足。要以身體可多在戶外者爲佳。

腦力與飲料之關係　世人多有誤解。以爲腦力疲乏時。可飲酒與茶咖啡等物。以提精神而勤職務。不知此等飲料。不能增添腦力。徒竭腦之餘力以供一時之用。其後患殆不可勝言也。

腦與胃經之關係　胃部之力不足。則血受其虧。血劣則腦之營養減。故求腦力之充足者。又不可不推其本於胃。若夫世俗所傳食魚與牡蠣。可補腦質。則可不必措意。蓋其影響殊微也。更有不謀諸明醫。貿然信報章之廣告。購服名爲補腦之丸散膏丹者。其遺害不可限量。講保身者。必當戒之。

常人對於却病健身之誤解

孱夫

恃醫藥者昧攝生之理

常人對於却病健身之誤解　十二

吾國恒言、藥石苦口利於病。又曰、美疢不如惡石。蓋言藥能已人病也。故平居則服補劑以求培養其元氣。寢疾則撮湯藥以冀拔除其病根。營營役役。專事乞靈於青囊丹竈中。以爲樞機在握。沴厲不難驅斥。造化亦可挽回。此心既有恃無恐。乃日孜孜焉斲喪其體魄。消耗其精神。飲啖無度。盤游不節。自甘失足於危境。衛生要則。起居原理。鄙爲老生之常談。現象若此、何怪病氣充塞。夭札頻繁。而身體完全康健者。幾如鳳毛麟角之不數數覯也。吾故曰、不循天理自然以養生。而惟藥力是恃者。終無康健愉快之望也。

自身有療病之能力

方藥之一問題。由來遠矣。惟人之視藥物。必相緣而引醫師爲陪賓。以爲藥物與醫師。如影與形之不能離者。實則皇古以前。醫師未興。人類即有覓藥之習性。以求疾病之速療。中古以降。醫學大昌。一般社會之心理。遂以藥石爲消災續命之要品。和緩扁鵲。由是得名。晚近數十年以來。達人哲士。漸知金匱本草。非治病之正鵠。多數之疾病。皆有自然全愈之傾向。於是減汰藥劑。主用極平和之原料。惟使病者節飲食。愼起居。勤澡浴。時休息。使其身體暢適。而有禦病之能力而已。雖間亦投以方藥。然至適當之時用之。以助病魔之卻退。非全恃賴之也。近五六十年。竟有以依上述之原料。試驗慢性之腸熱症。而收效之善。倍於藥力。此實醫學界最新之發明也。誠以人體健全之纖質。本具抵拒病種之能力。寒熱吐洩等症。每爲體力自然去毒之現象。吾人但當循理以助成此功用。不當以是爲惡象而遏制之。遏止之。無異爲病作倀。反助長其毒燄也。然則操縱應受相機制宜。以爲纖質元力之後盾。此種智識。殆視定方配藥爲尤要矣。

藥草丸丹之流毒

歐西各國。迷信藥石之世代往矣。美國醫學專家烏斯勒有言。世間一切藥品。俱純然無益於人身。知此者其良醫乎。此說鈎要提元。不久將成爲彼都人士之金科玉律矣。迴觀吾國市況則如何。萬應靈藥之廣告。特揭大字於報章。主治百病之秘方。徧貼城鄉之牆壁。一般積弱望愈之士夫。輒趨走恐後。購服求效。其始也。非無小驗。連服兼旬寸功未見。種毒已深。雖暫不發露。而久必自彰。故泰西研究醫藥之專家。經分析考察五百種藥物。始知百中之九十九。皆有弊害。內惟五六種。實有裨益人體之性質。而此最少數者。仍須視配製之得法。施用之合宜。乃能見長。蓋其性質固如鋒芒之刃。猛烈之火。可爲人用。亦卽可以殺人也。故其定案有曰。藥物皆無愈疾之能。一特種之病症。

與金鷄納霜水銀二物之效用。不在此例。）惟休息、日光、食物、空氣。乃能奏愈疾之奇功。良有以也。今日東西藥品流行於吾國者。不知其幾千百種。吾國人亦方矜尚新奇。震眩於其稱名之靈驗。而不察其最後之結果。覓方如鳧趨。入喉類牛飲。歲以此擲巨貲而不惜。既消耗財源。更自戕生機。苟一細審。自非至愚。安肯出此。

外治內養之鴻寶

非洲古民有言曰。欲得苦白木（一種藥名）之益。祗有二法。攀而升其上。與夫伐而斷其幹是矣。玩其語意。升其巔者可吸新空氣。斷其幹者可取為燃料。與天然物理。乃相符合。洵可為今人健身之良箴。而欲知治病根本之理。法莫善於防免惡食、穢水、居所湫隘、房屋閉塞等事。此則有心世道者。當負之責任也。雖然。處今之世。外界之激刺。俱足致病。有防不勝防之慨。藥物之為用。猶不能盡棄。然須擇最少數實有裨益之品。施以合宜之法。以應急需。若恃為長城。不復顧忌。則大謬矣。繼今而後。推闡藥物之世代往矣。腦之所涉想。力之所專集。胥在究察病因。從本原上驅除之而已。醫藥一門。將為人身生理學所革代。其治病捷訣。不復講藥性之甘苦溫涼。而將以食息、日光、運動、澡浴等事。為養生之元素。是誠醫界上一新紀元也。凡欲寶愛其身體者。當有味乎斯言。

貴林說

貴林向稱金雞納霜。乃辛蔻那樹皮所涵最要之一鹼、(生類底質)三十一種辛蔻那樹。含貴林最多者祇數種。故貴林較他鹼尤爲寶貴。其功效亦倍於他鹼。○貴林品類不一。其中貴林菲阝氯鹽爲最妙。射皮多用此品。(大寶來的貴林菲阝氯鹽)(大寶來的貴林菲阝雙氯鹽)(大寶來的貴林菲阝雙氯鹽藥輪)(發帕兒貴林菲阝雙氯鹽)貴林菲阝雙硫強礬。亦極佳而易化。(大寶來的金雞納霜)貴林硫強礬。雖人所常用。惟溶化較難。(威來金牌爲最佳)以上三品用最普通。然欲求其質純化速。經久不變。功效確實。方爲上品。(大寶來的商標不愧稱爲上品)○貴林各品遇酸則化。遇鹼則澱。故貴林化於胃而不吸於腸。倘品質不正。或製造不良。或藥丸膠結堅硬。胃化不及。一入小腸。終歸沉澱無效。(大寶來的貴林各品入胃立化)況有病者胃化必弱。故醫者投貴林須謹慎。如平常藥丸。雖服足分劑。亦無響應。(故世之著名醫士皆信用大寶來的貴林)○貴林之療治功效。爲除瘧退熱滋補。一除瘧尤宜。蓋因其有滅血中瘴稺之能力。於未服前先服瀉膽劑。(如加路米等是)尤妙。服法每句鐘服小分劑。或未發寒戰前兩句鐘服足分劑。或發過後服起。每日一二次亦可。惟正劇發時勿服。恐不利於胃。治瘴熱惡症。可施射皮術。（大寶來的貴林挪雙氯鹽藥輪）（發帕兒貴林挪雙氯鹽）又各種瘴瘧所累雜症。服均有效。作防瘴劑。宜每日服三次。每次二至四釐。（○、一二至○、二五）二退熱。貴林無退熱專功。如瘟熱。腸熱。及各部有致熱原由等症。服之於熱度無甚關係。惟致熱原由見瘳。服之有助退熱之功。緣其有補效也。如熱祗在絡部。（血運部分）則能退之。三滋補。按其功效不盡因其味苦。亦緣其有增紅血脉之力。每日服小分劑二三次。能壯血運。增血壓。全身奮興。又能助呼吸。激胃腸。（惟大便則略燥）又人遇腦力。或身力。或體腦耗廢。貴林能止之。不致銷竭。○貴林雜治。孩童肺葉炎。用以納肛。（伊鈕儞貴林肛錠）日三次效。孩童啼嗽症。（俗名鷺鷥咳或名百日咳）每日服之效。若以一二釐入水一量兩。噴小兒之口。可免傳染此症。又治阿咪巴痢症。用貴林一份和水三千減至一千份。注射肛門內。自三十五至七十量兩。每日兩次效。亦治腦系痛。若與芬阿錫吞或阿斯必林同服更妙。（大寶來的芬阿錫吞貴林雜製）（大寶來的色克色貴林）○禁忌凡胃炎。胱炎。腦體或腦衣炎。癇症。中耳炎。忌用。因此藥每致積血。而惹患處也。或云此藥孕婦亦當忌服。蓋致墜胎也。實非盡然。惟易患小產者。宜忌之。因其有激搐之力。（大寶來的貴林氯氮鹽無此弊）

中毒之徵候及處置

亀山夔東氏　汪大灝譯

總論

凡中毒之處置、最妙用法、將該毒即刻由胃中洗出、或令其吐出、以免其吸收入身之各處、然所中者苟為腐蝕性之毒品、則此法未免危險、蓋其食管與胃恐致穿孔也、較妥之法、為中和其毒、或阻其發作、如在毒被吸收之際、須立時與以生理的解毒劑、此際須察出所中毒品之量、以便判定所需解毒劑之量為最要、

患者之情形、必時時留意觀察、而用各法使增其阻毒物發作之力、直待其關係已過、然後與以強壯興奮劑、勃蘭地酒（一作武蘭埊 Brandy）伊打（一作依的兒 Ether）或注射士的年（一作斯篤利幾尼涅　番木鼈精　Strychnine　馬錢冰）此時人工呼吸法與溫暖俱屬至要、養氣吸入法亦有大益、當持續行人工呼吸法時、常因患者着衣不足、致失其溫暖而生危險焉、

食物亦為必要最妙行滋養灌腸法　咖啡及他之興奮劑亦可由腸灌之有等毒物中毒後即起鬱悶虛脫者注射鹽類液入直腸或上膊靜脉內極為有益

鹽類注射液者以食鹽溶於沸過殺菌水而成者也

處方　鈉綠（即食鹽一作鏀綠 Sodium chloride）四十至八十喱 GRAINS（四、六瓦GRAMME）

餾水　二十盎 OUNCES（五百瓦）

右為注射料

處方　鈣綠（又名錙綠鹽　鹽化鈣　格魯兒石灰　鹽化加爾叟謨 Calcium Chloride）　一、五喱（○、○五瓦）

鉀綠（又名鉌綠鹽　鹽化鉀　鹽化加僧謨　鹽素加里 Potassium Chloride）　一、五喱（○、○五瓦）

重炭酸鈉（又名鈉氰碳强𥗋　重炭酸那篤僧謨　重炭酸曹達　雙炭養鏀　又省作重曹　俗呼小蘇打　博醫會新譯作鈉碳强𥗋　○、七五喱（○、○二五瓦）

鈉綠　六十三喱（二、二五瓦）
葡糖　七喱（〇、二二五瓦）
餾水　十六盎（二二五〇、〇瓦）

右爲注射料

注射時其液之熱度須爲攝氏三十七度八分（即華氏百度）

洗胃　用洗胃管　或洗胃唧筒　反覆洗滌其胃

吐劑　（一）鹽酸阿甫嗼啡（一作鹽酸亞剝莫兒比涅）十五分之一至十分之一喱（〇、〇〇四三至〇、〇〇六五瓦）或加鹽酸士的年（一作鹽酸斯篤利幾尼涅）六十分之一喱（〇、〇〇一五瓦）注射皮下加用士的年者防獨用阿甫嗼啡易致鬱悶也

（二）芥子末　一食匙　溫水　八盎（二三〇、〇瓦）

（三）食鹽　二食匙　微溫水　八盎（二三〇、〇瓦）

（四）硫酸鋅（又名鉦硫强矾　皓矾　鋥矾　鋥磺養四　硫酸亞鉛　磺强鋥）二十喱（一、三五瓦）　暖水　四盎（一一五、〇瓦）

（五）炭酸安母尼（又名淡輕四炭養三　錏氫碳强矾　炭養阿摩尼　炭酸安母紐謨　三十喱（二瓦）　溫水　四盎（一一五、〇瓦）

（六）吐根（又名叱嗶喀　衣必格）　三十喱（二瓦）　溫水　四盎（一一五、〇瓦）

（七）膽礬（又名銅磺養四　硫酸銅　藍矾　銅硫强矾）　五至十喱（〇、三三至〇、六五瓦）　溫水　四盎（一一五、〇瓦）

如用以上諸法一時未能見效。可多飲溫水。或以毛筆。鳥羽等物。試激其喉頭。以催其速吐。

酸類

鹽酸　（又名鹽强水　輕綠酸）

硝酸　（又名硝强水）

硫酸　（又名硫强水　硫强酸）

徵候

此類皆腐蝕性之毒品。

（一）口喉及腹內作痛。其粘膜之一部分損壞。

（二）劇甚之渴。

（三）言語及嚥下困難。

(三)言語及嚥下困難。

(四)嘔出敗血。

(五)大小便常不通。

(六)間有發痙攣者。

(七)劇甚之虛脫(甲)皮膚灰白而粘冷(乙)面色青藍(丙)目深陷瞬視瞳孔放大(丁)脈細如絲速沉而硬(戊)呼吸困難(己)體溫較常溫爲低。

(八)組織及衣服之污染。

酸類	皮膚及粘膜	衣服
鹽酸	白色而微灰色。	鮮明之紅色。
硝酸	鮮明黃色。	黃色或棕色或橘紅色。
硫酸	白色或燒成棕色或黑色。	暗棕色邊緣則紅。
草酸	白色或棕色。	棕色或橘紅色。

處置

不可用洗胃管及吐劑。但可用以下諸藥。以中和其毒。

一 (甲)鉛粉(乙)白石粉 CHALK (丙)牆上之堊粉(卽熟石灰或蛤粉)(丁)

炭酸鈉（又名鈉炭强礬　炭養鏀　炭酸那篤僧謨　炭酸曹達 Natrium (Sodium) Carbonate)(戊)炭酸鉀(又名鉀炭强礬　炭酸加僧謨　炭酸加里)化於多水內(己)炭酸鎂(又名鎂碳强礬　炭酸苦土　炭酸麻偃湼叟謨)半至一盎(十五至三十瓦)和水一大杯(庚)石鹼溶液之大量

二　次與以(甲)牛乳與鷄卵(乙)洋橄油(一作阿列布油 Oil Oliver)五盎(百五十瓦)　水二十盎(六百瓦)(丙)濃粥或膠水

三　注射硫酸嗼啡（又名硫酸莫兒比湼 Morphne Sulphate)三分瓦之一(〇、〇二瓦）以減輕其震動及疼痛

四　當以消化之食物補益病體

草酸(又名愚西酸　蓚酸 Acid Oxalate)　酸模鹽 Salt of Sorrel　檸檬鹽 Salt of Lemons

徵候　見前鹽酸等

處置　一　不可洗胃與用吐劑但當與以(甲)鉛粉(乙)白石粉(丙)牆上之堊粉(丁)石灰水(戊)石灰糖水每服一英錢 Drachm (約四瓦)頻服之後再與

二　以大量之蓖麻油 Castor Oil(Oleum Ricini)

二　宜飲牛乳

三　與以消化之食物補益病體

石炭酸（又名加波力克酸　加播淅酸　架波匿酸　烨醋 Carbolic Acid (PHENOL)）

徵候　一　此類亦爲腐蝕性毒品可參觀鹽酸等

二　口及唇白而硬

三　尿黑而微綠或障礙不通

四　神經症狀　反射機能障礙筋肉鬆弛昏迷不省亦有知覺回復於數時後忽由虛脫而死者

處置　一　以虹吸洗胃管小心插入乃以下之諸方之一反覆洗滌其胃至洗出之液無石炭酸臭乃止(甲)硫酸鈉（又名硫酸曹達　鏀硫强礬　磺强鏀　硫酸那篤僧謨 Natrium (Sodium) Snlphate 半盎(十五瓦)溫水一听PINT(六百瓦)(乙)硫酸鎂（又名硫酸痲倔涅曳謨　硫酸苦土　鎂硫强礬

Magnesii Sulphas）半盎（十五瓦）溫水一吩（六百瓦）（丙）石灰之糖水一英錢（四瓦）溫水一吩（六百瓦）

二　將胃洗淨後。與以（甲）洋橄油五盎（百五十瓦）水一吩（六百瓦）（乙）牛乳。或蛋白和水內。令其飲用

三　硫酸鈉或鎂半盎（十五瓦）溶溫水內飲之。

四　可飲酒及尋常之興奮劑並使其四肢溫暖。

五　人工呼吸法並鹽液注入法。

輕衰酸（又名輕炭淡酸　衰藍酸　靑化水素酸　靑酸Hydrocyanic Acid 或普魯士酸 Prussic Acid ）衰化物

徵候　先起於嚥下或立即發下之諸症狀。

一　頭暈。行步不穩。失動作力。

二　無知覺。

三　呼吸氣喘。

四　間有發痙攣者。

社友來稿彙錄

內臟外科概說

日本醫學士吉益東洞稿

輓近外科術之日新上進。實於醫學界全局。成一大革命矣。而其中內臟（多係胃腸諸病）疾患之必賴外科手術。始可以享治愈之慶者。殊復不少。而其成績之佳良。可徵之各大醫報告而知。

大凡行內臟外科手術者。必須具設防腐制腐之法。周到而無遺漏。故不獨施術之設備。諸無虧缺。施術之人。手術素臻熟練。爲最要。而別有滅菌方法。簡潔完全。病理學上造詣。精深詳細。而後始可期施術之無舛錯。

醫師當施本手術。須先留心者。第一在手術房內濕度如何。勿太冷而使患者不免感冒。第二在麻醉之法如何。予以用哥囉仿謨、亞的爾混合麻醉藥爲常規。然有時惟用局部麻醉法。比如人工糞瘻、胃瘻造設，并診斷的開腹術等時是也。

切開腹壁之時。用沃度丁幾塗敷以滅菌。是爲常法。而此際重要一事。乃在必須以殺菌粗布被包切開之創緣。以防於施術中。或有沃度丁幾之點觸腸管是也。

施術者手指之殺菌法。向稱難事。現在歐美諸國。概穿橡皮手套而施術。此法雖好。惜不免妨礙指頭之觸覺。故予尚率由老法。先用刷子十分塗擦肥皂液於手指。而後用殺菌溫水洗滌。再浸手於二千倍昇汞水中者少時。旋用乾燥消毒粗布拭淨。是爲予常行之法。

又於切開內臟。必須留心者。第三則切開腹壁之方向如何是也。此事諸家議論。如聚訟然。然予則依從來醫家所施法式。專行縱切開之方。

縫合腹壁。或用一重法。或用三重法。然予徵之自經家驗。以二重法爲最好。故用之。

凡切離縫合胃腸之時。務須於腹腔之外安排措置。以免污染附近之腹膜。又須用恰好鉗子。以防血幷內容物之流出。予原常使助手鉗束開口之斷端。及寓滬上爲人診病。苦難得熟練之助手。因之今專用虞拉施爾氏(Glaser)鉗子。

余於本地施行內臟外科。僅有數種。開列於左。

一 胃切開 兩回。

摘出異物。 成績佳良。

二 胃腸吻合術 一回。

胃幽門癌　成績不良。

三　腸瘻造設　三回。

腸管疊積　成績佳良。

箝頓脫腸　成績佳良。

腸管捻轉　成績不良。

實驗遺精攝生法

古剡張德威

余自成人後。卽患遺精症。纏綿不愈者。且十餘年。生平性不喜服藥。偶爾嘗試。卒無效果。然酷嗜衛生學。燕居無事。輒羅列中西生理衛生書而研究之。久之漸有所得。病亦日就痊愈。因思我國學界青年。患是疾者。殆十人而九。體魄之不能完全發育。腦力之不能十分健强。玆病實爲一大原因。當此競爭時代。愛國男兒。正宜金戈鐵馬。馳騁中原。抱病之青年。決不能有堅苦卓絕之毅力。設一旦東亞戰釁忽開。勢不得不與歐西諸雄國角逐於彈雨硝雲之下。今以衰頹文弱之青年。當彼敏活豪健之白種。庸有幸歟。是以不揣固陋。爰將疊日屢試屢驗之攝生法。與簡易寧睡術。登諸報端。以供醫界諸君之參攷焉。

(一)探索其原因而除去之。

(二)嘗閱聖賢格言與英雄豪杰之傳記。以高尙其心志。

(三)嚴戒手淫。

(四)房事與年齡相應。不可過度。

(五)不可使色慾有發動之機會。

(六)預防生殖器之興奮。

(七)斷絕婦人之交際。

(八)淫猥之書畫與演劇。勿使入目。

(九)宜早起晏寢。

(十)被宜輕。褥宜硬。

(十一)臥之姿勢宜側。勿令陰莖着物。

(十二)常爲適當之運動。

(十三)節勞働。

（十四）精神以寧靜爲最要。
（十五）勿惱怒。
（十六）勿以病爲念。
（十七）實行冷水摩擦法。
（十八）常服鐵劑臭剝亦佳。
（十九）娶妻。
（二十）生殖器有病。速治愈，
（二十一）臨睡時必小便一次。
（二十二）晚膳宜稍減液體尤宜懸爲厲禁。
（二十三）勿飲酒。
（二十四）食品宜多用植物而少用動物。
（二十五）攝取良好之食物。
（二十六）生姜胡椒等有刺戟性之食物。宜勿用。
（二十七）衣服宜輕宜薄。

(二十八)嚴守攝生法。

簡易寧睡術

(一)除去致病之原因。
(二)爲有規則之生活。
(三)精神不宜過勞。亦不宜過逸。
(四)勵行運動。或就寢前散步十分鐘。
(五)養成良好之習慣。夜臥以九點鐘爲度。早起以六點鐘爲度。
(六)就寢時捐棄雜念。衣服當脫於外方。不可伴之而上牀。
(七)無論何事。須避極端。
(八)避外界之刺戟。
(九)嚴戒晝寢。
(十)茶與咖啡等有興奮性之物。不宜濫用。
(十一)每日須入浴一次。

(十二)每日晚餐後隔三點鐘。方可就寢。
(十三)就寢前勿使精神煩累。
(十四)牛乳與鷄卵。爲卓越之食料。最富滋養分。罹不眠症者。尤宜食之。
(十五)如已罹不眠症。用左列諸法均效。
(甲)水川連肉桂心二味等分。煎湯飲之神效。
(乙)臨臥飲酒二三杯。
(丙)就寢前食水果數枚。或晚膳竟用冷食品尤佳。
(丁)每夜就枕後。勿萌雜念。唯游思於平素所歷山水佳處。否則數息。

不眠症 INSOMNIA

季士京譯稿

原因　可妨害睡眠。而爲不眠症之原因者甚多。茲舉其要言之。
(1)消化不良　(2)寢前飽食　(3)多用興奮料。卽如飲茶過多。亦足爲睡眠之障礙
(4)足部冷却過甚　(5)寢牀之不如意　(6)寢室不寂靜　(7)多憂慮　(8)過勞動
(9)疼痛疾患以外各種感動精神。致腦不得休息等事。皆足障害睡眠

療法　輕症治療甚易。即如就寢後。默誦數字(一二三四)反覆不已。或就牀後即不思慮。皆易得睡眠。有時施行上法而不效。則不得不注意下之條件。

(1)第一寢室須幽靜(2)凡可使血液凝集腦部之事。如運用思慮看書等事。宜於就寢前先行禁止。(3)注意食物及食時。凡不易消化物品。當不食。食後非隔一定之時間不得就寢。又就寢後熟眠一二時而醒覺。醒覺後再不得如前之熟眠。則起飲牛乳半合。或麵包半塊。或以冷水洗手及頭部。皆有良效。

就寢前溫浴一次。或散步庭中半小時。致身體畧形疲倦。血液循環旺盛。并足部亦以之溫暖。對於睡眠極有良效。乞閱者勿忽之。此外寢室中空氣之流通。亦屬要事。

藥劑療法　行以上各種方法。而仍不眠。則不得不借助藥物之力。以達睡眠之目的。藥劑療法。如鴉片嗎啡等劑。雖爲促睡眠之良藥。然服之容易中毒。并如格魯林霜(一亦一種睡眠藥)之易成習慣。故服此類藥劑。必先得醫士之許可也。

臭曹對於各種不眠症。服之皆有良效。惟對於因疼痛性疾患而致之不眠。則失其效力。處方如左。

臭曹　　一、五

橙舍　一、〇
水　三〇、〇
右於寢前服三小食匙

司而仿那而於臨臥前服〇、五至一、〇。亦有效。惟此藥僅能促人於暫短之時間內睡眠。又不可久服。

鴉片劑。對於因疼痛性疾患而致之不眠。極效。惟必經醫士之許可。始可服用。其用量大人則以鴉片丁幾十五滴至二十滴。溶於一食匙之水中。當於寢前服完。嗎啡之用量。將〇、〇二四以注射疼痛處之皮下。則有良效。

醫士烈牧師事畧(五經富)

醫士烈。姓字偉廉。英之長老會人也。性靈敏。道界之明星。理化各科。莫不探原窮奧。了然胸中。拯人於病魔。爲君特長。君先父家少康。貧且嗜學。君之謂也。君父信篤。曾獻之於主曰。願俾爲主僕。勤勞於主家。君已長。家庭之訓。悉軌於道。就傳入各普通學校。繼入神道書院。筆硯諸公。尤推君才高德厚。寒暑數易。得牧師之獎銜。君思分痛之職。入醫科大學堂。勤劬工課。微粟醫學採之究之。獎列博學醫士。驚聞支那黑暗。陡然心傷。欣宣道會之聘。梯山航海。不辭勞瘁。至中邦莅揭陽縣五經富掌理教務。兼教授聖道書院中學校各科。惠潮學士多出公門。循循善誘。諸門下銘感肺腑。繼西牧來華益夥。君乃分身掌醫院各務。凡屬急症。暑午寒夜。備歷勤勞。未嘗少餒其志。終以救人生命爲已任。醫士之名。著於閩粵。富之教會發達。余仗君力。君雖四旬之暑假。憩於大洋山。（離富三十里高原）尤課生徒。携青囊。施藥播道。不遺餘力。君授各種醫書。方圓有節。每經難題。必切磨數日之苦衷訓牛。俾明達而後已。君雖任滿回英。尤念念華人。特以德音指南前途。君日與繪地圖。前數年出板之揭陽地圖十餘副。人皆居爲奇貨。圖資每歲售千餘圓。其資君未嘗肥己。悉存之。濟華人貧寒孤寡者。君愛我華人。可謂極矣。邇歲附樂女醫院。課女徒。憐貧婦。醫士兼掌二際。客歲暑假。君發病大洋山。數鄉流行腸熱症。君雖負病。尤勤勤爲人。未嘗躲避。竟患腸熱。於菊月十六日四點二十五分逝世。上自紳商學下至貧寒乞丐聞噩音。俱皆五內並裂。交流泗涕。溯君住華三十載。吾夫子生平豐功博施。筆難盡述。諸牛議開哀悼會。藉伸哀慕。君葬於汕頭礐石。

(亨)血液驗查
(利)由肺針查血液。
(貞)由脾針查血液。
(五)預告病狀須知。
(六)治療血漿。
(一)種漿。
(二)化學應用。
(三)藥材。
(七)病理學及黴菌學。
(甲)解剖屍具。特以肺鼠疫爲要。
(乙)鼠疫流行時。若將黴菌隔離其緊張力之性質如何。
(天)培養黴菌。
(地)移種動物。
(元)膠着試驗。

(黃)黴菌變成各種情形後。須或乾或曝或任風吹。或乾而又吹。或行溶解。

(八)防疫辦法。

(甲)種植血漿。以資預防。

(一)種液示預防染疫。

(二)疫菌特質之比較。腺疫强於鼠疫。肺疫强於腺疫。

(三)種液之一部、或組織的效果已徵。各項顯然。

(四)預防種液。須與種痘或單獨行之可否。

第十五鼠疫流行時。於城市村邑應行之防疫辦法。

(一)須配置衛生的哨兵。以防止染疫之人或貨物進入。

(二)須社會各員互絕往來交通。

第十六學堂、施療院、戲館、當鋪、客棧、工廠、娼家等。須均閉鎖。

第十七馬車、鐵路、及洋車。其餘交通機關。須暫停辦。

第十八城市分爲數區。並各區居民。須遵照檢疫規則。實行隔離辦法。

(一)或用講演。或用文語。或用告示。以啟發民智。

(二)設立醫院。

第十九爲罹疫者應行事項，

第二十爲疑似罹疫者應行事項。

(一)須設置檢疫所。

第二十一檢疫所。

第二十二隔離處須向勞工及其餘階級設置。

(一)街市或家屋發見罹病者或屍具直當通告賣棺者亦同。

須對於各戶行檢病調查。

(二)消毒手段。

第二十三關於染疫家屋或染疫可疑器具之消毒辦法須付之一炬合宜。

第二十四各種消毒藥之效力並各消毒法之比較其流行時之天氣如何於消毒法有無影響。

(一)罹疫屍具搬移方法。

(二)須設置衛生局。

(三)關於看護罹疫者。或搬移屍㒷須留心。從事當行種疫。或行消毒浴。或用蔽面或眼鏡或手套。

國際防疫

(一)關於防止疫菌擴散應行辦法。
(一)配置衞生的哨兵須防止染疫之人或物貨進入。
(一)須設鐵路檢疫所。檢查客貨。
(一)須設河川檢疫所檢查客貨。
(一)須設海港檢疫所檢查客貨。
(一)須監理苦工轉移。

(二)瘟疫關於商務之影響。
(一)豆穀貿易。
(一)麥穀及麵粉貿易。
(一)皮毛頭髮。
(一)煤。

示乃入試驗室一笑而服迷藥奥氏遂依法解剖先將小腸佈置妥當正擬將大腸割去然後連接不幸尼氏所繪之圖失於檢點大腸位置略有錯誤遂至吐嘔甚劇心亦微弱奥氏不敢再行試驗急將割處縫好俟尼氏醒時與之商酌惟尼氏仍令再試前後計共試驗四次元氣大衰卒於數日後病歿

養目方（錄青年）

學生坐室內讀書每閱半小時許宜舉目視窗外遠物樹木草地以休目肌而習光準

世界是一家大藥店

研人

別人種者以色凡黃白紅棲黑等是也合世界言之大抵黃白種人佔多數紅棲黑種遠遜焉或曰若然則仍爲優勝劣敗之徵也問何說曰優者有用劣者無用此一定之理也從未有用人中紅人中棲人中黑者惟人中黃人中白爲藥品非其徵耶聞者笑曰不圖全世界竟是一家大藥店

青年健全要則

健魄

一凡人不乘時操身者大致必乘時患病

二身與心均爲造物之贈物故造物以得當之用法責任我輩

三操身所以增加體力使有餘力抵制疾病

四體育之於身猶智育之於心均所以教育之強固之也

五希臘大儒巴賚多見有練智而不注意於體育者則謂之跛者（意卽非完人也）

六健全之體爲人生成功之基礎而體操卽所以助之達此目的

七體操可以襄助靑年生平行爲之淸正

八輕易簡短多變化之體操實爲休養腦機之良方除睡眠外更無出其右者

九金類器具不用則鏽人身不事操練則召疾病

十凡人忙迫而不暇攝生者亦猶工者忙迫不暇利其器也

休沐

漢制中朝官五日一下里舍休沐。三署諸郎亦然。其義本取禮記內則三日具沐之意。以三日太密。故加二日爲五日耳。今則以七日爲一休沐矣。

智囊一粟

非　晁

辨鷄子鮮陳法　取鷄子隔燭光照之。透明者新鮮。渾濁者已陳。有黑點者棄之。

發笑草之奇異

亞剌伯國產有異草一種。俗以發笑命名。其色光黃。有如金類。外形如蓋絨。內容黑豆大小之物二三枚。俟其乾時。磨細粉。食少許。卽能令人狂笑。若曾吸喜氣者。然卽平素愼重凛凛之人。服之亦不覺而舞蹈嘻笑。若痴若狂。約歷一時。草力既解。人體遂疲極而睡。醒時卽以諸事茫無所知。蓋服此草時。知覺頓失。較諸喜氣之力。尤有甚也。

蛇頂石

何叔均

有人謂蛇頂石能治惡毒大瘡。及時疫毒核。並癲狗。毒蛇。足百蜈蚣等咬傷諸症。亦有謂爲化學物者。粤人以人工所製造之象牙玳瑁等物爲化學物。故有化學遮柄。化學鈪。化學戒指等名。日本藥師猪子森朋頃在粤中專考覈中國藥物。據其所報告。有粤督張人駿託其試驗蛇頂石一則。爲譯述之。

兩廣總督張人駿氏。以蛇頂石輸入甚大。且民間盛稱道其功能。特託本員將蛇頂石試驗並鑑定其可否製造。及試驗之結果。確能如民間所稱道之功能否。茲將本員附送之鑑定書。試驗之結果大要如左。

蛇頂石之合質。以粗製之動物炭爲主。兼有燐酸加爾曳謨、(卽燐張鈣)炭酸加爾曳謨、(卽炭養鈣)及含窒素之有機物而成。(窒素卽淡氣)今人以此品自毒蟲之刺嚙部得之。又動物炭能吸收毒素。因推測其必能去諸種惡菌。以本員驗之。雖能攝取污穢之物。然對於虎列拉百斯篤(卽鼠疫)等症。實難認爲必有功效。惟本品聞是清國歷史上有名藥品之一。考其歷史所記載。始於英國蘇格蘭。由一種蛇製造。該蛇頭部有二角。此品卽用其角之質製成。故呼爲蛇頂石。現供本員試驗之品。上有漢字注明英國蘇格蘭治百毒蛇頂石等字樣。惟此物在日本現時尚未入藥品。

麝香

何叔均

麝香亦有人稱爲能治核疫。與新藥物書所記載不盡同。撮錄如下。

麝之牡者在臍稍前處有一孔。此孔能通入一生毛之囊。此囊一面平。一面凸。囊內結成之質。卽爲麝香。麝香惟牡者有之。牝者則無有。囊之光滑平面。乃上遇肚腹處。其凸面而生毛者下面也。爲數層膜質相合而成。

生麝香之體。爲小核形質而生於最內層之皮之小凸內。每一袋所含麝香之數。自一錢半至三錢許。在交合時其麝香最多。鮮者軟而櫻紅色。在囊內乾之。卽爲貿易中之麝香。尋常出售者有兩種。一爲中國者。一爲西伯利者。上品者從中國來。中國產麝香之處。必爲冷地及高山最多之處。如雪山之類。印度所用之麝香。亦有從中國來者。西

中西醫學研究會會員題名錄

章鎬號季嵩浙江金華湯溪縣籍研究中西醫學頗有心得

張慶洋字菘海直隸順天宛平人花翎都司銜兩江補用守備日本高等警務學堂畢業生曾任江南提標巡警學堂警法教員兼名譽監學工詩詞著有政治小說等行世

朱柏生號劍吳江蘇揚州東臺人師範畢業生自治研究所法政講習所畢業生工古文辭

鄭鳴豫號建侯年二十二歲江蘇蘇州府昭文縣布衣寄寓東張市鄉現因父任浙江寶缺海鹽縣縣丞隨侍任所熱心公益見義勇爲

陳書英號秀章鄞縣附生年二十八歲前浙省高等學堂附設初級師範最優等畢業生現充餘姚縣官立高等小學堂國文正教職各科學特稱優長而於文學尤爲卓著平素體弱多病故於課餘之暇兼研究內經傷寒金匱等書已逾三載近更參觀西醫各書頗有心得

徐守乾號漱泉年四十一歲慈谿縣附生十餘年前新學未行時即棄帖括之學專志於化學理科等曾肄業於上海理科專脩學校卒業後任寧波益智中學理化算學教職二年去年任上海浙江旅滬公學理化一席今舉充吾鄉嶼臺鎮自治議長於醫學頗有心得常懷改良中藥之志

朱杰字俊甫年四十一歲浙江富陽人研究醫學二十餘年頗有心得現充省城育嬰堂施醫局醫員遠近就診戶爲之塞

費葉唐號蘭孫年四十歲江蘇吳江縣人幼承父業研究岐黃不遺餘力懸壺問世已閱二十年所活病人實難勝算近復攷求西學有志改良截長補短以融洽中西爲已任

黃定齋字叔仁年三十五歲揚州江都縣人寄居高郵州候選道庫大使素治中醫內幼科光緒三十二年充南洋第九鎮輜重營軍醫長三十三年游學日本東京之東洋大學高等警務科兼於行山醫院習急性傳染病衛生法醫學嗣警務畢業入同仁醫學堂肄業三十四年因病歸國學業未竟抱恨甚深現充珠湖法政學堂監督兼教員深通中西醫學

王大鍾號翰臣年四十歲浙江嘉善附生華婁縣自治議員研究醫學頗有心得
金炳華號時揚年二十九歲嘉善籍太倉中斌公學畢業生世習醫術深得家學現充平川兩等小學校正教員
黃瓊珠號峭梅廣西潯州府桂平縣人現年三十一歲廣西巡警道考取最優等內外科醫士法政學堂最優等畢業附生現充桂林農業試驗場醫員辦事熱心學亦優長
費公直號健公現年三十二歲江蘇蘇州府吳江縣人日本宏道學院畢業日本醫學校三年級學生後進動物學植物學中西醫學研究會爲有志改革中國之醫藥學者
沈寶枏號莘農年四十六歲江蘇溧陽縣人初從朱雅南先生攻究內難仲景之書十餘年盡得薪傳近復寢饋於西醫之學以滙通中西爲已任誠醫界中有志之士也
周均字鋼成年三十一歲湖南湘鄉縣人長沙民立脩業學堂簡易師範科畢業生充湘鄉縣連壁高等小學堂國文歷史算學教員二年堂長一年今年受同邑李思澄太守之聘赴溫州府署擔任教讀學行優長且擅醫術

畢鵬字雲程譜名福康浙江海鹽籍年二十一歲愼食衛生會會員勸戒紙煙會發起人兼特別會員上海惜陰公會幹事員深知衛生且明醫理執業上海商務書館印刷所

俞大鈞號石蓀浙江海鹽縣人現遷居平湖年三十二歲花翎江蘇候補同知淡於仕進研究醫書歷有年所自製外科膏丹丸散見症施送並研究喉目各科甚樂善博施不自滿假如此

吳瑞霖字雨蒼年二十三歲江蘇太倉州人甲辰歲試附生江蘇高等學堂英文普通科畢業生現任崇明啟瀛高等小學英文教授課餘之暇復有志研究醫學頗富心得

楊同壎字伯雅江甯縣人江甯醫學研究會評議員精擅內外科

蕭鏡澄貴州貴陽附生昔任正誼學堂堂長現充達德時敏正誼蘊眞格致算學教員丁未年曾由日本實科學校師範畢業現年二十七歲

吳廷楷號芝田現年三十六歲係江西吉安府廬陵縣人由十成監生於光緒三十七年報捐即於是年到省

閱報諸君公鑒

上海醫學報。共有四種。以經費支絀而停版者。已有三處。今所存者。僅敝處之中西醫學報而已。邇來上海經濟恐慌。敝會財政日益困難。望　閱報諸同志。協力扶持。則醫界幸甚。扶持敝報之法。共分三條。速將本年報費九角六分寄還。一也。本會會費一元。請照章寄來。二也。熱心贊助醫報諸公。臨時慨贈經費。三也。請　諸君酌奪爲荷。惟鄙人辦事。向以堅忍爲宗旨。無論時局如何艱難。經費如何支絀。此報必不停刊。自信必能按月出版。以副　諸公閱報之盛意。想諸同志。必有以提倡敝報爲已任者。無任企禱之至。

丁福保謹啟

函授新醫學講習社廣告

本社定學額一百名。講義僅印百份。今已足額。而報名者。尚源源而來。本社再擴充學額五十名。講義已囑印刷所添印矣。此次額滿。再不增添。因添印講義頗不容易故也。凡社員試習一二月。或有事故。不能專心學習者。請函知本社退學。實爲兩便。

敬謝贈書

沈庭楓先生熱心提倡醫學。知本會有藏書之舉。慨贈皇朝經世文新世文三編一部。九通提要一部。特此鳴謝。以誌高編一部皇朝經誼。

一

預約券截止

藥物學大成十一月間出書每部定價四元預約券現已截止不賣特此聲明

近世婦人全書預約券

是書爲日本醫學士竹中鋕之助等從西文譯出爲最完全之近世婦人科醫書其第一編曰婦人生殖器之解剖、並其發育、及發育障礙論。第二編曰外陰部及膣之疾患。第三編曰子宮之疾患。第四編曰喇叭管卵巢及鄰接組織之疾患。第五編曰尿道及膀胱之疾病。第六編曰女子泌尿生殖器系統之細菌的疾患。第七編曰診斷學總論。第八編曰療法總論。其西文原序云著述此書之時。注重于婦人科專門之講究。又詳述臨牀上治療上之事項。以應實地醫家之需用。診斷及療法。具備大小婦人科手術。無不記載。誠哉是言。近世醫學之鉅製也。譯筆明暢。無一字一句與原文相背。讀此書者。可終身研究之○日本原書合英洋六元。茲已譯成漢文。訂三巨册。明年正月出版。定價四元。不折不扣。先售預約券五十部。以便閱報同志諸君之購讀。收回每部成本二元。外加郵費三角。共計每部二元三角。作一次收清。欲買此書預約券者。該款直寄上海新馬路昌壽里五十八號丁寓可也。

TRADE MARK **'TABLOID'** 商標

商標 大寶來的

金雞納霜

Quinine Bisulphate

金雞納霜、乃辛蔻拏樹皮所滷一種鹽類、用化學法煉取、形白如霜、故俗稱爲苦白藥、以其善治瘧疾、又名瘧疾藥、近人以霜味苦、多作丸服、然金雞納霜品質純雜、優劣不等、大抵市上所售品優質純者極少、蓋其價值較昂、人多貪賤、故不論品之優劣、藥商忘義、亦不計其利害、劣貨充斥、正品難求、而金雞納霜之名、譽掃地矣、彼泰西各國之重視此品、恃若護身符、雖三尺孩童、亦能道之、謂其能治瘧疾、退寒熱、壯身體、健脾胃、解血毒、功效卓著、今華人輕視瘧疾、亦無怪其不注重此品、此實爲可危、殊不知金雞納霜爲補品之要、瘧疾爲虧弱之原、不第作補宜用正品、即治瘧亦當用上等、否則瘧疾雖除、而人則消瘦矣、或斷而復發、氣血耗竭矣、身體既弱、百病因之叢生矣、爲貪小利而攖大禍、愚孰甚焉、故爲人類幸福計、敢以一言敬告曰、欲服金雞納霜、**大寶來的**商標爲最可信靠者、蓋**大寶來的金雞納霜**凡全球著名卓識醫士、莫不尊而重之、無論除瘧補虛、皆相應如響、**大寶來的金雞納霜**形如扁丸、外裹糖衣、光潔悅目、味甘可口、藥劑輕重、隨意選取、瓶上仿貼用**大寶來的**四字爲商標、祈爲注意、

中國各埠著名西藥房均有發售

將此贈書券發下郵寄上海四川路四十四號寶威大藥行當有精美仿書內詳此品幷最有用各種良藥寄呈郵資不取索書券請將地址姓名詳示爲要

(第二十一期)

中西醫學報

中華民國元年二月中西醫學研究會出版

總發行所上海新馬路昌壽里五十八號無錫丁廌

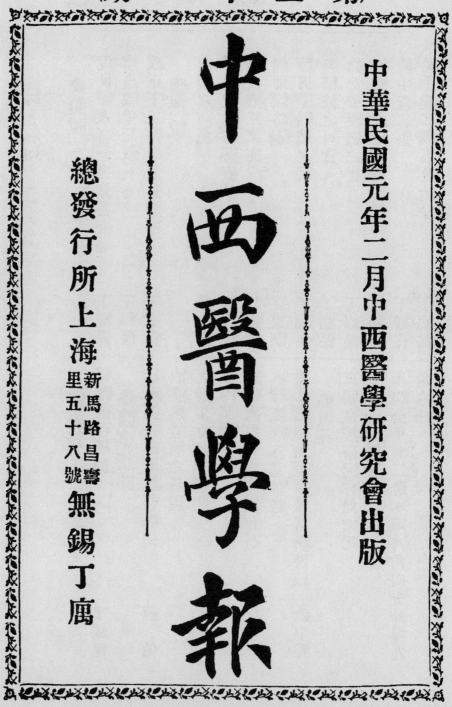

目錄　二月份

●價目●
本報全年十二册本埠八角四分外埠九角六分

近世婦人科全書

緒言

丁福保

吾國古時婦人科包括於周禮疾醫之內而不立專門史記扁鵲傳扁鵲過邯鄲聞貴婦人即爲帶下醫長沙有仲景療婦人方此婦人科專門之濫觴也隋唐時則以婦人科列入體療科中洎元代始設有帶下醫、乳醫、褥醫等科目宋陳自明著有婦人良方二十四卷明王肯堂著有女科準繩五卷清武之望著有濟陰綱目十四卷至是婦人科始爲獨立之科目矣

然吾國數千年來解剖學一無進步凡婦人之固有機關如生殖器之部分曰外陰曰膣曰子宮曰卵巢曰喇叭管等均無精密之論著可資考鏡以此婦人之生殖器一有疾患醫者對之皆瞠目撟舌而不能知其疾患之果在何部而其病之果爲何名則更無論矣吾國婦人科之幼穉較內外科爲尤甚也

是書原本爲德國專門婦人科大學教授五人所著。名婦人科學。Lehrbuch der Gynäkologie 日本竹中鎰之助與望月寛一、譯成日文名近世婦人科全書。共二十九章。第一章論解剖。凡外陰部、膣子宮、喇叭管、卵巢副卵巢等各臟器。及內生殖器之局部解剖等皆詳焉。第二章論婦人之生理。與男子不同處。凡胎生時之發育、成熟期之月經排卵、老人期之退行及月經閉止期等皆詳焉。第三章、論泌尿生殖系統之發育障礙。凡內生殖器之畸形、與膀胱、尿道、外陰部及直腸之畸形等皆詳焉。第四章、論外陰部之疾患。凡炎衝、外陰部囊腫、狠瘡、象皮病侵蝕性潰瘍癌腫、膣痙等皆詳焉。第五章、論外陰部之損傷及結果。凡會陰及陰唇之成形術處女膜、會陰直腸之損傷、與會陰損傷之療法等皆詳焉。第六章、論膣之疾病。凡膣之炎症。膣內之異物、及損傷、閉鎖、狹窄、變位、脫出、囊腫、癌腫等皆詳焉。第七章、論子宮之生理的病理的位置及移動。凡子宮之上昇、前位、後位、右位、左位、右轉、左轉、右屈、左屈、捻轉、迴轉、軸轉、病的前轉及前屈等皆詳焉。第八章、論子宮之後轉後屈及下垂。凡定義、解剖、原因、症候學、診斷、療法、整復術等皆詳焉。第九章、論膣及子宮脫。凡假性脫出前後膣脫、子宮脫之原因解剖及結果、療法、手術等皆詳焉。第十章、論子宮之內反。凡產褥性內反、療法、手術等皆詳焉。第十一章、論子宮之內膜炎及實質炎。而急性、慢性、流產後、間質性等內膜炎、原因、症候、診斷、療法、洗滌法、腐蝕法、搔爬術、觸診、蒸氣燒灼法、膣部切斷法等無不備。第十二章、論子宮之內膜炎、實質炎、特殊性內膜實質炎及結果。而剝脫性分離性之內膜炎及子宮之閉鎖、穿孔、萎縮、慢性實質炎等無不備。第十三章、論子宮之纖維狀腫瘍。而筋腫、纖維腫、纖維筋腫、發生率、解剖的構造、變性、臨床的症狀、診斷、對症療法、手術及種種肉腫之診斷、經過、療法等無不備。第十四章、論子宮之上皮狀腫瘍。而腺腫、癌腫、解剖的變化、顯微鏡的構造、症候、療法、膀胱鏡的所見及黑性脈絡上皮細胞腫、脫落膜癌、新昔曲姆腫等無不備。第十五章、論喇叭管之疾患而形成異常、及喇叭管炎、膿腫、水腫、血腫之原因、病理解剖、症候、診斷、經過、豫後、療法等無不備。第十六章、論喇叭管之疾患。而喇叭管之姙娠(血腫)新生物等無不備。第十七章、論卵巢之疾患而畸形、變位、血行障礙、脈管疾患、肥大萎縮、炎症、定義、原因、病理解剖、臨床的症候、經過、豫後、療法等無不備。第十八章、論卵巢之疾患。而實質性及間質性新生物等無不備。第十九章、論骨盤內結締織之疾患。而解剖、原因、經過、療法、浴治法等無不備。第二十章、論腹膜之疾病。而腹膜炎性及子宮周圍炎性等膿瘍之療法、與癒着性骨盤腹膜炎及子宮周圍炎等無不備。第二十一章、論尿道及膀胱之疾病。詳述尿道疾患之炎症、新生物、脫出、及膀胱疾患之診斷、檢尿、膀胱鏡診法、療法、膀胱切開術等。第二十二章、論膣瘻及子宮瘻。詳述膀胱膣瘻之生成、療法、腐蝕法、手術式等。第二十三章、論女子生殖器之淋毒性疾患。詳述尿道、陰門、膣、子宮、喇叭管、腹膜、豫防法、療法等。第二十四章、論女子生殖器及腹膜之結核症。詳述實驗、病理解剖、診斷等。第二十五章、論腐敗作用。詳述腐敗性中毒症、敗血性傳染症等。第二十六章、論症候學。詳述月經之異常、過多、不潮、困難、體溫、不姙症、膀胱、腸管、皮膚之症候、局處疼痛、腰髓症候、生殖器疾患與神經性症候原因的關聯、歇斯的里(藏躁)等。第二十七章、論婦人科之診斷法詳述臨床的診察法、觸診、視診、消息子診、計測法、麻醉診察、組織的及細菌的檢查法、診斷的搔爬及切除、分泌物、膿之檢查、細菌學的剖檢等。第二十八章、論防腐療法、無菌療法、詳述手指、手術界皮膚、機械、繃帶縫合材料等之消毒法與塵埃（空氣）傳染之防禦法等。第二十九章、論婦人科療法、詳述婦人科的外科手術學、麻醉法、手術臺、把脚器、開腹術、止血法、排膿法、縫合、繃帶、膣切開術、及婦人科的按摩術與電氣療法等。

余得其書、歎其博而覈、深而顯、愼而不濕、該而不侈、二千年來所未發之理、氷解的破、灑然無滯、犂然有當於人人之心、而愧向所學者之不足稱婦科、而後知是書濟世利人之功、宏明體達用之道大也、於是繙譯之鉤較之丹黄而甲乙之、自己酉以迄辛亥始畢業、鷄鳴風雨、別有會心、蓋已三易寒暑矣、合士者必有其範、伐柯者必有其則、以是書爲習婦科者之範與則、而思過半矣、邇來節縮衣食、鍥之棃棗、校閱未竣、乃因之有所感焉。

昔年有一婦人、年四十餘歲、患子宮癌腫、多白帶、赤帶、放惡臭、有疼痛、便秘、下痢、嘔吐、衰弱、惡液質、淋巴腺腫等症。求治於某婦科醫。醫者不知其子宮內生毒瘤。宜早用手術。仍以平淡無奇之湯藥敷衍之。敷衍一年。續發尿毒症、腹膜炎而死。一婦人。患淋病。白帶多而尿意頻數。踵某婦科之門而求治焉。醫者用普通之治白帶藥。服半年不效。遂成慢性淋疾。續發膀胱炎。又一婦。患子宮筋腫。腹大而出血。依法宜將筋腫剔出。而醫者以爲腹腫。遷延久之。遂以惡性腫瘍終焉。凡此種種。皆因不識病原。誤可治之時期。以至於不可救。吾國如此其大。歲月如此其悠且久。醫師如草。察不擇地而生。其一日中所遺誤戕賊者。其姓氏較決囚之數。或相什伯。或相千萬也。豈僅此區區三人而已。吾書平昔之所見。以冠於篇首者。欲以規貌爲婦科而無婦科學術之醫師。此余惟日孜孜。不遑暇逸。譯述是書之本旨也。士夫之習醫者。或亦鑒其志而深許之也夫。

癆蟲戰爭記叙

丁福保

結核菌之侵害人類其生存繁殖傳染之猛烈實勝於戈矛鎗砲種種之慘酷故人受病菌之侵襲而營一切抵禦攻剿之方法及病菌侵襲人體而有百端繁殖侵害之情形比之劇烈之戰爭誰曰不宜今欲研究息此戰爭之法與夫人類如何得有戰勝病菌之效果必先表示其如何侵害如何進行如何次序如何徑路與夫吾人受此侵害之如何恐怖語云知彼知己百戰百勝日本醫學士廣澤汀波著結核菌物語以結核菌爲攻擊隊以人類爲被攻隊兩方並列以寫其攻取抵拒之方焉余師其意而自著一書取材逕典別具鑪錘書既成名曰癆蟲戰爭記或曰全書託於結核菌口吻旨近杜撰義乖雅馴讕語無徵通方遺誚而不知古人寓言每多寄託說苑有梟鳩辯論之語元亮有影形問答之詩鷃雀之笑大鵬鵾鴞之嚇鵷雛螳臂搏車輪鷦鷯巢蚊睫豕

癆蟲戰爭記叙

人立而啼二豎居膏肓何一非古人託物之寓言也吾之託辭於結核菌亦猶此耳或謂書中之人物如算學先生英語先生甲生乙生等豈暗指某某而諷刺之歟答之曰是亦猶古之子虛子亡是公烏有先生太學先生也初不必果有其人而爲此言或謂是書也爲吾子近日最經意之作實有益於民生日用非莊生放誕淳于滑稽所可比擬又非呂覽淮南子之成於賓客之手者所可同日語也又有媢嫉性成肆爲詆讕攻訐者謂天吳紫鳳顛倒其機杼鹿馬玄黃迷離於形似續鶴有鳧脛之誚補瘢無獺髓之方祗足供淺人之嗢噱初未窺大雅之藩籬也昔揚子雲著太玄經劉歆欲覆醬瓿而桓譚以爲絕論左思作三都賦士衡欲蓋酒甕而張華爲之紙貴書無定評論有殊塗見仁見智是在閱者余以診病餘晷筆述是書閒情偶寄歸之副墨爲虞說之無稽爲齊諧之誌怪則吾豈敢爲謦欬之木鐸爲醫林之駢枝蓋庶乎其可也

改正

丁氏醫學叢書總序

余自髫齔後。卽喜涉獵典文。或扃戶浹旬。或飢驅千里。人事倥偬。未嘗輟也。曩者。因詩。書二經。本朝。諸儒疏通證明。殆靡遺義。後生。璅璅。補苴不足。以名家。遂求聲音訓詁於說文許氏。求陰陽消息於易虞氏。求典章制作於禮鄭氏。求義理心性之學於濂洛關閩諸書。求歷代宏綱鉅典之因革於九通及正史之表志。求九章元代幾何三角微積等學於中外之疇人家。求詞章之學於漢魏六朝唐宋以及本朝之迦陵稚威西河北江諸家。如是者十餘年。資性椎魯。不能有所得。而心勤形瘵。吾之肺病適成。遂求醫學於本經素問靈樞難經以及漢之張長沙。晉之葛稚川。唐之孫思邈。金元之四大家。如是者又數年。而肺病日益加劇。莊子刻意篇有曰吐故納新。熊經鳥伸。（淮南子精神訓亦有此語）三國志華佗傳亦有曰熊經鴟顧。雖皆修養家導引之事。而與近世孫唐氏之體力養成法。適相符合。求其法。而習之。而體力少强。遂求解剖學生理衞生學以及醫學藥物學於東西洋之典籍。而專注其意於肺癆。約年餘而病果瘳。

丁氏醫學叢書總序　二

高密鄭氏龍門成都兩司馬氏昌黎韓氏尙矣末學荒陋欲以考據詞章之末附於傳人之後亦不自諒而以數十年病餘臆得之寒暑起而作入而息矒矒然與禽獸草木等視前之人負其名以去則又何如漢賈生之言曰至人不居朝廷必隱於醫而宋范氏之言與之相似因潛其心於醫受業於新陽趙先生元益以求中西醫學之會通

考醫學之分科古略而今詳中疏而西密於此可以知學術之升降焉周有四科曰疾醫瘍醫食醫獸醫見周禮唐有七科曰體療少小耳目口齒角法按摩咒禁見六典宋設三科曰方脉科鍼科瘍科見選舉志又太醫局有丞有教授有九科見職官志而九科無考金十科亦無考元十三科曰大方脉雜醫科小方脉科風科產科兼婦人雜病科眼科口齒兼咽喉科正骨兼金鏃科瘡腫科鍼灸科祝由科見輟畊錄明十三科曰大方脉科傷寒科小方脉科婦人科口齒科咽喉科外科正骨科痘疹科眼科鍼灸科見明會典本朝十一科曰大方脉小方脉傷寒科婦人科瘡瘍科鍼灸科眼科口齒科咽喉科正骨科痘疹科今痘疹歸小方脉咽喉口齒共爲一科幷成九科見大淸會典此吾國歷代醫學分科之大略也而東西洋各國醫學之分科其行於古者雖不可考

其行於今者可得而詳焉研究骨肉皮膚內臟之部位形狀構造者曰解剖學用顯微鏡研究十一種之細胞者曰組織學研究骨骼之支持筋肉之運動皮膚之感覺以及內臟中肺主呼吸心主運血腦主知覺運動腸胃主消化腎臟主排泄等之生活現象者曰生理學研究增進人類之健全以永保其生活現象者曰衛生學研究傳染病之各種微生物者曰細菌學研究病因及變化之原理者曰病理學研究鑛物植物各種之生理作用醫治作用者曰藥物學研究自覺他覺症狀而斷定其爲某病者曰診斷學研究內部之生理有異常之處欲以藥物補助其生理而使之復元者曰內科學本屬於內科因學者之專門研究而別爲一科者曰精神病學曰傳染病學曰消化器病學曰肺病學曰法醫學小兒之生理病理與成人不同故內科學不足以概之於是設兒科學生殖器之解剖生理婦人與男子不同關於生殖器之疾病又極繁夥於是設婦人科學婦科中又別爲一類專論姙娠生產等事者曰產科學於產科中擇淺顯易知老嫗都解之學問以應民間普通生產之用者曰產婆學研究手術外又須兼通內科邇來漸侵入內科範圍

者曰外科學而耳科學鼻科學齒科學三科於外科學可以概之惟視覺器本光學之生理其手術甚精微而關係尤鉅於是設眼科學淋疾下疳梅毒內外科不足以概之故別爲一科曰生殖器病學癬疥之疾似可屬於外科而學者別爲專門曰皮膚病學此東西各國醫學分科之大略也余擬薈萃中外各科書籍不分門戶之見不存騎牆之說擘精覃思冀有以得其會通焉

歲乙未余復養疴於江陰南菁書院是歲也爲余專治醫學之日迄於今蓋十有餘年矣其間因奔走於米鹽細故任吾邑竢實學堂算學教習者三載任京師譯學館算學兼生理學教習者二載有奇而授課之暇輒從事於醫籍如蛾逐焰如蟻附羶必神昏目倦嗒然偃寢而後已而不自知其深嗜之至於斯爲樂之至於斯也

近世東西各國醫學之發達如萬馬之騰驤如百川之匯萃磅礴浩瀚駸駸乎隨大西洋之潮流渡黃海岸注入亞東大陸俾不才肆其雄心窮其目力運其廣長之舌大陳設而吸飲焉豈非愉快事哉然吾人雖如千手觀音向醫學中各科目悉伸張其神臂無一剎那頃之已時而各學科光怪陸離之新理新法一若對萬花鏡之回轉循環使

人應接不暇。雖日寫五千言。積以數年之久。猶不足盡譯其所長。以供醫林之參考。甚矣夫醫籍之浩博也。不得不延人繙譯。以代草創之勞矣。余則黽勉朝夕。筆之餌之。一再以書。往往至糢糊不可辨。不自知手腕之幾脫也。於以知呂覽淮南子各成於賓客之手之所以不足恃。唐章懷太子註後漢書。魏王泰著括地志之成於衆手。尤不足恃也。假手於人。豈不難哉。經營拮据。歷有年歲。因成醫書若干種。名曰丁氏醫學叢書。雖不如呂覽淮南子之耳剽肌決。其對於李書篦以一手註文選。未免有愧色矣。

追溯昔年之知遇。每自痛惜。授我以算學者。華若汀先生、華若溪先生也。授我以醫學者。趙靜涵先生也。十年前讀余衛生學問答。而薦我入都者。李部郎亦園也。屈節禮賢。屢蒙其優渥者。張文達公也。縱論學術。在師友之間。而屢却其聘者。張學使小圃、黃學士仲弢兩先生也。或在天之涯。或在地之角。別未十稔。而徐陳應劉。一時俱逝。其聚散存沒之感。何能無慨於中耶。皐蘭搖落。難招正則之魂。柯竹沈霾。永絕中郎之賞。既乏師資。亦鮮勝侶。間有造作。莫析疑義。余雖於學。日從事焉。茫乎不自知其可憂而可喜也。故益念逝者。不能忘。

丁氏醫學叢書總序　六

噫知己之難久矣世路羊腸跼天蹐地不敢踰咫尺吾其悉此情哉向者余以意氣甚盛每爲鄉里小兒所詬侮而大江南北往往有咨嗟嚮慕者豈近者難以爲工而遠者多不知其不肖耶抑昌黎所謂小人之好議論不樂成人之美耶昔揚子雲著太玄而劉歆欲以覆醬瓿左太冲賦三都而陸機欲以蓋酒甕搜瑕索瘢自古而然吾爲天下著書人寒心矣撫今追昔平生磈礧磐然陳念終宵岨峿輒命筆不能自已故曼衍微爾若謂擬司馬子長劉孝標之自序則吾不敢作是言其即庾蘭成所謂窮者欲達其言勞者須歌其事歟人生憂患卒卒年歲一去不可復得九數之末未闚其奧十年之讀悔負初心往時長歌慷慨精悍跌宕之概已無復存於眉宇間蠖屈不伸乃託迹於馬醫賤伎之流人曰夫夫也其爲馬醫賤伎之流也歟此吾之所以自臧者也醫學云乎哉無錫丁福保仲祜自序

肉菌之防免法

穀　君

肉類中含有一種毒質。名之曰菌。稍講動物學者。類能知之。無庸條舉其證據。顧世人對於肉類食物。知其害而不知防其害。非惟不能謝絕之。且耽其味而日與爲緣。一若行所無事。毫不知其有害人之端者。天下不可解之事。此其一也。

害菌之傳達於人身也。有三大來源。曰空氣、曰水、曰食物。空氣中雖有菌類。其數至微。爲害尙輕。鄉野之空氣。每一方碼。含菌自一百至五百枚。城市空氣。每一方碼。含菌五千至一萬枚。此指不潔之空氣而言。若夫洋面及高度之空氣。全不見有害菌矣。次論水。惟汽水無菌。流泉之水。雖有亦極稀少。溪澗及城市流通之水。每三十分之一英兩。含菌五百枚。江河之水五千枚。市上銷售之牛乳。自五萬枚至三百萬枚不等。查驗准賣之牛乳。含菌較少。每三十分之一英兩。或減至一千枚。然以氣與水所含者。與肉類相較。則此少彼多。有不能相提並論者矣。

然而氣菌與水菌之有害人。咸烱烱注目。持衛生論者。對於此種問題。反覆辯論。不厭其詳。以故社會人士。皆曉然於其危害。相與儆惕而防杜之。而世界夙號開明之社會。

更不惜歲耗巨金。以求保存空氣水乳之潔淸。其於全身遠害之道。至詳至精。誠足令人歎美不置。而肉類爲滋生毒菌之膏腴地。其危害遠過於氣與水。而竟漫不講求。此非明於細而忽於鉅乎。夫人身須臾不離者。莫如氣土水三者。此皆益多而害少。非若肉類中有孳乳繁衍之菌也。要之肉食者有弊。六畜及水族之肉。無論鮮鹹。皆可謂之有害品。

肉類皆有微生機。不必微菌學家。而後能察知也。試藏置肉一方。不逾日而味已變。以其內質腐朽極速。熱地尤甚。當其變時。不特味惡色臭亦驟改。雖用冰鹽等物。以圖保存。亦屬無濟且也。物經屠宰。即時烹調。常覺凝固難於下箸。若經歷時日。則凝固者變爲柔化。此何故哉。蓋擱置時日。則其織質中滋生致腐之菌。分裂其絲理。使發生一種穢氣。不知者以爲味勝於前。實則廚人弄術。以香料掩藏之耳。此於各種野味尤顯然也。所食者爲半朽之質。納入胃腸。釀害非細。而人顧安然受之。甚且甘之如飴。當局者味焉。旁觀代爲寒心矣。

大抵各種肉類。自冰度而上。無不逐漸腐敗。常情以爲肉類雖有蔓延之微菌。一經烹煮。不難銷滅。此誤見也。蓋微菌機體及細胞。非加熱至法倫表二百四十度。持續至半小時之久。不能死之。尋常烹調法。不惟不能死之。且因增加熱度。而更益繁滋。如燔炙牛肉之類是也。肉類同具之惡性。毫不因是而減殺。蓋深入顯出者。乃屬固結之化合物。尋常熱度。適以階之爲厲而已。

然則肉類之不宜食。彰彰明矣。人食之而害不立見者。特因人體健全時。其胃汁充分發達。爲極有力之消毒劑。變朽之肉類。一入其中。即失其酸腐之作用故也。顧人體完全強壯者。十人中不得二三。或胃臟之本力薄弱。或全失消化之能力。非特不能抵禦毒菌。反爲毒菌良好之孵卵器。使得在大腸中發育滋蔓。此膽汁病、胃腸加答兒、腸炎、膽囊、膽血（即黃疸病）腎臟炎、慢性的自毒病。及其他種種煩腦搖撼之病症。所由來也。

梅溪尼各夫曰。壯盛之年。而老態橫生。無他故也。胃腸內速變之酸化質。爲血液所吸收。而害及於肌理故也。康倍氏更證明此種病性。發而爲神經及皮膚症。與夫心肝脾腎各病症之總因。近者紐約名醫罕端。反復試驗而査悉肉類中實含無數致死之毒菌。氏名之曰肉菌。罕端氏更爲明確之試驗。以狗糞少許。置盛淨水之玻管中。別以牛糞少許。如法另置一管。後置二管於孵卵器中。越二三日。取管中流質。射注豚鼠皮膚中。和狗糞之流質。入豚鼠身。豚鼠立斃。和牛糞者。則絕無惡效。緣此試驗。推知肉食之動物其胃腸中常含猛烈之種子。散佈於本身血液中。縱無顯著之患。然不可謂其無患也。幸而恃本體之器官中。有與之對待者。能消患於無形耳。

食肉之獸類。其初亦易罹病。經數千百年天演之陶鑄。抵禦毒菌之性能。頗有優異於人者。例如家畜中之犬類。其肝臟消毒之力。增人四倍。而凡公園劇場所見食肉而生之畜類。皆有特別去菌之天然器。雖然。人非獸比。尤與嗜穢之動物大異。既無抵抗之具。而戀此腥羶之物。非所謂飲酖自甘者歟。

人豈不知肉食之自誤。而常信疑參半。以其爲害隱而不顯。漸而不驟。不若空氣水乳爲害之淺而易明耳。夫既淺而易明。則抉發之自不甚難。而肉食之病之慢性自毒。既無顯徵。及其病象已成。遂歸咎於氣候、遺傳、年壽。及其他荒渺之談判。而其眞切之原因。則湮沒不彰。至近日而始發見也。

今夫食肉之人。其體質中。繁殖億兆數之肉菌。此理既甚顯著。如科學原理之可以證而信也。人身既有無量數之肉菌。活潑游行。使胃臟中未經消化之肉類。腐爛朽壞。發洩毒素。分布血液。而人體內部織質中。遂爲此種毒素所充塞。吾人苟一爲審思。未有不覺然以驚。猛然以省者也。今試將空氣及水。與尋常肉類。列舉其含菌之量。以作比較。

城市空氣一拼脫(約三合一勺)　菌一枚。
江河水一拼脫。　菌二百萬枚。
普通牛乳一拼脫。　菌九千萬枚。
燔牛肉一磅。　菌五百萬萬枚。
臘腸一磅。　菌二千五百六十萬萬枚。

就以上所列觀之。肉類含菌之量。迴過於吾人日常接觸諸物之上矣。然此猶湯資之肉類也。若經薰製裹藏而不適於爲食料者。則更不知紀極。不僅此也。菌之種類。亦有殊別。凡水中之菌。非沾染窒扶斯。或自人類氣管排洩之毒菌。罕能致害。空氣中之菌。大半無害。雖空氣有時含有傳染病菌。然此爲偶見之事。不能爲例也。牛乳雖劣。仍爲比較的無害之飲料。若任其變酸。更能產生一種乳酸菌。有撲滅人身害菌之功用。則不惟無害。且有益矣。肉類不然。其含菌之量。既五萬二千萬倍於都市空氣。二萬五千倍於水。六千至六萬倍於牛乳。其釀害之重。亦遠過之。試置肉一塊於暖室中。稍經時刻。臭惡已不可聞。此明證也。雖曰含毒最盛者。惟初度之腐朽作用耳。然腐朽作用漸進。敗質愈多。此敗質要不能謂爲無害也。

綜上以觀。吾人須設法避去肉菌。間接以防免慢性之劇症。誠爲當務之急。論其方法。厥有二途。(一)畜類宰殺後卽食之。(二)戒食肉類。第一法頗有窒礙。則以隨宰隨食。必須人自爲屠。而后能之。否則展轉需時。難保腐朽機體不爲隱患。蓋動物生活時。其皮膚外表。及胃臟內膜所含之毒菌。爲血液中之活力所抵禦。不能繁然並發。及至旣死。菌種卽自由侵入。分布極速。數小時間。已足徧佈全體。歷時愈久。而數愈加密。夫人自爲屠。勢有所不能。則亦從第二法之戒食肉類爲是。蓋肉類本非天然當食之物。凡人皆宜力爲屏絕。毋稍沾戀。此在文明民族中之矯矯者。已實地踐行。但見其益而不見其害者也。近頃所聞。美國衛生專家。方精心研究人生食料之一問題。以爲滋養人身之原料。穀食果蔬中備具之。而肉類者。不足保人健康。養人體力也。在上古野蠻之人。宰殺一牛。不俟其冷。卽生啖大嚼之。肉菌無由肆其虐。猛虎獵食。攫而吞之。菌亦無隙可乘也。吾人苟不忍離肉食。當效蠻人猛虎之所爲。如曰不能。則欲免其害。惟有戒絕之一法而已。

不眠症之無藥療法(自己催眠之心理療法)

蘇天錫

吾人煩躁不眠時每致腦充血因求心性神經之興奮故每每有不眠之現象世之人多使用催眠劑以催其眠如阿片格魯拉兒索弗那等藥是也但知催眠劑之能催眠不知催眠劑之能中毒知利而不知害誠險矣哉論其藥力雖有催眠之功用實則有副作用所謂副作用者何例如服阿片始則平火安心繼則阻抑腸之蠕動神經使起便秘與收歛臟腺之弊若服過量將有中毒致命之虞又如服格魯拉兒雖稱催眠中妙品然壓抑心臟力太大英國某醫報曾佈告此藥服十西釐而致人於死者已數見不鮮不寧惟是心臟有病者尤忌服之又如服索弗那於服藥後催眠至數日之久而弗能醒者每每見之且服後口臭異常有不快之感覺始服之利祗如此繼服之害竟如彼宜服歟不宜服歟不待智者然後知之也而今之醫士乃掉其輕心以爲常品不其傎歟

果爾然則不眠症之無藥療法究何在乎曰在於獨習自己催眠苟能獨習自己催眠卽自己確守催眠術也試言其理夫人日出而作日入而息朝則起晚則睡其身心藉

以安靜然後大腦之意識作用得以休息其機能至於眠而消失其日中營役之疲勞以達於無意識之域於是熟睡之狀態呈矣然使反乎此則不可不研究不眠症之無藥療法研究不眠症之無藥療法不可不研究獨習自已催眠之方法是術也約而言之有三端焉

（甲）自已暗示例如聞二鼓之聲則熄燈就寢之預期作用以誘起催眠之觀念是也

（乙）一心不亂無念無想虛心平氣充分注意於手指或足趾以遞出遠心性神經使大腦貧血由生理的作用引起心理的作用

（丙）排除胸中之雜念預將催眠球懸於壁上凝眸視之須臾瞑目暗數呼吸之出入自一至百循環數之迄二三回則自眠矣

綜此三端若能確信自已催眠之方法而篤行之烏有不眠者耶衡其效用較諸服催眠劑之價值亦可想而知矣故眞能自已催眠者無論何等困乏之惡念積於胸中一覺醒後自覺心機一轉精神頓爽頭部亦輕往者種種困難之觀念今則豁然消失胸中無一纖介之物如月之明如鏡之清久而久之眞覺思想一變所謂往者不眠之惡念皆化爲雲散煙銷矣豈不懿哉

結核療法之完成

日本北里博士談
無錫朱笏雲譯

初期二期之結核用新藥之注射治療之

在已故古弗博士之研究所之米欲爾來爾斯博士者。近時發見新賚佩爾苦林。公布於世。此藥發見後。結核病之療法。殆已完成。

新藥之效力

從前之賚佩爾苦林。因含有蛋白質之故。注射後。往往發熱。其注射量。一次不能過一千密瓦。今米欲爾來爾斯發見之新賚佩爾苦林則用化學的培養法製成之不含蛋白質故一次之注射量可至二千五百密瓦。發熱甚微。無副作用。其成績極佳。元來賚佩爾苦林者。只須能取其效力大者。多量注射之。自可達其目的。此次之新賚佩爾苦林比於最初之賚佩爾苦林其效力。强千倍而注射量又爲其二倍有半則其成績之佳自不待言。

古弗博士之遺志

此無蛋白質資佩爾苦林。爲米欲爾來爾斯竭力研究而發見者。依欲夫買痕之實驗。得證明其有效。而其所以臻此之故。仍賴有古弗先生。固無待言。即米欲爾來爾斯繼先生遺志。依其方針。而製成此物者。如古弗先生至今日不死。亦必得同一之結果。此無蛋白質資佩爾苦林發見後。資佩爾苦林之注射。必起多少之變更。亦不待言。從前注射舊資佩爾苦林後。因免疫之故。以菌體資佩爾苦林注射之者。此後先用無蛋白質資佩爾苦林掃淸結核菌不留餘憾。而後注射菌體資佩爾苦林以行免疫。

結核病可望擴淸

無蛋白質資佩爾苦林。製造頗難。且經過長時間。則其效力大減。米欲爾來爾斯發表此藥時。亦特注意此事。其通過印度洋等而來之物。不適於用。亦不待言矣。而予自此藥發表後。迅即從事製造。而行種種之試驗。其效驗之確。固已無可疑。此無蛋白質資佩爾苦林發見後。資佩爾苦林之療法。可豫信爲完成之法。自不待言。此後其細部分雖尚有進步。而由今日學術上之程度言之。則其基礎已確實成立。由此療法。而取世界上可恐之結核病。一掃而空之。非難事矣。

患者及醫生之注意

無蛋白質賚佩爾苦林雖極有效而於第三期之結核肺臟內呈著明之空洞者不能奏效即此後之醫生無論如何進步而欲治癒第三期之結核終爲極難之事若爲初期或二期之患者則用此次發見之無蛋白質賚佩爾苦林容易治癒之要在患者及醫生之注意常於未達第三期以前用此新藥注射之則世間可恐之結核病更不足恐也已

五年後之結果

此藥發見後予近日由各種試驗所得之結果。亦思以之發表於世。蓋此次之發見。爲醫學上之一大事件也。然最初古弗先生。發表賚佩爾苦林療法時。舉世震駭。其後反對之者極衆。有非豫料所及者。厥後新賚佩爾苦林。亦屢次發見。世人對於此次之發見。感覺無復加前此之劇。亦未可知。此後我輩以此藥從事於實際之治療則過五年後。不論何人見其成績及效果當爲之驚駭耳

刺地謨(Radium)略說

醫學士吉益東洞稿

刺地謨之爲物。一個新原素也。其發見以來。僅十有四年。然理化兩學之原則。早已多

爲變動。其餘波忽及於生物學界。而將向之萬有學捲起一大革新之機運。其關係可謂大矣。但至刺地謨之理學上性質如何。姑待理學家解說。今略陳刺地謨之醫療學上之效力。

刺地謨常放一種光彩。稱之曰暜克列兒光彩。(Bequerel Strahlen) 所謂暜克列兒者。發見此原素之人名也。今依理學家之說。此光彩蓋因該原素自爲分解壞散而生。故刺地謨者。將來必應有消滅之日。而不能永久存在。世之藏刺地謨者。當視爲傳家珍寶觀可也。

刺地謨之成器。現在德國暜拉文蜀外圖市蒲玦列爾公司(Buchlersches Radiums-chlachtelchen)出售。此器係暜克列爾型刺地謨。以二一五密瓦之刺地謨展布爲○、六乃至○、七密迷之厚。貼於方箱之裏面。其前面嵌入雲母及○、一密迷之亞兒密尼謨板。其底面則以白金板作之。

別有巴里市亞爾梅的、李絲兒公司 (Armet de Lisle) 所出售之成器。是係烏伊克漢氏創意。其法或有以刺地謨鹽傳着金屬板面。或有傳着圓柱面。或有展傳麻布面。而其展傳麻布者。其大小廣狹。一律如意。以之貼着膚面凸凹之處。亦極自在。則尤稱便利。而布面一平方仙迷之間。傅着刺地譔鹽一仙瓦。該布多用於皮膚病。如色素斑、血管腫等。

凡在狼瘡、表皮癌、乳頭腫等症。則概用刺地譔金屬板。而病患之部位。不能各人皆同。則醫家亦勢不得不豫備圓形、方形、長方形大小數種之板。至於瘻孔、海毛爾竇、子宮及其他深部之腫瘍。宜用筒形刺地譔器。其器則密封純刺地譔鹽於細長玻璃管內。更用黃金、白金或白銅之類。包裹外面者。其小者內容一仙迷。大者容五仙迷。而白金筒容一仙迷者。其價値約一千八百元內外。

今照腫瘍之大小。用該器若干枝。刺入有病之組織中。至二十四時或四十八時之久。腫瘍逐漸縮小。即其效也。而如直腸癌、子宮癌者。可以直挿入該器於其患部。至於膀胱、頸部、喉頭及食道癌。則宜用鄒奚或哥帖的兒或便宜細桿。其頭附着刺地譔器者。倘又腫瘍在深部。不可從外挿入。宜切開皮膚。探知腫瘍所在。而後刺入該器。

可用刺地譔治療之症如左。

其一　在皮膚及粘膜諸病。則狼瘡、血管腫、母斑（在母斑則方今稱爲修整顏貌的療法之尤者）上皮癌、疣贅、蟹足腫、鼻硬腫、濕疹各病、苔蘚、乾癬、酒皶鼻、鼻瘤、角化症、紅斑性狼瘡。

其二　在深層悪性腫瘍。則耶紀斯梟爾氏報告食道癌實驗三例。曰。第一例。當初僅得揷入十六號消息子者。兩星期之間用消息子頭附着刺地談六仙瓦者揷入七回。每回二十分時。後得容易揷入二十三號消息子。第二例。其初用十六號消息子者。用刺地談器僅一回。兩時之久。輒得用二十六號。第三例。其初用十八號消息子者。兩月之間。用該器前後共計六時間之久。乃能揷入二十五號等情。其餘甲狀腺腫、子宮實質炎、內膜炎等亦有效。

其三　在眼科及內科則杜拉罘母、虹彩炎、毛様體炎、眼球痛、顏面神經痛、脊髓癆刺戟、坐骨神經痛、肋間神經痛、關節僂麻質私、淋毒性關節痛等皆有效。

論男子縱慾之害

丁福保

男女牀第之間。君子之所慎言也。言之稍不雅馴。既不足以垂爲炯戒。并有迹涉誨淫之虞。搢紳先生難言之矣。所以世之人僅知縱慾之害。而不知所以爲害之理由。此皆醫家立言過慎之所致也。余業醫海上已四載矣。每見求治之人。大抵原於色荒。診病時勸其節慾。匆匆不能詳盡。於是以縱慾爲害之理由。詳著於篇。以當忠告。

恣情縱欲。陷於淫慾過度。直類無韁野馬。絕足奔馳。而不受羈勒。久之則體內之生活力日形消減。肉體上精神上。概受甚大之不幸。蓋精液爲身體上營養之一部分。耗費既多。則有大害於全身之營養。而發生各種疾患焉。爲腦與神經之滋養分。又爲興奮狀態之主要成分者。曰斯丕爾明Spermin。曰蛋白質。曰燐酸鹽類。精液中含此三物頗多。淫慾過度之人。排出多量之精液。必失其固有之健康狀態。非以多量純良之血液補給之。不爲功。據醫學家之再三研究。知欲得一滴之精液。須耗四十滴之血液也。況交接時。身體與精神。勞動過甚。尤易傷生。淫慾過度之害。其變態其現象。如全身倦怠。腦與神經疲弱。似患憂鬱症。或反射性亢奮。似患精神病。而易於悲哀忿怒。夜間不眠甫交睫即魘夢或易於驚覺各處發神經痛不樂與人聚談喜潛居暗室缺乏強健之記憶力消失敏捷之判斷力心悸亢進呼吸促迫胃弱而消化不良皮膚蒼白步行困難運動障害脊髓神經疲勞過敏障害其下肢之運動時而上肢亦然尚有發憂鬱症瘋癲症色情狂心臟病消化機病視力障害誤認物件之大小曲直併發近視夜盲等症衰弱症遺尿症脊髓炎脊髓癆痲痺狂腦脊髓散在性硬化進行性痲痺腱反射亢進嫌忌步行等合併症生殖器障害如陰萎遺精早漏等症其時體力雖極衰弱而陰莖則動輒勃起勃起後直即萎縮時時遺精交接時不能持久而精液早已漏出或成爲癡愚或奄奄一息纏綿牀席雖生之日猶死之年其所生之子女大抵體質脆弱問有畸形及白癡者凡此種種爲淫慾過度者所難免之結局即爲淫慾過度者所必經之階級青年學子慎勿以有用之才力精神消磨於錦衾角枕纏綿歌泣之中也

論精液之可貴

丁福保

精液與血液同爲人體內之主要成分然放血一杯不覺其有大害排泄少量之精液而甚覺其疲勞者以精液比血液爲尤要也昔之醫學家驗精液中所含之精蟲僅知

其有分體繁殖之作用洎近世紀以來經多數醫學家之研究而後知精液中之精蟲其作用不僅爲分體繁殖其有關於身體上之營養者亦甚重其一方面能助身體內之酸化作用其又一方面能有保持神經興奮之效用也如將人之睪丸摘去卽酸化力從此減少身體遂漸覺肥大而弛緩矣又當淫慾過度之時精液之排泄量既多則減損保持神經興奮力之養分而身體遂生一種疲勞不堪之現象試注射斯丕爾明Sperminum.（此藥係將動物睪丸及精液所製成、又可服食、惟其價極貴）則摘去睪丸之人其身體之肥大而弛緩者可日以緊固他如因淫慾過度而神經衰弱之患者亦可藉此藥而返於強健精液之關於身體上之營養有如此者故濫費精液者爲疾病衰弱之導火線爲癆瘵夭札之催命符也

論女子縱慾之害

丁福保

女子之淫慾過度膣液分泌之量加多而其所消耗之養分究不若男子之鉅男子當一次交接之後必待新精力復生始能行第二次之交接而女子則否於一次之交接甫終猶得持續行二次三次之交接以其疲勞無男子之甚幷無男子於射出精液時

起劇甚之亢奮女子於一次之交接後而其淫情仍不至消失職是故也然苟反復行之而淫慾過度則其爲害亦必與男子等如身體衰弱羸瘦呼吸困難心悸亢進食思缺乏偏頭痛白帶下由膣口流出膿汁之液起月經之不順月經以外之出血下腹部腰部有疼痛或不快之感時時發熱腰邊覺有冷氣兼以頻受過度之刺戟而生殖器遂發炎症如卵巢炎慢性子宮內膜炎子宮實質炎子宮外膜炎夫卵巢生炎症則妨害於卵子之製造子宮生炎症則妨害於妊卵之附着即或能附着而有炎症之子宮不能營養其卵而遂致流產娼妓之所以多不妊娠者其一部分由於淋毒徽毒等之素因其一部分則以淫慾過度生殖器發炎症所致也如女子或於不潔之交接後而發淋病則於子宮粘膜發起炎症更蔓延而起喇叭管炎卵巢炎子宮周圍炎骨盤腹膜炎等其炎症甚爲劇烈大足爲生殖力之障害并有時炎症蔓延於全腹膜以底於死亡如患淋毒性尿道炎則排尿頻數且其時多發苦痛如不幸而罹徽毒則於生殖器發生障害而不能妊娠即間或有妊娠之時勢必流產即不流產而其所生之子女體質必虛弱難達長成之目的徽毒既發而後治愈往往有美貌失其姿嬌喉失其音者如於月經時期行交接則血行循環障害子宮發炎症而爲不妊之結果如於妊娠

時期行交接則爲流產或早產之誘因如於產褥時期行交接則發充血之炎症其有分娩後而不久即姙娠者則必爲流產哺乳時期而月經來過早者則生殖器受障害或乳汁減少凡此皆不得謂爲佳良之朕兆也

論交接之度數及禁忌

丁福保

男女交接之度數最宜檢束吾國早婚之習未除青年男女當弱冠左右而配婚往往以新婚之一月醲成終天之恨每見情愛篤摯之夫婦難以偕老而婦之早寡尤多其禍根即在交接之度數過多據精密調查早婚夫婦有每夕交接一度者有一夕而交接二三度者如此之縱慾喪命可哀孰甚焉不知在壯年時代每一星期間交接之度數大約限以二次尙爲正當之交接此後當隨其年齡之增長逐漸減少其度數以抑止過度之淫慾而保其身體固有之健康狀態故古時波斯定健全之男女每閱九日許行交接一次摩哈默德則定每一星期許行交接一次希臘則定每一月許行交接一次是皆以法律限制男女交接之度數至於月經來時而行交接則尤懸爲厲禁其所以戒淫逸即其所以重衛生也其不宜交接之時歷述如下

一爲晨起之前一爲食後一時間以內一爲酣醉中一爲女子月經來潮時一爲女子患病時一爲身體極倦怠時一爲精神極疲勞時一爲有忌憚心時一爲忿怒悲哀憂患恐懼等意中不安時一爲匆忙之時一爲男女有淋疾時一爲男女皆不起春情之時一爲女子嫌惡交接之時一爲女子有生殖器病之時一爲交接之際女子覺有苦痛或不快時一爲姙娠之女子腹內有異常之感覺時一爲姙娠六閱月以後一爲有半產之習慣凡遇以上所列之條項均宜禁止交接否則有大害焉

論手淫之害

丁福保

手淫之害較大於交接犯此惡習者多在少年往往旦旦伐之以短促其生命其發現之病狀爲腦神經衰弱記憶缺乏作事易倦屢呼頭痛動輒忿怒悲泣陰莖軟弱無力精液中無精蟲或全失交接之力而成陰萎症夢中漏泄精液或時有精液之漏泄而成滑精症四肢乏力軀體踉蹌不良於行立足不穩不能支持其軀體手指顫慄眼中無光視力衰減眼窩陷沒耳鳴重聽頭重時發眩暈面如土色皮膚蒼白全呈病態筋肉弛緩無力睡眠終夜不安心跳驚悸腰部痠痛身體及精神均起障害終日昏憒如

在五里霧中思考力漸漸減退而歸於消滅關節疼痛消化力障礙胃臟痙攣血液衰減胸部充塞皮膚腫潰全身枯槁羸憊神氣黯然如蠟人院之偶像毫無生氣或成癡愚或成肺癆癲癇或致自殺或卒倒夭死或幸免早殤而長為病夫以終其身亦有女子而濫行手淫者其為害與男子大畧相同初不必為之一一指出而其不同之點則約有數大端如歇斯的里症(煩惋善怒)男子雖間有患此症者第居其少數而女子實居其多數如萎黃病為女子特有之症患此症之女子全身貧血而衰弱月經不順或閉止月經來潮時則發劇痛生殖作用殆全歸於消失或患白帶下或患膣痙或於膣內發炎症或於子宮發炎症如慢性子宮內膜炎子宮實質炎子宮外膜炎等俱為姙娠之障害而永久不能生育即有時能姙娠矣亦大抵歸於早產或流產焉夫無論何事皆可防患於未然而獨至男女手淫之惡習則暗室虧心負慚衾影為父兄不及知為師長不及覺欲防之而不勝其防故其為害有如是之劇烈也

論手淫之誘因及治法

丁福保

誘發手淫之惡習其原因甚為複雜舉其顯著者約畧言之如夜間恣食香料或馬鈴

論手淫之誘因及治法

八

葷類與常食肉類酒類咖啡等有强烈之刺戟性及興奮性之滋養物品如觀演淫劇描摹男女好合之景象而悵觸於懷如翻閱春冊注視男女穢褻之情形而感情勃發如習聞淫蕩之秘密談話如展讀猥瑣之詩歌小說如接近不正之家僕侍婢如時與無益之友羣居終日言不及義如蟄處發育院學生寄宿舍等運動不足如飽食煖衣而無道德上之教育如着溫煖緊狹之衣褲如臥柔軟之羽毛被褥如下腸部有異狀之激刺或下腸部充血如種種寄生蟲之激刺腺病腸腺硬結或關係於神經感受性之諸種疾患凡此諸事均足爲誘發男女手淫之主因者也

手淫之治法第一須正品行束身自愛嚴禁手淫次則節減飲食不食酒精芥子辣椒咖啡濃茶等有刺戟性興奮性之飲食物少食肉類多食新鮮之蔬菜及豆腐等藥物服臭素加里一日三次每次服三分化沸水一杯於食後服之第連服至四日即宜停止須過四日再服禁絕男女之交際務爲適宜之運動以晚寢早起爲定則臥具宜用堅硬之木板并高尙其心志鎭靜其耳目蓋不見可欲自能使心不亂也平時貴行冷水浴或以手巾浸冷水摩擦其身體各部依此法而實行之庶濫行手淫之惡習或可以從此而消滅其未犯者亦可豫防失足對此生死攸關之事實所當悉心注意者也

藏交界。與印度西北山內。亦多產之。西人瑪爾措末曾著書詳論取麝香之法。嘗云出售之麝香。多含雜質在內。

麝香或爲粒或爲塊。磨之則軟如油。其色紅棧。氣息大。能達至遠處。並可深入物內。味苦頗辣。易着火。酒醇及伊打。爲消化此物最合宜之質。有數化學家化分之。查得有司替阿里尼、以拉以尼、可立司替里尼、與不化合之淡輕四養。並數種鹽類。與動物質。如阿勒布門等。又有香料質。與其淡輕四養相連者。此等原質遇熱則大半減去。故不能以蒸法分出。然其原質數目比例常不同。疑出售時謀利者或加異質在內。

假麝香多爲乾血與淡輕四養。所含之眞香甚少或無。廣州府作麝香貿易者。常將香牛皮一塊製成袋。與眞麝袋同形。入假料裝於袋內出售云。

麝香之功用　麝香爲補力藥。及治轉筋藥。兼有平腦之功。法國醫士脫魯蘇云。有數種腦筋病。用此藥有益。

麝香眞僞之試驗法。　眞麝香。應能在沸水中消化。加以酸質。應有結成。如其酸質爲淡養。五則應爲無色。加鉛養醋酸水。或沒石子水。亦應有結成。加汞綠二。則不應有結成之物。或變濁。燒之成灰。則應爲灰色。不應成紅色。或黃色。其灰每百分。不應多至五分至六分。其灰爲鉀養炭養二、鉀養流養三、鉀綠、鈣養、燐養五。又有鎂養與鐵養之微迹。

積少成多之消費

香煙一物，製自外洋，銷於中國，日接觸於耳聞目覩，無男女老少，呼吸之聲，繚繞煙雲。而外詳加攷察，知英美煙公司之所售，每月必二千五百箱以上。近日品海煙每箱價洋一百五十五元，銷十分之二。派律脫（强盜牌）一百七十一元，銷十分之八。共計每月消費洋四十一萬九千五百元。嗟乎，口啣一枚，費七文，積之成四十餘萬，一年則五百零三萬四千元。較之夙昔山陝之災祲，淮徐海之荒歉，漢口之大火，其禍害爲何等比例。豈燕雀處於堂幕而不知其室之兆焚如也，異哉。

闢謬

喻嘉言醫門法律引何柏齋之說曰。天元紀大論等篇。以年歲之支干。分管六氣。蓋已失先聖之旨矣。年歲之支干。天下皆同，且通四時不變也。天氣之溫暑寒涼。民病之虛實衰旺。東西南北之殊方。春夏秋冬之異候。豈有皆同之理。此其妄誕、不待深論可而知也。近世傷寒鈐法。則以得病日之干支爲主。其源亦出於此。決不可用。

白孩

世有胎生白色之兒。吳人呼爲白小囝。閩人呼爲天老兒。墮地時有此色。終身不復改。古時西人疑白孩別成一類。其說非是。確有明證。惟皮與毛髮下少一生色之質。故全身皆白。出尋常外。耳此種人最多於墨洲巴那瑪土腰之地。大抵黑種中多於黃種中。黃種中多於白種中。歐人面白。其皮髮俱白者。亦有而罕。白孩既長身長不出中人上。體氣較弱。不能任重。其智識無異於常人。黑種之白孩。微帶黑色。亦存其本色也。墨洲土人以白孩爲不祥。人人鄙之。不願與之共處。致白孩若干。叢自結黨。羽度活於荒野。深山西人初疑其別成一類。職是之故。白孩目睛淡紅。無黑色。日光火光直入其中。故畏光。而視不明。夜間有微光。視物反明。考其由來。或父子相傳。累世不絕。或一人獨生。而家中別無白色者。其所以致然。因皮下組織中所含之色素缺乏也。證諸吾國史傳。亦屢見之。晉書五行志。惠帝永寧元年。齊王冏舉義軍中有小兒出於襄城繁昌縣。年八歲。髮體悉白。於洪範白祥也。案此卽明黎久未齋雜言、所云之社公是也。以爲白祥。殊可笑。王彪之傳。彪年二十。鬚鬢皓白。時人謂之王白鬚。何又不以爲白祥乎。

高山大洋間最能却病延年說　譯美國學問報

我歐美養生家詳攷各種人患病半係病蟲傳染但無論何種疾病何種體質欲求調養欲求強健必以高山之峯海洋之外爲却病衞生之福地豈以山風乾燥海水滋潤遂能有益於人身歟當知瘵蟲、疫蟲、與各種病蟲無不藉濕濁以爲生養山明水秀之區濁邪濕熱一掃而空則蟲命絕而蟲類盡矣雖浮海者暗艙作臥室氣未必暢聯床促膝常覺熱悶雖居山者入夜防寒窗戶亦須緊閉滯渠藩溷向日則穢氣蒸騰且時有揚沙飛灰撲人面目然上下四旁之氣候皆與休養身體及患病者有益也所謂浮海非近人煙湊集之口岸須遠去岸際擇一溫暖和平無甚暴冷暴熱者居之夫論海中與陸地有緯線相同之處緯線同而氣候則不同至赤道左近外海與內地共一緯線者水面嫌熱地面已汗洗氣蒸喘悶欲絕知水較陸終覺清涼耳近赤道洋中以百十二度寒暑表驗之熱不過七十二或八十四度每月一二次午刻至八十六度陸地常多數度百度濕氣表常在七十三四五度夜分又多數度地濕較海濕度數常少若干然海濕雖重其間空氣陸地難比其清且略含鹽氣從無雜項濁塵騷擾其間即風火鹽氣略多仍不似陸間汚濁妨人呼吸因知此種清氣能使諸病減輕矣小住山海其間之大益有二其一在氣候之清潔也城市中盲蟲亂飛塵網遍落毛髮

醫事新聞

日本擬在奉天設醫學堂　日本現擬設立醫學堂於奉天。招收中日兩國學生。建築費百萬圓。請東督趙爾巽爲名譽總裁。趙督擬贈奉天銀十萬圓。作該醫學堂經費云。夫人有言曰。治文化未開之國。不可不自醫事一方面爲第一着手法。今日本此舉。其果特爲學術計乎。抑另有政治之見存於其間也。姑勿論。但日本從前之漢醫學。我國固爲其先導。卽以留學歐洲習醫術而言。日本文久二年。(當同治元年)始有伊東玄伯林研海等赴和蘭習醫。而我國之高氏嘉淇。當康熙間。巳率暹羅隨葡萄牙人習醫術。黃氏綽卿。且於咸豐六年。由英得有醫學博士學位返國矣。然則無論漢醫西醫。我國固在在先日本一籌也。乃反觀日本近日之醫術。如細菌學之發達。外科眼科之進步。專門輩出。世所驚歎。駕英美而上。幾有及德之勢。且賈其餘勇。波及我邦。(日本某氏嘗言照中國現在情形日本應該派三十萬醫生來中國方可敷用故其早稻田大學近又有添設醫科之計畫)而我國則渺無聞於世。他族反因之以爲利焉。(日本讀賣報嘗有以醫術統治南滿洲之說)夫亦大可哀矣。豈眞

如謝康樂所謂諸公生天。雖在靈運先。成佛必居靈運後者耶。抑後起者之無以繼先民也。(蓮伯)

治療熱道病之新說　英國醫學博士安唐尼。赴非洲考察熱道病類。已事畢回國。行抵柏來茂港。據博士云。渠已考得治黑水疾。治法用信石。曾經試驗百人得救者九十三人云。

九齡少女懷孕紀聞　日本長野縣下伊奈郡鼎村農牧權次郎。有女阿照。年僅九歲。今春以來。腹內覺有一物。逐次膨脹。遂入病院。於中曆七月二十八日。由醫生剖腹開視。竟出胎兒一個。亦醫界之異聞也。

腹內照像　近有醫學家某氏。得一新法。能在人腹內照像。其法另製最小照像架鏡。以電氣連上。使人呑入腹。遂藉電光留影於鏡內。於是腹內各部。皆可審察。以驗有無病症。或病在何處。且以鏡入喉內。可以隨下隨照腹中情狀。無不收攝云。若然則與愛克司光鏡。可謂異曲同工矣。

熱帶病學會之中國會員　萬國遠東熱帶病學會。於本年正月二十日起。在香港開第二次會議。各國會員咸集。清政府於去年六月。曾擬委鄭豪醫士赴會。聞鄭已函致該會。將清國代表名義取消。自以個人名義赴會。而廣東醫學共進會。並於前日議決。特派代表李靑茂醫士赴會。已於日昨啓程往港。鄭李二君。蓋均係熱帶病學發起人云。

取締瘋疾人之通告　署理廣東衛生部長何高俊爲通告事。照得凡百疾病。最可畏者莫如瘋。而瘋之能傳染人。爲人所共曉。查省垣附近患瘋疾者。爲數極多。而繼續被染者亦復不少。前雖有瘋人院。惜無取締之條。彼得來往自由。與人集處。或沿門丐食。或弄猴賺錢。穢惡固屬難堪。傳染至爲可慮。踪跡所至。便溺隨地遺留。即經彼用過錢文。亦爲傳染媒介。更有不知顧忌。販賣食物。以營生者。甚至有誤信瘋疾可以斷賣。於是桑間濮上。隨處誘人。間有無知。即墜其陷阱。似此種種弊陋。若不嚴行取締。延蔓伊於胡底。本部長爲絕滅瘋患。爲民除害起見。不得不嚴定防範章程。凡省垣附近瘋人。無論陸地居留。或汎舟河面。一律必須入院棲止。毋得任便游行。須知此乃文明辦法。但求無礙公安。至於彼輩瘋人。不幸而罹此疾病。軍政府愛民爲念。一視同仁。必不使有凍餒之虞。自經佈告之後。凡附城水陸瘋疾人等。須即報名入院。開院之後。如有藏匿及到處游行諸弊。一經察覺。或被人指告。必由警察拘回瘋院。予以相當懲罰。各宜自愛愛人。勿僅圖個人方便。貽害同羣。是爲至要。除移會警察部知照外。特此通告。

按此所謂瘋疾。卽癩病也。病原爲ハンセン氏所發見之細長桿狀菌傳染徑路。大率爲皮膚之創傷面云。(蓮)

藥死鬼控上海庸醫狀詞書後　錄申報

鈍根嘗於某日午後至某女科處。見其居處低濕污濁。黑暗昏悶。病人麕集。其中頗現困苦狀而某醫生方斗室高臥不聞不知也。鐘鳴四下日將晡矣。醫生始瑟縮起。推枕擁被。從人出煙具燒阿芙蓉供其呑吐。如是者又一小時。病人環候,不能耐。醫生則聳肩縐眉。咯痰握涕見者皆作惡欲嘔又良久。醫生起依掛號簿,順次傳診。伸三指如鳥足。指甲長五六寸中積塵垢已滿可憐高貴淸潔之婦女一雙皓腕橫被汚辱。無如何也。脈甫切。醫生已昂首喊方藥案側學生執筆疾書。謬誤在所不計。脈案未嘗逾八字用藥幾於千篇一律嗚呼荒謬如是而病者日接踵於門診金昂貴異尋常無知之徒復從而譽揚之曰。某名醫。某名醫。嗚呼。其貽害於社會。何可勝言。吾於是知愛樓此作之不可以已也。鈍根識。

十二日上午。開第五次會議。先由會長伍連德君報告。接德法兩國醫學會來電致賀。並謝中國接待之厚意。次法醫波羅克君演說。新發明之保存病人心臟內微生物之法。略謂從前保存之法。不過使心臟不腐爛而已。然其中所含之微生物則不能生活。今若以庫里斯林（無色無臭之油粘液）五分之一和入蒸汽水。加石灰少許。培養之。則病人心臟中所含之微生物。可生活至十餘日。雖寄至遠地。亦可供研究云云。次美醫司德朗演說。奉天防疫病院有病人三十九人。曾試其吐沫。及吹氣之傳染力量。以曾經消毒之玻璃周圍病人之四面。考得其結果有三。一病者之隨便呼吸。無微生物傳出。二病者嗽時。則有多數之微生物傳出。試取豚鼠一頭。去其腹上之毛。更取着於玻璃上之微生物塗於豚鼠腹上。四五日後卽死。且病者嗽時。雖不見吐沫。亦有多數之微生物傳出也。三醫生及看護人。必須戴自衛之眼鏡及口套。伍連德君於三月前。在哈爾濱固已見及於此。較之注射預防漿爲有益也。次俄醫薩寶維尼君演說。疫屍之傳染。實行試驗。凡十五屍。於冬季埋葬三個月後。取出視之。其微生物依然生活。疫屍若爲諸動物所食。必至傳染。且置微生物於嚴氷中二日尚能生活。故疫屍之用火葬。實爲最宜之辦法也。次英醫司督閣君問微生物傳染之距離。美醫司德朗君答無確實之度數。大約可及數碼之遙。其傳染遠近。視傳染力之强弱云云。英醫法拉君謂昔日英國某醫院有患肺病者。亦嘗及遠距離之人。蓋由於室內空氣流動云云。至此時已十二點鐘。遂卽閉會。

十三日十點開第六次會議。專研究染疫者痰及血之傳染。日醫柴山君演說痰之傳染。略謂在初染疫之二十四小時內。所吐之痰無菌。迨及吐血之後。則有多數之菌云云。次俄醫薩寶維尼君。演說血之傳染。略謂染疫者之血管中含菌者實占多數。然不盡有菌云云。次會長伍連德君。謂在哈爾濱實驗染疫者二百八十人。其血與痰皆有菌。有時糞中亦有菌云云。次美醫司德朗君。中醫方擎君。義醫格羅梯君。德醫馬梯尼君。先後演說注射預防漿。有無效驗之一大問題。方擎君謂實行注射凡一次者四百人。其中染疫死者祇有四人。凡二次者又數百人。無一染疫者云云。馬梯尼君謂近十年來試驗每人種二磅血清。在初染疫之二十四小時內。則有效驗。然在此二十四小時內。則病狀未現。此法亦未足云完備云云。俄醫哈夫鏗君。亦贊成馬梯尼君之說。此問題未能解決。遂閉會。

研究肺百斯篤問題

(甲)肺百斯篤傳染。 一肺疫傳染之起源。二疫區疫症之傳播。與地方時間之關係。及水路旱道輪船火車傳染之影響。三肺疫與動物之關係。(子)旱獺(丑)鼠(寅)豬狗馬等類。四受疫各城鎮疫症輕重之分。五肺疫與氣候空氣溫度之關係。六此次疫症之消滅。是否出於自然(即與防疫之法無關係之意)若果出於自然試究其自然消滅之原因。七各村鎮受疫之原因與各種論據之關係。(子)已有疫症潛伏之人與病人或健康人之傳入。(丑)商貨與衣服之傳染。八患疫者之傳染力。(子)排泄物之傳染力。(丑)患疫者因吐唾咳嗽說話發出毒菌之傳染力之距離。(寅)證明患疫者身上蚤有傳染力與否。(卯)死屍之傳染力。九已遭疫一次或不止一次之房屋之傳染力。(子)患疫者房中之地板土坑及其所食之食物與所用之食器之危險。(丑)患疫者之衣服被褥等類。有傳染力否。(寅)塵土有傳染力否。(卯)房中取煖與通氣或不通氣等事。能影響於疫症之傳染否。(辰)房中住人之擁擠與習慣。與肺疫傳染之關係。(巳)遭疫房屋中傳染力之限。十試從疫症發生之平均時間與疫斃之人數。及動物中疫症之潛伏期。三者之內。攷究疫菌之毒性。相異之階級。十一證明自然不受疫症傳染之故。十二此次疫症傳於鼠族之險狀之問題。因患疫者之唾沫。因嚙屍身。因身上之蚤。及他項動物。因呼吸疫菌入腹。（以上四端均指鼠言）。十三統計之件。（子）各處疫斃者之數。（丑）年齡之區別。（寅）男女之區別。（卯）種族之區別。（辰）各種人民之特狀。須由其社會上之情形證明之。（巳）職業之區別。（午）與病人交接者之相異情形。（未）各處醫官學生看護人僕役衛生人員。能受傳染者之統計。（申）各處死亡之數。

（乙）病狀之研究。　一敗血百斯篤。腺百斯篤。腸百斯篤。輕症百斯篤。直接肺部之百斯篤。間接肺部之百斯篤。與此番疫症之關係。二肺百斯篤之潛伏時期。三肺百斯篤之現象。四肺百斯篤之診斷。（子）診斷之徵別。（丑）毒菌之診斷。（元）查驗患疫者之吐沫。（亨）查驗患疫者之血。（利）肺之鑽刺。（貞）脾之鑽刺。五預測病勢。六研究治法。（子）血清。（丑）瘟牛痘。（寅）理化品。（卯）藥品。

（丙）毒菌與病理之研究。　一栽養毒菌之特性。（子）栽養毒菌之試驗。（丑）毒菌結合之試驗。（寅）毒菌之排泄物。（卯）毒菌之惡毒性。（辰）動物試驗後之病狀。（巳）毒

寶威大藥行製藥公司廣告

疾病者、爲人生無形勁敵、恒使人惴惴恐怖、與吾人性命相搏擊、欲抵禦之、當以良藥爲最利之器械、然天下良藥、無過寶威大藥行之所製、

自古以來、人之於疾病、專心研究、欲得醫治之藥、逮至今日、而醫學成精美專科、故藥物精奇、終不外乎醫學之發達、寶威大藥行製造各藥、均依科學最近發明妙用、寰球藥品、殆無出其右焉、

近來東西各國、其藥品輸入中華、不勝枚舉、然皆未有如寶威大藥行之良藥、名傳遐邇、亦無能如本行良藥、素蒙世上著名醫士、羣所稱揚樂用者也、

本公司製造藥物、品極純正、權量準確、攜帶靈便、雖經寒帶赤道、其性質不稍改變、尤爲特色、非他家所能及也、又本公司良藥、適口易服、或備家用、或水陸旅行、隨身攜帶、均極利便、且每種藥品、均詳明服法用法、本公司所製品物、曾往近世最大博覽會陳賽、所得獎賞功牌數逾二百二十餘事、均揄揚本公司所製良藥、有奇特之化學妙工、倘中外醫學界　諸君、欲索華文仿書、請函致上海四川路四十四號本藥行、當即郵奉、郵費不取、　（祈寫明因閱中西醫學報云云）

TRADE MARK 'KEPLER' 商標

商 解百勒 標

麥精魚肝油

SOLUTION

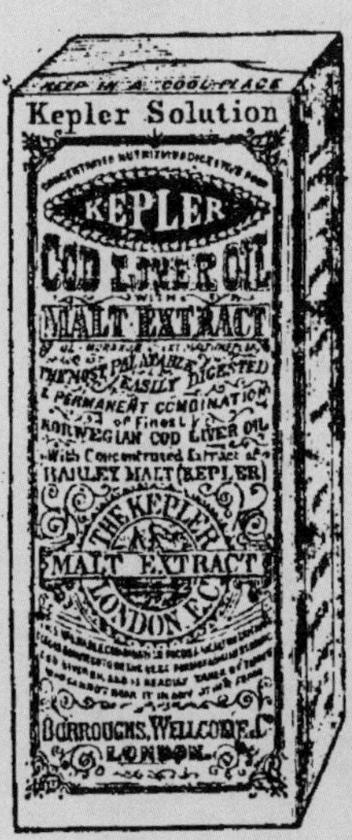

勞傷與消瘦

解百勒　麥精魚肝油、其能充補組織身體料之耗費、及恢復因疾病之所毀壞者、此品爲最佳、自可篤信無疑、

解百勒　麥精魚肝油之物質、純粹、濃厚、精細、悉爲構造腦髓、血液、筋骨、肌肉、經絡所需之資料、

解百勒　麥精魚肝油、挽回病後元氣、有非常之功、其能使憔悴形骸、速成强壯有力身體、精神充足、逾於常時、

解百勒　麥精魚肝油、其能建造康强身體、又能培補病兒、使其有堅固氣質、

解百勒　麥精魚肝油、更爲乳母最相宜之妙品、蓋其能滋養乳母、雖身體柔弱、胃納不强、亦容易消化、又能使乳量增加、乳汁改良、是則小兒亦大獲裨益、

解百勒　麥精魚肝油、凡中國各埠著名西藥房均發售、

欲知此品詳細、請函致上海寶威大藥行、索取仿書可也、